全国高等中医药院校成人教育教材

医学心理学

国家中医药管理局科技教育司委托编写

主编单位：黑龙江中医药大学
主　　编：朱志珍
副 主 编：程　伟　杨天仁
编　　者：（按姓氏笔画为序）
　　　　　孔军辉　王新本　关立峰
　　　　　朱志珍　杜文东　杨天仁
　　　　　邹纯朴　高长玉　章震宇
　　　　　程　伟　谢海燕
主　　审：陶功定
参　　审：王朝勋　张伯华

湖南科学技术出版社

《全国高等中医药院校成人教育教材》编审小组

组　　　长：黄关亮

副 组 长：周仲瑛　傅春华　郑炳生　黄一九　石　洪

成　　　员：（按姓氏笔画为序）

丁　樱　牛　欣　王汝琨　王灿晖　王树荣　刘冠军

刘敏如　刘隆棣　朱玉华　朱志珍　张廷模　李凡成

李德新　邵念方　易发银　范永升　金志甲　钟廷机

袁尚荣　郭振球　顾加乐　高汉森　梅国强　隋德俊

喻文球　彭太平　廖品正

办公室主任：黄关亮（兼）　李振琼

出版说明

根据中医事业发展需要，为促进中医人才的培养，进一步提高全国中医院校函授教育的质量，1983年，原卫生部中医司指定成都、湖南、湖北、江西、浙江、长春、辽宁、陕西、南京、黑龙江、河南等11所中医院校联合编写《全国高等中医院校函授教材》，并确定了教材编审组成员。1984年元月，各参编单位在长沙举行了第一次编写会议，会议讨论了教材的编写原则和编写体例。会议一致认为，教材的编写要根据中医高等函授教育的目标，切实做到"体现中医特色，确保大专水平，突出函授特点"。为此，在内容分配上要和全日制大专教材相当；在编写过程中要坚持"一家编，多家审"的原则，广泛征求意见，力求重点明确，通俗易懂。为方便函授教学，教材统一设置了一些指导函授教学的栏目，如"自学指导"、"复习思考题"，考虑基层学员查阅文献有所不便，教材各章附有"参考文献摘录"，将与教学内容密切相关的经典著述附录在课文后，供学员借鉴，加深对课文理解。会议确定全套教材共设19门课程，按函授教学需要的先后顺序，于1985年陆续出版，1988年2月出齐。尔后，根据中医临床的需要和函授师生的反映，经国家中医药管理局同意，决定在19门中医课程教材的基础上，增设5门西医课程教材，分别由北京、广州、南京、河南、湖南5所中医院校主编，并于1988年4月在长沙举行了编写会议，在坚持整套教材编写原则和体例风格的基础上，会议商讨了有关中医学习西医知识教材编写出版事宜。西医课程教材于1990年全部出版。

《全国高等中医院校函授教材》的出版对规范函授中医专业教学内容及人才知识结构起到十分重要的作用。因其有重点突出，内容丰富，编写形式适合在职中医人员业余学习等优点，多年来一直被多数中医院校选用。1995年全国普通高等院校函授部、夜大学教材评估时，对这套教材的编写质量有较高的评价。

10多年来，随着医药科学的发展，知识更新，医学模式转变和中医药教育改革的不断深入，教材内容也需要作相应的修订和完善。1999年12月在成都召开的全国中医药成人教育学会理事会四届一次会议上，全体理事讨论了湖南科学技术出版社提出的《关于修订〈全国高等中医院校函授教材〉的报告》；2000年5月，国家中医药管理局本着政府职能转变的原则要求，为充分发挥学会和中介组织作用，决定委托全国中医药成人教育学会高等教育研究会负责组织《全国高等中医院校函授教材》的修订和编写工作。同时，为适应中医药成人教育的需求，决定将教材更名为《全国高等中医药院校成人教育教材》。根据国家中医药管理局的决定，全国中医药成人教育学会高等教育研究会2000年6月在长沙举行了教材修订主编会议，成都、广州、南京、北京、山东、湖南、河南、辽宁、浙江、黑龙江、湖北、长春、陕西、江西等14所中医药院校的主编出席了会议。会议进一步明确了《全国高等中医药院校成人教育教材》是在1983年编写的《全国高等中医院校函授教材》基础上的修订和补充编写，要求这次修订编写在原函授教材的基础上保持基本架构不变，重在充实完善，要根据教学实践中发现的问题和新形势下成人教育的需要来修订编写。考虑到成人教育主要是培养基层实用型人才，编写教材要求做到"理论够用为度，便于自学，重在实用"。

修订新版的《全国高等中医药院校成人教育教材》由国家中医药管理局人事教育司（原科技教育司）委托组织编写（修订），实行主编负责制，坚持"一家编，多家审"的原则，强调质量第一。修订后的教材保留适应成人教育、方便业余学习的体例形式，同时结合中医药成人教育改革与发展的趋势，作了进一步改进和完善。为适应当前中医药事业的发展，在课程设置上新教材增设了《推拿学》、《医学心理学》、《药理学》、《预防医学》、《急诊医学》、《卫生法规》等6门课程。为了满足不同层次的教学需要，修订新版教材采用"一书两纲"的形式，即一本教材内容定位在本科教学水准，同时考虑专科教学需要，两本大纲分别指导本科、大专两个层次的教学。教学时数分配，本科部分在中医本科成人教育教学计划未发布以前，暂时参照全日制本科教学计划安排；专科部分按国家中医药管理局确定的成人高等专科教育中医学专业教学计划安排。

中医药成人教育是中医人才队伍建设的一个重要组成部分，尽管我们已取得了相当的成绩，积累了许多宝贵经验，前进的道路仍十分漫长，还有许多课题需要我们去探索，还有许多困难有待我们去克服。教材编写是教育事业的一项基础工作，直接关系到教学质量的提高，编好教材不仅需要作者们呕心沥血，更需要教学师生的关心和支持，诸如课程体系设置是否合理、教学内容详略是否恰当、大纲安排是否切合实际等等，都有待广大师生提出批评和建议，以便今后修订再版时更臻完善。

最后，我们要感谢参编院校的领导和各位主编，他们为教材的编写、修订作出了无私的贡献和积极的努力；感谢使用教材的院校领导和师生，他们一直关心教材的编写、修订，并提出了许多宝贵的建议。我们深信，有编者、读者和出版者的共同努力，《全国高等中医药院校成人教育教材》必将成为中医药园地中一朵绚丽的奇葩。

湖南科学技术出版社

前 言

全国高等中医药院校成人教育教材《医学心理学》是国家中医药管理局科技教育司2000年6月在长沙召开的《全国高等中医药院校成人教育教材》主编会议上确定新增设的六门课程教材之一。本教材供全国高等中医药院校成人教育教学使用，定位在本科水准，一书两纲，适用于本科和专科教学，亦可供自学者参考使用。

本教材在编写过程中贯彻"理论够用为度，便于自学，重在实用"的原则，力求体现教材的思想性、科学性、先进性、启发性和适用性。教材内容突出理论联系实际，重在临床应用。本教材另出版本科和专科两套教学大纲，专科教学可根据大纲取舍，方便不同层次教学和自学。

本教材共11章，包括绪论和心理学基础知识、心理应激、心身疾病、心理障碍、临床心理评估、心理治疗、医学心理咨询、心理健康、病人心理、医患关系、心理护理。在每章之后提出了该章的重点、难点，难度较大的章节对疑难点进行解析，并列出了复习思考题。教材后附有三套模拟试题及参考答案，供复习和自测使用。

鉴于医学心理学是新兴交叉学科，又是新增课程，因此，编写和审定工作由黑龙江中医药大学、广州中医药大学、上海中医药大学、南京中医药大学、北京中医药大学、山东中医药大学、山西中医学院、辽宁中医学院8所院校的专家和骨干教师参与完成。需要特别提出的是：本教材主审陶功定教授、参审王朝勋教授和张伯华副教授对教材提出了宝贵的意见和建议。在此，谨向他（她）们表示衷心的感谢。本教材编写和审定得到国家中医药管理局科技教育司、全国中医药成人教育学会高等教育研究会、湖南科学技术出版社、黑龙江中医药大学、南京中医药大学等单位和领导的支持；同时得到老一辈医学心理学专家的关心和支持，在此一并致谢。本教材参考了近年出版的医学心理学文献，谨向文献的主编和编者表示深切的谢意。

医学心理学是年轻的学科，许多课题还在探讨之中，加之编者水平所限，错误和不足之处，敬请广大师生提出宝贵意见。

朱志珍

于哈尔滨

目 录

绪论 …………………………………………………………………… (1)
  第一节 概述 ………………………………………………………… (1)
    一、医学心理学的研究对象、任务和研究方法 ………………… (1)
    二、医学心理学的分支学科 ……………………………………… (3)
    三、医学心理学简史 ……………………………………………… (4)
  第二节 医学模式转化与医学心理学的兴起 …………………… (6)
    一、医学模式的转化 ……………………………………………… (6)
    二、医学模式转化与医学心理学的关系 ………………………… (7)
  第三节 医学心理学的基本理论 ………………………………… (7)
    一、精神分析理论 ………………………………………………… (7)
    二、行为主义理论 ………………………………………………… (8)
    三、人本主义理论 ………………………………………………… (9)
    四、认知理论 ……………………………………………………… (9)
    五、心理生理学理论 ……………………………………………… (10)
  第四节 中医心理学现状与发展 ………………………………… (10)
    一、中医心理学指导思想 ………………………………………… (10)
    二、中医心理学特点 ……………………………………………… (10)
    三、中医心理学现状与发展 ……………………………………… (11)

第一章 心理学基础知识 …………………………………………… (14)
  第一节 概述 ………………………………………………………… (14)
    一、心理学与心理现象 …………………………………………… (14)
    二、心理的实质 …………………………………………………… (15)
  第二节 认识过程 …………………………………………………… (16)
    一、感觉和知觉 …………………………………………………… (16)
    二、记忆 …………………………………………………………… (17)
    三、思维 …………………………………………………………… (18)
  第三节 情感与意志过程 …………………………………………… (19)
    一、情绪与情感过程 ……………………………………………… (19)
    二、意志过程 ……………………………………………………… (20)
  第四节 个性 ………………………………………………………… (20)
    一、个性的概念 …………………………………………………… (20)
    二、智能 …………………………………………………………… (21)
    三、气质 …………………………………………………………… (22)
    四、性格 …………………………………………………………… (22)

· 1 ·

第二章 心理应激 (26)
第一节 概述 (26)
一、应激与心理应激的概念 (26)
二、应激源 (27)
第二节 应激反应 (30)
一、应激过程 (30)
二、应激的心理反应 (30)
三、应激的生理反应与机制 (32)
第三节 心理应激与健康 (34)
一、心理应激与健康的积极意义 (34)
二、心理应激与疾病 (34)
三、心理应激的调控方法 (35)

第三章 心身疾病 (38)
第一节 概述 (38)
一、心身疾病的定义 (38)
二、心身疾病的诊断标准和治疗原则 (38)
三、心身疾病的范围 (40)
第二节 心身疾病的发病原因 (40)
一、心理因素与心身疾病 (41)
二、生理因素与心身疾病 (42)
三、社会文化因素与心身疾病 (43)
第三节 原发性高血压 (43)
一、心理社会因素与高血压 (44)
二、原发性高血压的发病机制 (44)
三、原发性高血压的心理治疗 (45)
第四节 冠心病 (45)
一、人格特征与冠心病 (46)
二、情绪与冠心病 (46)
三、社会文化因素与冠心病 (46)
四、冠心病的心理防治措施 (47)
第五节 消化性溃疡 (48)
一、生活事件与消化性溃疡 (48)
二、人格因素与消化性溃疡 (48)
三、心理应激与消化性溃疡 (49)
四、情绪障碍与消化性溃疡 (49)
五、消化性溃疡的治疗 (49)
第六节 癌症 (50)
一、癌症发生、发展中的心理社会因素 (50)
二、癌症的发病机制及病人的心理反应 (51)
三、癌症进程及继续生存中的社会心理问题 (52)
四、癌症的心理治疗 (53)

第四章 心理障碍 (56)

第一节　概述 …………………………………………………… (56)
　　一、心理障碍的概念 ………………………………………… (56)
　　二、心理障碍的判断标准 …………………………………… (57)
　　三、心理障碍的分类 ………………………………………… (58)
　　四、心理障碍的原因 ………………………………………… (58)
第二节　人格障碍 ………………………………………………… (60)
　　一、人格障碍的定义 ………………………………………… (60)
　　二、人格障碍的原因 ………………………………………… (61)
　　三、人格障碍的分型 ………………………………………… (61)
第三节　性心理障碍 ……………………………………………… (62)
　　一、性心理障碍的分型 ……………………………………… (62)
　　二、性变态 …………………………………………………… (63)
第四节　神经症性障碍 …………………………………………… (64)
　　一、焦虑性神经症 …………………………………………… (64)
　　二、抑郁性神经症 …………………………………………… (65)
　　三、强迫性神经症 …………………………………………… (66)
　　四、恐怖性神经症 …………………………………………… (67)
　　五、疑病性神经症 …………………………………………… (68)
　　六、癔症 ……………………………………………………… (68)
　　七、神经衰弱 ………………………………………………… (70)
第五节　不良行为 ………………………………………………… (71)
　　一、酒瘾 ……………………………………………………… (71)
　　二、烟瘾 ……………………………………………………… (73)
　　三、药物依赖 ………………………………………………… (73)
　　四、过食 ……………………………………………………… (74)

第五章　临床心理评估 …………………………………………… (77)
第一节　概述 …………………………………………………… (77)
　　一、临床心理评估的概念 …………………………………… (77)
　　二、临床心理评估的目的 …………………………………… (77)
　　三、临床心理评估的方法 …………………………………… (78)
　　四、对评估者的要求 ………………………………………… (78)
第二节　心理测验 ………………………………………………… (79)
　　一、心理测验的定义 ………………………………………… (79)
　　二、心理测验的基本要求 …………………………………… (79)
　　三、心理测验的种类 ………………………………………… (80)
　　四、正确对待心理测验 ……………………………………… (81)
第三节　智力评估 ………………………………………………… (81)
　　一、智力的定义 ……………………………………………… (82)
　　二、智力测验与智商 ………………………………………… (82)
　　三、智商分级及其意义 ……………………………………… (83)
　　四、智力量表 ………………………………………………… (83)
第四节　人格评估 ………………………………………………… (87)

一、人格评估的概念 ……………………………………………………………… (87)
　　二、艾森克人格问卷（EPQ） …………………………………………………… (87)
　　二、洛夏墨迹测验 ………………………………………………………………… (87)
　　三、主题统觉测验 ………………………………………………………………… (88)
　第五节　临床心理评定量表 ………………………………………………………… (88)
　　一、Zung 抑郁自评量表（SDS） ……………………………………………… (88)
　　二、Zung 焦虑自评量表（SAS） ……………………………………………… (89)

第六章　心理治疗 ………………………………………………………………………… (92)
　第一节　概述 ………………………………………………………………………… (92)
　　一、心理治疗的概念 ……………………………………………………………… (92)
　　二、心理治疗的原则 ……………………………………………………………… (93)
　　三、心理治疗的适用范围 ………………………………………………………… (94)
　　四、心理治疗的形式 ……………………………………………………………… (94)
　　五、心理治疗的程序 ……………………………………………………………… (95)
　第二节　精神分析疗法 ……………………………………………………………… (96)
　　一、自由联想 ……………………………………………………………………… (96)
　　二、移情 …………………………………………………………………………… (96)
　　三、释梦 …………………………………………………………………………… (97)
　　四、阐释 …………………………………………………………………………… (97)
　第三节　行为疗法 …………………………………………………………………… (97)
　　一、系统脱敏法 …………………………………………………………………… (97)
　　二、厌恶疗法 ……………………………………………………………………… (98)
　　三、条件操作法 …………………………………………………………………… (99)
　　四、满灌疗法 ……………………………………………………………………… (99)
　　五、逐级暴露法 …………………………………………………………………… (99)
　　六、示范法 ………………………………………………………………………… (99)
　第四节　生物反馈疗法 ……………………………………………………………… (100)
　　一、生物反馈疗法的定义 ………………………………………………………… (100)
　　二、生物反馈的训练要求及治疗程序 …………………………………………… (100)
　　三、生物反馈疗法的临床应用 …………………………………………………… (101)
　　四、生物反馈疗法疗效判定 ……………………………………………………… (101)
　第五节　森田疗法 …………………………………………………………………… (102)
　　一、森田疗法的理论 ……………………………………………………………… (102)
　　二、森田疗法的实施 ……………………………………………………………… (103)
　　三、森田疗法的特点 ……………………………………………………………… (105)
　　四、森田疗法的适应证与禁忌证 ………………………………………………… (105)
　第六节　认知及其他心理疗法 ……………………………………………………… (106)
　　一、认知疗法 ……………………………………………………………………… (106)
　　二、心理支持疗法 ………………………………………………………………… (107)
　　三、询者中心疗法 ………………………………………………………………… (107)
　　四、音乐疗法 ……………………………………………………………………… (107)
　第七节　中医心理治疗 ……………………………………………………………… (108)

一、情志相胜疗法 ……………………………………………………………(108)
　　二、暗示疗法 ………………………………………………………………(108)
　　三、转移注意法 ……………………………………………………………(109)
　　四、从欲顺志法 ……………………………………………………………(109)
　　五、移情易性法 ……………………………………………………………(109)
　　六、劝说开导法 ……………………………………………………………(109)

第七章　医学心理咨询 …………………………………………………………(112)
第一节　概述 ……………………………………………………………………(112)
　　一、医学心理咨询的概念 …………………………………………………(112)
　　二、医学心理咨询的范围 …………………………………………………(113)
　　三、医学心理咨询的形式 …………………………………………………(114)
　　四、心理咨询效果评价 ……………………………………………………(115)
第二节　医学心理咨询的原则与模式 …………………………………………(116)
　　一、医学心理咨询的原则 …………………………………………………(116)
　　二、医学心理咨询师的必备条件 …………………………………………(116)
　　三、医学心理咨询模式 ……………………………………………………(117)
第三节　医学心理咨询的程序与技巧 …………………………………………(118)
　　一、医学心理咨询的程序 …………………………………………………(118)
　　二、医学心理咨询的技巧 …………………………………………………(119)

第八章　心理健康 ………………………………………………………………(123)
第一节　概述 ……………………………………………………………………(123)
　　一、健康与心理健康的概念 ………………………………………………(123)
　　二、心理卫生与心理健康 …………………………………………………(125)
　　三、心理健康的标准与评估原则 …………………………………………(125)
第二节　个体心理健康 …………………………………………………………(126)
　　一、孕期心理健康 …………………………………………………………(126)
　　二、婴幼儿心理健康 ………………………………………………………(127)
　　三、青少年心理健康 ………………………………………………………(128)
　　四、中老年心理健康 ………………………………………………………(129)
第三节　群体心理健康 …………………………………………………………(130)
　　一、家庭心理健康 …………………………………………………………(130)
　　二、学校心理健康 …………………………………………………………(130)
　　三、工作单位心理健康 ……………………………………………………(131)
　　四、特殊群体心理健康 ……………………………………………………(131)

第九章　病人心理 ………………………………………………………………(133)
第一节　概述 ……………………………………………………………………(133)
　　一、病人与病人角色 ………………………………………………………(133)
　　二、病人的求医行为 ………………………………………………………(134)
第二节　病人的心理需要与情绪反应 …………………………………………(136)
　　一、病人的心理需要 ………………………………………………………(136)
　　二、病人的情绪反应 ………………………………………………………(137)
第三节　病人的心理社会问题及干预 …………………………………………(139)

一、门诊病人的心理问题 …………………………………………………… (139)
　　二、住院病人的心理问题 …………………………………………………… (139)
　　三、手术病人的心理问题 …………………………………………………… (140)
　　四、危重病人及濒死病人的心理问题 ……………………………………… (141)

第十章　医患关系 ……………………………………………………………… (143)
第一节　概述 …………………………………………………………………… (143)
　　一、医患关系的概念 ………………………………………………………… (143)
　　二、人际知觉与人际吸引 …………………………………………………… (144)
第二节　医患交往 ……………………………………………………………… (145)
　　一、医患交往的两种形式和两个水平 ……………………………………… (145)
　　二、医患交往中的问题 ……………………………………………………… (146)
第三节　医患关系模式及影响因素 …………………………………………… (147)
　　一、医患关系模式 …………………………………………………………… (147)
　　二、影响医患关系的因素 …………………………………………………… (148)
　　三、建立新型的医患关系 …………………………………………………… (150)

第十一章　心理护理 …………………………………………………………… (151)
第一节　概述 …………………………………………………………………… (151)
　　一、心理护理的概念 ………………………………………………………… (151)
　　二、心理护理的目的与方法 ………………………………………………… (151)
　　三、心理护理的原则与程序 ………………………………………………… (153)
第二节　各类病人的心理护理 ………………………………………………… (154)
　　一、疾病各阶段的心理护理 ………………………………………………… (154)
　　二、门诊病人的心理护理 …………………………………………………… (155)
　　三、急症及慢性病患者的心理护理 ………………………………………… (155)
第三节　护士的心理素质与培养 ……………………………………………… (156)
　　一、护士的心理素质 ………………………………………………………… (156)
　　二、良好心理素质的培养 …………………………………………………… (157)

附篇：模拟试题及参考答案 …………………………………………………… (159)
　　模拟试题（一） ……………………………………………………………… (159)
　　模拟试题（二） ……………………………………………………………… (161)
　　模拟试题（三） ……………………………………………………………… (163)
　　参考答案 ……………………………………………………………………… (166)

主要参考文献 …………………………………………………………………… (174)

绪　　论

【目的要求】
1. 了解医学心理学的概念、对象、研究方法、简史、分支学科及基本任务。
2. 了解医学模式的概念，理解生物-心理-社会医学模式内涵及其重要意义。
3. 熟悉医学心理学的基本理论。
4. 了解中医心理学的特点、现状与发展。

【自学时数】
4学时。

医学心理学是医学与心理学相结合发展起来的一门新兴科学。医学心理学把心理学的理论和知识、实验技术应用于医学领域，研究心理因素在人体健康与疾病及其相互转化过程中的作用及规律。

第一节　概　　述

一、医学心理学的研究对象、任务和研究方法

（一）医学心理学的研究对象

从学科性质上看，医学心理学是医学与心理学的交叉学科。它既是医学的分支，也是心理学的分支。作为医学的分支，它研究医学中的心理学问题，特别是各种病人的心理行为特点，包括大脑疾病和躯体疾病的心理行为变化，同时研究心理卫生和心理防治等。作为心理学的分支，它把心理学的知识和技术应用于医学各方面，如心理诊断、心理治疗、心理咨询等，研究心理因素对疾病的发生、发展和转归的影响。总之，医学心理学以人为研究和服务对象，研究心理因素在人的健康和疾病及其相互转化过程中所起的作用及规律。

（二）医学心理学的任务

医学心理学的任务是将心理学与医学的基本理论结合起来应用于医学实践，以达到防病、治病和增进健康的目的。具体有四项基本任务：①研究在各类疾病的发生、发展和变化过程中，心理因素的作用规律；②研究心理因素特别是情绪因素对身体各器官生理、生化功能的影响；③研究人的个性心理特征在疾病发生、发展和康复中的作用；④研究如何通过人的认知等心理功能支配或调节自身的生理功能，以达到治病、防病和养生保健的目的。

医学心理学的任务要求医生不仅应该知道病人患了什么病，还应该了解病人的心理状

态、情绪变化和气质、性格特点，懂得病人所处的社会环境及人际关系与疾病的内在联系，从而更全面、主动地掌握疾病发生、发展、病程转归和康复的一般规律。这样一来，医生看到的不只是患病的躯体和器官，而是一个具有复杂心理活动的人。病人从医生那里不仅获得了躯体上的技术治疗，而且获得了理解、支持、鼓励和信心。由医学心理学的基本任务构筑的新型医学模式，代表着现代医学的发展趋势。

（三）医学心理学的研究方法

因为医学心理学是医学和心理学的交叉科学，这就决定了其研究方法也必须是两者相结合的，既采用医学的方法，又采用心理学的方法。目前医学心理学的主要研究方法有四种：

1. 观察法：它是通过被观察者的动作、表情、语言等外显行为来了解人的心理活动的一种方法。观察法根据方法和内容不同分为自然观察和控制观察、直接观察和间接观察、日常观察和临床观察等。自然观察是在自然情景中对个体作直接的观察分析，如对儿童多动症的日常行为进行观察记录。控制观察是在预先设计的情景中作观察，如在情景模拟测验中观察被试者进入情景后的行为变化过程。自然观察法的优点是不改变个体的自然生活条件，较为真实可靠；控制观察法快捷，所得资料易于比较，但不易全面反映真实情况。直接观察法是主式对被式行为的直接观察；间接观察则通过访问、交谈及使用调查表进行间接分析。心理测验和问卷调查可以看作是一类特殊的间接观察法。日常观察是研究者通过对个体日常外部行为的观察，来分析和了解其心理活动的方法；临床观察是医学心理学的重要研究方法，是临床神经心理学、变态心理学和心身医学经常采用的方法。

2. 实验法：实验法是在控制实验条件下观察、测量和记录个体行为的一种研究方法，也是科学领域中应用最广、成效最大的一种方法。它常被应用于实验室中，也可用于临床研究中。实验法的主要特点是，在控制的条件下，实验者系统地操纵改变一个或几个变量（称作"自变量"），观察、测量和记录对其他变量（称作"因变量"）的影响。医学心理学实验研究的目的是考验关于变量间因果关系的假设。按照其设计特点可分为三大类：前实验、准实验和真实验。

前实验设计是不设任何对照组的前测验-操纵-后测验式设计，即于操纵（如治疗）之前和之后分别对受试者的有关方面进行一次测验或测量，而后比较两次测验或测量的结果，如果发现有差别，将它归因于操纵的影响。然而这种因果关系的推论无方法学依据，由于许多未加控制的因素也可导致前测验和后测验的差别。因此，前实验实际上不能算作真正的实验研究，因为它没有对变量做必要的控制，不能有效地考验变量间的因果关系。

准实验设计对照组，但对照组与实验组在某些有关的方面可以不完全相当或匹配，因此这种设计虽然允许研究者提出某些关于因果关系的推论，但其效度要比真实验差。

真实验的必备条件是有与实验组相当的对照组，由于两组相当，就可以有把握地将两组在因变量测量中的差别归因于实验操纵。因此，真实验可以有效地考验变量间的因果关系。

由此可见，上述三类实验在确定变量间因果关系的效度方面，是依次递增的。近年来，随着医学技术的进步，临床实验法将得到广泛应用。

3. 测验法：又称心理测验，是利用心理测验和评定量表来测量和评定个体的能力、性格和情绪状态的一种研究和诊断方法。目前我国采用的测验工具有：修订的韦氏智力测验（WS）、明尼苏达多相人格测验（MMPI）、艾森克人格测验（EPQ）以及焦虑自评量表（SAS）、抑郁自评量表（SDS）等，将在第五章"临床心理评估"中详述。

4. 调查法：是通过会谈、填写问卷、谈话、访问等方式获得资料的一种研究方法。调查可以面对面地进行，电话、信函也是常用的调查形式。调查范围包括家庭、学校、工作单位，有时还要涉及医学和司法档案。一般来说，调查的资料只代表着被调查者愿意公开的那部分内容；因此，对调查获得的信息应以科学态度加以分析，然后得出结论。

二、医学心理学的分支学科

医学心理学的研究范围较广泛，涉及的分支学科较多。其分支学科有的已比较成熟，有的正在形成和发展，所以它的研究范围尚未严格界定。现将医学心理学界基本公认的分支学科介绍如下：

（一）临床心理学（包括心理测量、心理治疗）

临床心理学又称诊疗心理学，创立于19世纪末。它的研究领域与医学心理学相重合，包括诊断、治疗、护理等整个过程中各种心理因素的分析，并用心理学的理论和技术对这些心理因素进行评定和矫正。目前这门科学在国外很受欢迎和重视。据统计，在庞大的美国心理学会中，有1/3以上的会员是临床心理学家。

（二）神经心理学

神经心理学是最近几十年中发展起来的一门年轻学科，它的主要任务是研究心理活动的脑基础。神经心理学又分实验神经心理学和临床神经心理学。前者研究人的高级神经系统与行为之间的相互关系和相互作用，即心理的脑机制；后者则集中研究临床脑损伤病人的诊断、治疗效果和预后判断等问题。

（三）变态心理学

变态心理学又称病理心理学。它研究人的心理活动和行为的异常，即研究变态心理的发生、发展的原因及变化规律。它与精神病学有密切的联系，但在对象、性质、任务等方面又有严格的区别。

（四）心身医学

心身医学又称心理生理医学，创立于20世纪20年代。它以人类疾病中的心身关系为核心，以心身疾病为主要研究对象，着重探讨躯体疾病中的社会心理因素、致病方式与条件，以及相应的治疗方法。目前它正成为一门非常引人注目的学科。

（五）行为医学

行为医学形成于20世纪70年代，是将行为主义心理学、行为科学的成果与生物医学的知识和技术整合而应用于医学领域的学科。它所涉及的生物医学科学主要有生理学、解剖学、免疫学、内分泌学、生物化学和药理学等；所涉及的行为科学包括心理学、社会学和人类学。

（六）护理心理学

护理心理学是由护理学与心理学相交叉、近20年逐渐形成的一门应用学科。它研究护理工作中的各种心理学问题、护理工作的心理特点、医护及护患关系中的心理因素、各类病人的心理问题、心理护理原则以及护理人员的心理修养等。

（七）健康心理学（包括心理咨询）

健康心理学是在行为医学的基础上发展起来的一门新学科，形成于20世纪70年代末。与行为医学不同的是，健康心理学强调预防，主张采用心理学的方法改变或矫正人们有碍身体健康的生活方式和行为习惯；它着重研究与躯体疾病有关的心理和行为因素。因此，可以把健康心理学看作是行为医学向预防医学的延伸。健康心理学和心理卫生学都是强调预防的医学心理学分支学科。

（八）药物心理学

药物心理学是研究药物的心理效应、药物对人的心理活动的影响，以及药物影响心理活动的生物化学基础等。

另外，医学心理学的相关学科还有康复心理学、缺陷心理学、社区心理学等。

三、医学心理学简史

（一）医学心理学学术思想的渊源

心理学是一门既古老又年轻的科学。科学心理学的诞生仅有百余年的历史，然而人类对心理活动的认识及上升为理论的学术思想却可以上溯到数千年前。早在2000多年前成书的中国医学巨著《黄帝内经》中，已蕴含着丰富的心理学学术思想。如"形神合一"观，"天人相应"观，"以情胜情"、"顺自然，和喜怒"的治疗方法等，不仅在当时领先于世界医学，至今仍对现代医学心理学有所启迪。在西方，介于公元前5世纪到公元前4世纪的伟大医学家希波克拉底（Hippocrates）最早提出了气质的四体液学说，提出了体液与疾病的关系、体液与心理活动的关系，为气质学说奠定了基础。当时古希腊医学已建立了朴素唯物主义的病因论原则，形成了整体医学的雏形。

（二）西方医学心理学的形成与发展

医学心理学学术思想虽然源远流长，但是作为一门新兴科学，却是在19世纪中叶逐渐形成的。"医学心理学"一词最早由德国的医学家、哲学家洛采（R. H. Lotze）提出。他著有《医学心理学》（1852年），从科学的标准看还只能称之为哲学的心理学。德国的心理学家冯特（W. Wundt）于1879年在莱比锡大学创立了世界上第一个心理学实验室，用客观实验的方法说明人的高级心理现象，使心理学脱离了哲学的范畴，进入了自然科学的行列。冯特被称为心理学的开创人，科学心理学的历史应从他写起。正如德国的心理学家艾宾浩斯（H. Ebbinghaus）所说："心理学有一个漫长的过去，却只有一个短暂的历史。"

1896年，冯特的学生魏特曼（L. Witmer）博士真正将心理学应用于医学临床实践，建立了第一个临床心理诊治所，首创"临床心理学"，被称为美国的"临床心理学之父"。从师于冯特的另外两位美国学生霍尔（G. S. Hall）和卡特尔（J. M. Cattell）分别在心身医学、变态心理学（1887年）及心理测验（1890年）领域进行了开拓性的工作。法国的比奈（A. Binet）和西蒙（T. Simon）编制了智力年龄的测验量表"比奈-西蒙量表"，并于1908年被引进美国，1916年修订成为"斯坦福-比奈量表"，成为当时最佳的心理测验疗法并应用于临床。奥地利精神病医生弗洛伊德（S. Freud）提出了潜意识学说并创立了精神分析理论，成为心理治疗领域的一个重要流派。前苏联生理学家巴甫洛夫（Павлов）提出了高级神经活动学说；美国的坎农（W. B. Cannon）和沃尔夫（H. G. Wolff）、加拿大的塞里（H. Selye）将生理学的实验方法应用于心理学的研究，形成了心理生理学理论，成为医学心理学中心身关系研究的一条重要途径。美国的华生（J. B. Watson）、桑代克（E. L. Thorndike）、斯金纳（B. F. Skinner）在操作性条件反射基础上创立了行为主义理论。当时，临床心理学的发展、各种科研方法的创立以及不同学派理论的提出，成为医学心理学发展的重要标志。

医学心理学发展的另一个重要标志是心理卫生运动的兴起。19世纪前，人们对精神疾病没有科学的认识，精神病人遭受不公正的对待。1792年，法国的皮内尔（P. Pinel）医生首先提出要解放精神病人，给精神病人以人道主义待遇。自此，开始了心理卫生运动。20世纪初，美国开展了全国范围的心理卫生运动，耶鲁大学商科学生比尔斯（C. W. Beers）在患精神病病愈后，发表名著《一颗失而复得的心》（1908年），呼吁改善对精神病人的待遇。著名心理学家詹姆斯（W. James）给予赞助和支持。翌年，美国心理卫生委员会宣告成立（1909年）。从此，心理卫生运动得以迅速发展。1930年，在华盛顿成立了国际心理卫生委员会，心理卫生运动得以迅速推广。

近几十年，又兴起了行为医学和健康心理学，使得医学心理学涉及的领域更广泛，学科更多。行为医学和健康心理学的诞生，标志着医学心理学走上了蓬勃发展的道路。

目前医学心理学在许多国家的医疗卫生事业中起着重要作用。各种形式的心理卫生、咨询服务已深入到人类活动的各个领域。心理治疗和医学心理测验工作也由精神病医院向综合性医院发展。随着医学心理学学科的发展，医学心理学工作者队伍日益壮大，且高学历者越来越多，获得博士学位的人数不断增加。医学心理学的科研工作在广度和深度方面都在加强；专业杂志和书刊大量涌现；研究成果在专业杂志和相关杂志屡有报道。总之，医学心理学已成为科学领域中一门举足轻重的科学。

（三）中国医学心理学的发展

现代医学心理学在中国的发展至今已有70年的历史，但发展速度较缓慢。中国医学心理学的倡导者、心理学家丁瓒（1910~1968年）于20世纪30年代开始在北京协和医院脑科从事心理治疗工作，并在医院、学校和工厂创办了心理咨询门诊和心理卫生室。20世纪50年代末和70年代，我国医学心理学工作者同医学工作者协作，对众多神经衰弱病人开展了以心理治疗为主的综合快速治疗及针刺麻醉为机制的研究，医学心理学得到了一定程度的开展，在当时曾产生较大的影响。

自1979年开始，我国的医学心理学事业开始走上了较快发展的道路。中国心理学会医学心理学专业委员会和中国心理卫生协会先后宣告成立。当年，卫生部要求"有条件的院校都要开设医学心理学课程"。这是我国医学心理学史和医学教育史上的一件大事。它标志着一个医学思想体系的转变——从生物医学模式转变为生物-心理-社会医学模式。随着医学模式转化，医学心理学受到高度重视。至今，全国所有高等医学院校都开设了医学心理学方面的课程。此外，经过培训的专业人员不断增加，医学心理学队伍日益壮大。

20年来，我国的医学心理学工作者在广泛吸收先进科研成果的基础上，积极地开展了多方面的研究工作，并取得了一些研究成果。与此同时，编制和修订了一些临床量表；心理咨询、心理治疗、心理卫生工作也普遍开展起来；病人的心理问题和心理护理开始引起人们的重视；神经心理学研究取得了一些成果；不同版本的医学心理学教材和专著也相继问世。然而，我国医学心理学的发展是不均衡的，尽管过去20年中有长足发展，但仍无法适应社会需要。与国情相符的科学资料尚匮乏，研究基础较差，加之经费不足，研究成果较少，许多领域至今仍属空白；理论上仍然沿袭着西方的见解，自己的理论体系尚未形成；相关的教学、科研、临床机构之间缺少紧密联系；国际交流远远不能适应学科发展需要。社会需求的不断提高和发展，对学科工作者的要求越来越高，专业队伍也将经历优胜劣汰的洗礼。中国的医学心理学仍处在从初始阶段向成熟阶段的发展过程中。

展望我国医学心理学的未来,相信通过几代医学心理学工作者的不懈努力,具有东方特色的医学心理学理论体系必将建立,严肃的科学研究高潮必将到来,教学和临床工作必将上新台阶,医学心理学必将对人民的健康和医药卫生事业作出卓越的贡献。

第二节　医学模式转化与医学心理学的兴起

医学模式是不同历史时期生产力和生产关系、科学技术和哲学思想的产物;是某一时代的心身观、健康观和疾病观的集中反映,它引导着医学心理学发展的方向,对医学科学的发展既可以起到积极的推动作用,又可成为一种限制或妨碍发展的因素。医学模式必然在医学发展的不同历史时期发生转化。

一、医学模式的转化

从历史上看,医学模式经历了三个发展阶段及转化:自然哲学的医学模式→生物医学模式→生物-心理-社会医学模式。

(一)自然哲学的医学模式

这种医学模式从公元前已开始出现,其特点是摒弃了"神"对人及环境的束缚,摆脱迷信和巫术,以朴素的唯物论、整体观和心身一元论为理论基础。中医学的"天人相应"、"形神合一"理论及古希腊希波克拉底的"四体液病理学说"均属此模式。这种自然哲学的医学模式虽然有许多可取之处,但限于当时的科学发展水平,对生命的本质、对健康和疾病的认识仍不够深刻。

(二)生物医学模式

中世纪末期,随着文艺复兴西方医学开始摆脱宗教的禁锢,人们对生命活动本质的认识进入一个新的高度。工业生产的发展推动了自然科学如物理学、化学、生物科学的大发展。生物医学模式在自然科学的发展和带动下迅速形成并发展起来。这种模式忽略了人与自然、人与社会的关系,立足于生物科学的基础上,把人体分为各个部分,认为每一种疾病都可在器官、细胞或生物大分子上找到可测的形态或化学变化,都可找出生物或理化的特定原因,并确定相应的特异的治疗手段。这种医学模式在观察和实验的基础上研究生命现象的本质,因而对人体的形态、功能认识较深刻,对生物和理化的致病因素研究比较深入,有较强的科学性。近百年来这种医学模式极大地促进了医学科学的发展。但这种医学模式的指导思想有较大的片面性,它把人与自然、社会、心理等方面分离开来,重视生物属性,忽视社会属性;重视生理功能,忽视心理功能;重视生物和理化等致病因素,忽视社会、心理因素在病因中的作用;重视局部病变,忽视机体的统一性。因此,生物医学模式具有严重的缺陷和不足。

(三)生物-心理-社会医学模式

进入20世纪以来,随着生产力的发展和社会的进步,人们的生活与工作方式发生了巨大变化。环境和社会心理因素在人类健康和疾病中的作用变得日益突出。无论在西方发达国家还是在发展中国家(包括我国)所作的"疾病谱"及死亡原因调查都表明:当今威胁人类健康、造成死亡的主要疾病已不是昔日的传染病、营养病和寄生虫病，取而代之的是心脑血管病、肿瘤、意外事故等。在这种背景下，生物医学模式已不能概括和解释现代医学所面临的全部课题，导致生物-心理-社会医学模式应运而生。

1977年美国医生恩格尔（G. L. Engel）在《科学》杂志上发表"需要新的医学模式对生物医学模式的挑战"的文章，批判了生物医学模式"心身二元论"的局限，并提出了生物-心理-社会医学模式。这一模式并不排斥生物医学的研究，而是要求生物医学以系统论为概念框架，以心身一元论为基本指导思想，既要考虑到病人的生物学因素，还要考虑到病人的心理因素以及环境和社会因素的特点，将所有这些因素都看作是相互联系、相互影响的。因此，对于疾病和健康的问题来说，无论是致病、治病，还是预防及康复，都应将人视为一个整体，综合地考虑各方面因素的交互作用，而不能机械地将它们分开。这种医学模式的提出引起了医学界的重视并迅速在世界范围传播发展起来。

二、医学模式转化与医学心理学的关系

在医学模式由生物医学模式向生物-心理-社会医学模式转化的过程中，医学心理学具有积极的促进和推动作用。首先，医学心理学在医学和心理学之间架起了一座桥梁，有助于生物医学界了解心理学的理论与知识，认识心理活动的规律及心身间的相互联系与影响，从理论观念上彻底动摇了生物医学模式的二元论的心身观。其次，医学心理学可以为生物医学提供心理科学的研究方法以及对病人的心理和行为进行评估和干预的手段，提高了生物医学探讨人的心理和改变病态行为的技巧，在科研和临床上将这些方法和技巧与生物医学手段有机地结合起来，提高了医学研究的水平和医疗服务的质量。第三，医学心理学涉及成长、成熟和社会化等一些健康心理学（包括性心理）问题，提出了个人、家庭、社区和不同群体的心理保健任务。克服了生物医学模式"重治轻防"的倾向，与世界卫生组织（WHO）所提出的"健康"概念和目标达到了统一。

从另一方面看，生物-心理-社会医学模式对于医学心理学的教学、科研和临床实践有着重要的指导意义。新的医学模式有助于消除"精神万能"和"心理至上"的观点，既看到心理因素和社会环境在人类健康和疾病中的重要作用，又不过分夸大；有助于促进医学心理学工作者同生物医学工作者的联系与合作，使双方各得其益，更有力地促进医学心理学的发展，推动医学科学的进步。

第三节 医学心理学的基本理论

由于医学心理学的研究途径不同而形成了不同的理论与学派。了解这些学派的理论及观点是进行医学心理学研究和临床工作的必要前提。

一、精神分析理论

精神分析理论又称心理分析或心理动力学理论，产生于19世纪末20世纪初，其创始人是奥地利精神病医生弗洛伊德（S. Freud, 1856~1939年）。精神分析理论不仅是现代心理

学中颇有影响的理论之一,而且也是20世纪影响人类文化的理论之一。其内容由以下五部分组成:

(一) 潜意识理论

弗洛伊德将人的心理活动分为三个层次:意识、前意识、潜意识。潜意识指人的原始冲动、各种本能和出生后被压抑的欲望,这些冲动和欲望因不符合社会道德一般不能进入意识被个体觉察。前意识是当前未被注意所及,但一经提醒和努力思索即可被知觉的那一部分心理活动,它调节着进入意识的各种印象,压抑着先天的本能和欲望,它介于潜意识与意识之间,担负着"稽查任务"。意识是指与直接感知有关的那一部分心理活动,即人们当前注意到的、正在进行的清晰的感知觉、情绪、意志、思维等心理活动。如果将人的整个精神世界比作漂浮在大海中的一座冰山,那么露出海平面的部分是意识,在海平面时隐时现的部分是前意识,海平面之下的部分是潜意识。

(二) 人格结构理论

弗洛伊德把人格结构分为本我、自我、超我三部分。"本我"是与生俱来的本能部分,它是无意识的,与外部世界没有联系。随着个体的成长,人格的第二部分即"自我"开始形成、发展,它与外部现实有接触,一部分是有意识的。"自我"的功能主要是寻求"本我"冲动得以满足的方式,同时保护整个机体不受伤害。它遵循的是现实的原则,为"本我"服务。"超我"是人格中最晚出现的成分,它由良知和自我理想组成,是人格、道德的维护者。它是社会道德和价值观内化的表现,一旦形成,就会自我控制。"超我"要求"自我"按社会可接受的方式行事,它遵循的是"道德原则"。

(三) 性本能理论

弗洛伊德认为精神活动的能量源于本能,本能是推动个体行为的内在动机。人类最基本的本能有两类:一类是爱本能或性力,叫作"力比多",包括性欲本能与个体生存的本能等,其目的是保存种族繁衍与个体生存,其中性本能最为重要;另一类是死亡或攻击的本能,指人类心理中的攻击、破坏、敌视、仇恨等心理成分,并派生出贪婪、野心、暴虐等。抑郁症等精神病人的自杀、自伤就是死亡本能的表现。

(四) 释梦理论

弗洛伊德在其《梦的解释》一书中论述了他关于梦的学说。他认为梦是通向潜意识的一条迂回道路,借助于对梦的分析、解释就可以窥见人的内心世界,发现其潜意识中的欲望和冲突。因此释梦可作为治疗神经症的一种方法。

(五) 心理防御机制

弗洛伊德认为人在遇到挫折和冲突时会引起一种弥散的恐惧——焦虑,而焦虑可引发潜意识的防御机制。心理防御机制的运用可使个体不知不觉地解除烦恼,减轻内心的不安和痛苦,保持心理活动的平衡和稳定。具体的心理防御机制有压抑、否认、投射、退化、隔离、抵消、合理化、补偿、升华、幽默等。

二、行为主义理论

行为主义理论是由美国心理学家华生(J. B. Watson,1878~1958年)于1913年所创立。他反对研究意识,主张研究能观察到的并能客观地加以测量的刺激和行为,即 S-R "黑箱"学说。他认为各种行为都是后天习得的,学习是人类行为发展的关键,而学习是在一定环境中进行的，因此环境决定了人的行为。所以，通过教育训练可以矫正变态行为和治疗与心理因素有关的器质性疾病。该理论深受巴甫洛夫条件反射学说影响，在治疗中经常运用经典条件反射的理论开展多种心理治疗。

20世纪30年代后期，新行为主义的代表人物斯金纳（B. F. Skinner，1904~1990年）修正了华生的极端环境论观点，将行为主义公式S-R修改为S-O-R。"O"指个体的生理和心理状态。他在经典条件反射基础上又提出了操作性条件反射，两者的区别在于经典条件反射不产生新反应，而操作条件反射中，机体更主动，能形成新的反应、新的行为。所以，人类许多有意义的学习是通过操作条件反射而形成的，此学说对丰富医学心理学理论和在临床开展行为治疗都具有重要意义。

20世纪60年代，班都拉（A. Bandura，1925年~ ）又提出了社会学习理论，指出人类不但通过操作性条件反射直接强化形成新的行为，而且通过观察、模仿别人而形成新行为。他认为提供良好榜样是形成和改善人的行为的有效手段，这可以用中国的一句古话"近朱者赤，近墨者黑"来描述。社会学习理论注意到认知因素对人的行为的影响。

三、人本主义理论

人本主义理论是20世纪中叶在美国兴起的学派。其代表人物是马斯洛（A. Maslow，1908~1970年）和罗杰斯（C. Rogers，1902~1987年）。人本主义理论强烈冲击着精神分析理论和行为主义理论，所以被称为心理学的"第三次浪潮"。人本主义理论不强调潜意识过程及刺激-反应过程在决定人类行为中的影响，主张"自由选择"作用和"自我实现"过程。

马斯洛提出的"动机、需要层次论"认为动机是驱动个体发展的心理动力。动机由需要产生，需要又分为5个层次：①生理需要；②安全需要；③归属与爱的需要；④尊重的需要；⑤自我实现的需要。自我实现需要是人最高层次的需要。

罗杰斯认为人性是善的，人本性是向上的，是实现自己理想的自我实现者。其论点是：①重视个体经验和主观意识。②自我实现。人生下来就有一种发展的潜力，即一种生长和发展的个人倾向。人体的主要动机力量是指向生长和自我实现的趋势。每个人都有最充分的发挥自己的潜力、力争超越现有水平的一种基本需要——自我实现。③自由意志，认为人都是希望自由的，由自己的意志决定自己的行为，计划自己的命运，自我选择，自我指导。

马斯洛的动机、需要层次论和罗杰斯的人本主义理论都对医学心理学有重大影响。

四、认知理论

认知理论不是由某个人独创的，是由多种因素影响，逐渐演变而成的。以皮亚杰（J. Piaget）的发生认识论和奈瑟（U. Neisser）的认知心理学为标志。现代认知心理学采用信息加工观点来研究认知心理过程，即运用类比、模拟、验证等方法来研究人的知识如何获得、储存、交换、提取、使用，又称信息加工心理学。用信息加工原理来解释认知过程的信息加工的观点，是现代认知心理学的核心。在此基础上派生了各种复杂的认知心理学理论。

认知心理学反对行为主义只重视研究外部行为忽视意识，而是把意识再次变为心理学研究的主要内容，与行为主义结合形成了认知行为学派。

五、心理生理学理论

心理生理学是心-身关系研究中的一个重要方向，它的最大研究领域是应激。其代表人物坎农（W. B. Cannon）于1932年提出强烈的情绪变化通过"搏斗或逃跑"反应，经交感神经-肾上腺系统引起全身功能变化。塞里（H. Selye）于1936年提出应激的适应机制理论，认为对机体有害的各种刺激源会引起垂体-肾上腺皮质轴的非特异反应，即"一般适应综合征"。反应的各个时期，产生不同的生理变化，对机体造成不同程度损害，易导致各种心身障碍和心身疾病。沃尔夫（H. G. Wolff）于1950年提出情绪不但影响胃肠功能的生理反应还取决于遗传素质（易感性）和人格特征，这是一种心身整体观。当前心理生理学理论（实际包含心理生化学和心理免疫学等内容）已成为医学心理学的主要支柱。心理生理学专家们认为，最终人们总能用生理学及生物化学的机制来解释全部行为。

另外，医学心理学还有社会学理论、人格理论、情绪理论。诸理论的观点和技术方法各有所长，也各有其短，其发展前景是各种理论综合应用（整合）。我国医学心理学界的态度是兼收并蓄，博采众长，集各家之精华来推动我国医学心理学的迅速发展。

第四节　中医心理学现状与发展

中医心理学学术思想源远流长。从《内经》时代开始，一直绵延到今天的医学实践中，被人们广泛地运用着，并贯穿于中医内、外、妇、儿、针灸、按摩、养生各科中。20世纪80年代初，"中医心理学"被明确提了出来。之后，出现了一些争议。经过十几年的酝酿，这门古老的学问逐步形成了一门新的学科。目前，国内对中医心理学的指导思想、学科特点、现状及发展方向已基本形成共识。

一、中医心理学指导思想

中医心理学学科建设的指导思想是：继承、发扬祖国医学，突出中医特色和优势，深化学科内涵，建设以中医学与心理学理论为指导，具有中国特点的中医心理学学科，丰富和发展世界医学。

二、中医心理学特点

（一）理论优势

传统中医学中虽然没有"医学心理学"这一名词，但是却有极其丰富的相关内涵，且源远流长。中医心理学的学术思想可追溯至《内经》时代以前。《内经》奠定了其理论基础，它的"形与神俱"及"心身合一"的整体思想，是中医学对精神与躯体间的关系较精辟的概括，这种理论也早已应用于疾病防治。随着历代医学、人文科学以及社会科学的不断发展，有关心理生理、心理病理与心理临床等方面的研究在逐步深入，逐步完善。历代大量医学文献和医案已成为研究中医心理学的巨大宝库。

（二）临床优势

在长期临床实践中，中医心理的心身相关的思想始终贯穿于病因、病机、诊断、治疗、预防与养生的全过程。疾病的发生有内外两种因素，就个体而言，又有躯体与心理两种因素。中医学在疾病的防治中历来重视这两种因素。因而在一开始接触病人时，即要注意其精神状态，在诊断与治疗中，心身兼顾。历代医家发明了不少心理疗法，西方应用的许多心理治疗，如支持疗法、脱敏疗法、转移注意疗法、音乐疗法、释梦疗法、移情疗法等等，都见于我国文献，有的至今国外还未涉及。至于心理疾病的躯体治疗，如睡眠疗法、针灸、水疗、低血糖治疗等，也是如此。由于研究滞后，其特点和优势没有得到充分发挥，更无进一步的发展和提高，以至近年来有需要时，中医界也只好引进外国的方法。

三、中医心理学现状与发展

20世纪50年代即有弘扬中医心理学的论文发表。80年代初，中医心理学界的有识之士，在中医心理学的学术思想基础上，在理论与临床两方面做了大量工作，曾提出中医心理学的学科构想；地方性、全国性、国际性的学术讨论会议召开有十余次，并发表了会议论文集等；建立了中国民间中医药研究开发协会下属的全国中医心理学学会、中国中西医结合学会心身医学专业委员会、中国中医心身医学研究会；有数十种中医心理学方面的论著出版和发行；部分大专院校开设了心理学的课程，但是教学机构的设置未被重视，有的也未作为必修课；科研工作开展得较少，但也有国家级、省级课题，并取得填补国家空白的科研成果；中医医疗机构中很多单位设立了中医心理学相关的科室。由于缺乏宏观指导及经费支持，独立学科建设以及科研工作的开展尚远远落后于生物医学方面的研究（如经络研究，辨证论治与针灸等）。在心理因素普遍受到重视的今天，中医心理学的许多瑰宝亟待发掘、整理、继承与发扬，如不积极开展这方面的工作，不但中医自身医学模式的特点和优势得不到充分发挥，在这方面还将加大落后于现代医学的差距。

当今，随着科学技术的发展，科学分工愈来愈专，科学分化的趋势愈来愈细，各学科间之交叉渗透也日益加速。中医心理学需要建立自己的学科，在与中西医学、现代心理学、现代医学心理学、社会学等相互交叉渗透中发展。

自20世纪70年代西方医学模式转变为"生物-心理-社会医学模式"之后，在医学心理学方面做了大量的工作，无论在心理治疗或心理测验方面都发展迅速，医学心理学已成为当今医疗、健康不可缺少的一门学科。中医学对"心身合一"的理论认识虽早，以往贡献也多，但由于数十年来工作滞后，当前对中医心理学研究、普及和临床医疗等工作的进一步开展的需求，已是当务之急。这既是中医学自身学术思想完善和发展的需要，也是社会与人类健康的需要。中医心理学工作者必须组建自己的队伍；建立和发展一批中医心理学的研究机构；创建中医心理学实验室，用科学的方法阐明中医学提出的一系列心理学假说；编写专著及普及读物；设立专科门诊、病房，创立专科医院；针对社会需要进行全国性心理疾病调查与防治。上述工作是历史赋予中医心理学工作者的责任，也是祖国医学和国际接轨的一个有利途径。可以相信，随着学科的完善与发展，中医心理学必将为丰富、发展现代心理学，特别是医学心理学，为国家和民族的繁荣富强及人类健康做出更大贡献。

自学指导

【重点难点】

1. 本章重点：医学心理学的基本任务；医学模式转化及重要意义；生物-心理-社会医学模式的基本观点。

（1）医学心理学的基本任务是：①研究在各类疾病发生、发展和变化过程中，心理因素的作用规律；②研究心理因素特别是情绪因素对身体各器官生理、生化功能的影响；③研究人的个性心理特征在疾病发生、发展和康复中的作用；④研究如何通过人的认知等心理功能支配或调节自身的生理功能，以达到治病、防病和养生保健的目的。

（2）医学模式转化：医学模式是对疾病和健康总的特点和本质的概括，是不同历史时期生产力和生产关系、科学技术和哲学思想的产物。它对医学的发展既可以起到积极的推动作用，又可以成为一种限制或妨碍发展的因素。医学模式经历了三次转化：自然哲学的医学模式→生物医学模式→生物-心理-社会医学模式。医学模式转化给医学教育和医院职能的变革以深远影响，并成为医学心理学的指导思想，促进医学心理学的发展；医学心理学的发展又会加速医学模式的转化。

（3）生物-心理-社会医学模式的基本观点是：将生物科学、心理学和社会学成果有机结合起来，从人体心身和所处环境及整个生态系统的相互作用中综合考虑健康和疾病问题。这种模式认为：个体的生物因素、外界的社会因素都必须通过个体的心理反应才能对人体的健康或疾病发挥作用。同时，也只有通过生物的、心理的、社会的干预才能收到理想的疗效。

2. 本章疑难点：医学心理学的范围及分支学科；医学心理学的基本理论；中医心理学的特点。

疑难点解析：

1）范围及分支学科：医学心理学的范围较广泛，目前对它的研究范围尚未完全界定。其分支学科基本公认的有：临床心理学（包括心理测量、心理治疗）、神经心理学、变态心理学、心身医学、行为医学、护理心理学、健康心理学（包括心理咨询）、药物心理学及康复心理学、缺陷心理学、社区心理学等。

2）基本理论：由于医学心理学的研究途径不同而形成了不同的学派及相应的理论：精神分析理论，行为主义理论，人本主义理论，认知理论，心理生理理论。了解这些学派的理论及观点是进行医学心理学研究和临床工作的必要前提。

（1）精神分析理论：精神分析理论由五部分组成：潜意识理论、人格结构理论、性本能理论、释梦理论、心理防卫机制。其代表人物是弗洛伊德。在医学心理学的诸多理论中，精神分析理论新名词多，理论新奇，不易理解。下面引入对精神分析理论的评价，以供参考。

精神分析理论简要评价：精神分析理论是犹太籍精神医生、奥地利著名心理学家弗洛伊德创立的。在心理学界影响很大。首先，精神分析理论的重点是研究人的"潜意识"。潜意识理论的建立，对心理学的影响是深远的。其次，释梦理论虽然有牵强之感，但对精神病学的贡献非同一般。第三，创立了"欲"、"力比多"理论，把实验心理学引向心理动力学,强调了心理行为的动力因素,虽然把力比多单视为"性"的动力因子是不够的。第四,建立了"本我"、"自我"、"超我"的人格结构理论,是迄今为止被引用最多的人格分析法。第五,"生本能"与"死本能"理论的创立,是弗洛伊德晚年提出的理论。他认为人有生育、发展、成长、自我保护、抗拒死亡的"生的本能";同时,又有破坏、虐待、侵略等"死的本能"。正是这两种本能的对立统一,推动人的心理、行为的发展。总之,精神分析理论自创始以来,在心理学界产生了极大的影响。

(2) 行为主义理论:该理论由华生于1913年创立。他主张摒弃意识,只研究行为,提出刺激和行为(S-R)理论,是"纯粹客观"的行为主义。20世纪30年代,新行为主义的代表斯金纳将行为主义的公式修改为"S-O-R","O"指个体的生理和心理状态,并提出了操作性条件反射理论。20世纪60年代班都拉又提出了社会学习理论,将学习分为三种基本形式:经典性条件反射、操作性条件反射和观察学习。注意到认知因素对人的行为的影响,之后出现了认知行为理论。

(3) 人本主义理论:由马斯洛的"动机、需要层次论"和罗杰斯的"人性本善,重视个体经验,自由意志、自我选择和自我实现"理论组成。前者主张"自我实现",后者主张"自我选择"。

(4) 认知理论:是由多种因素影响,逐渐演变而成的。现代认知心理学用信息加工原理解释认知过程。认知心理学反对行为主义只重视研究外部行为而忽视意识,把意识再次作为心理学研究的主要内容。与行为主义结合形成了认知行为理论。

(5) 心理生理学理论:认为心理因素对人类健康和疾病的影响必须通过生理活动作为中介机制。如"搏斗或逃跑反应"、"应激的适应机制"等。其代表人物是坎农、塞里、巴甫洛夫、沃尔夫等。

3) 中医心理学的特点:中医心理学是20世纪80年代初被提出的,之后出现了一些争议。经过近20年的酝酿,已得到中医学术界和医学心理学界的认可。中医心理学具有现代医学心理学不可替代的理论优势和临床优势。

(1) 理论优势:《内经》奠定的"形与神俱"及"心身合一"理论,是中医学对精神与躯体间关系较精辟的概括。这种理论也早已应用于疾病防治。历代大量医学文献和医案已成为研究中医心理学的巨大宝库。

(2) 临床优势:中医在长期的医疗实践中,心身相关的思想始终贯穿在病因、病机、诊断、治疗、预防与养生的全过程中。我国历代医家发明了许多心理疗法,如支持疗法、脱敏疗法、转移注意法、音乐疗法、释梦疗法、移情疗法等。许多疗法国外至今尚未涉及。中医心理学将以其独特的优势崛起和迅速发展。

【学习思考题】

1. 简述医学心理学的四项基本任务。
2. 生物-心理-社会医学模式的基本观点是什么?
3. 医学心理学有哪些主要分支学科?
4. 如何理解医学模式转化的重要意义?
5. 试述医学心理学的基本理论及其主要观点。
6. 简述中医心理学的学科特点。

(朱志珍)

第一章 心理学基础知识

【目的要求】
1. 了解心理学基础知识。
2. 掌握心理过程和个性心理的内容。

【自学时数】
8学时。

心理学是一门渊源数千载而历史仅有百余年的科学。几千年来,心理学一直从属于哲学,称之为哲学的心理学。心理学成为一个特殊的研究领域,是德国心理学家、哲学家冯特于1879年在莱比锡大学创立了世界上第一个心理学实验室,心理学才成为一门独立的科学。本章简要介绍心理学基础知识。

第一节 概　述

一、心理学与心理现象

心理学的研究对象是人的心理活动。进一步说,心理学是研究人的心理现象及其规律的科学。人的心理现象主要包括既有区别而又紧密联系的心理过程和个性心理两个方面(图1-1)。

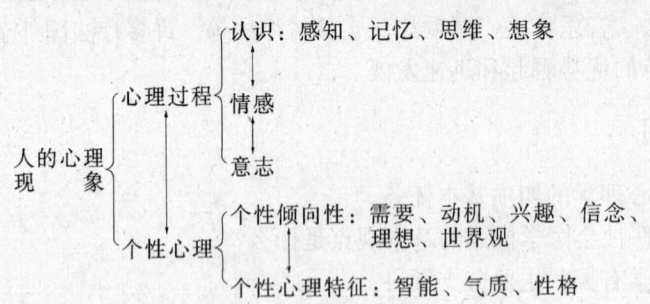

图1-1　心理现象的内容

心理过程是人的心理活动的基本形式。它是一种动态过程,即人脑对客观现实的反映过程。它包括认识、情感、意志三个活动过程。认识是人的最基本的心理活动过程。人具有自觉地认识世界的能力,而认识过程就是人脑对客观对象的属性及其规律的反映,也就是接收、储存、加工和提取各种信息的过程。这一过程包括感觉、知觉、记忆、思维、想象等有机组成部分。人在认识客观事物时，决不会无动于衷，总要对它采取一定的态度，并产生某种主观体验，如喜、怒、哀、乐等。这种对认识或所操作事物的态度的主观体验就是情感过程。人在认识和改造世界的活动中，总有一定的目的，为实现其目的又要想方设法去战胜困难。这种制订计划、采取措施、下定决心去克服困难而达到目的的心理过程，就是意志过程。认识、情感和意志三种心理过程是相互联系和相互制约的。在统一的心理过程中，认识是基础，情感和意志是行为的动力。

个性心理也是人的心理活动的基本形式。心理过程总是在进行实际活动的具体的人身上表现出来的，它既有一般的共同性规律，又带有个人的特点。由于每个人所处的社会环境、生活条件以及所受的教育不同，因此，人与人之间在心理风格和面貌上存在着差异。人的个性心理差异主要表现在两个方面：一是个性倾向性，二是个性心理特征。个性倾向性主要包括需要与动机、兴趣与爱好、信念与理想及世界观等。它们决定着人对现实的态度和积极活动的倾向。个性心理特征表现在智能、气质、性格等方面。智能是保证人们顺利完成某种活动所必需的心理条件；气质是心理与行为活动中的动力特征；性格是个人对现实的稳定的态度和习惯化了的行为方式。

心理过程和个性心理是紧密联系着的。个性心理是通过心理过程在实践的基础上逐步形成和发展起来的，心理过程的某些特点往往是人的个性心理结构的要素。也只有在心理过程中才能表现出个性心理的差异，而个性心理又影响心理过程的发展。心理过程和个性心理有机地组成人的完整的心理面貌，实现着心理活动。

二、心理的实质

对于心理现象的理解是人类认识史上重大的原则问题。心理的实质是什么？唯物论与唯心论的理解是根本对立的。根据辩证唯物论的观点，心理是脑的功能，是对客观现实主观能动的反映。

（一）心理是脑的功能

1. 心理是物质发展到一定阶段才产生的：也就是说有了脑这样的物质结构才使人拥有产生复杂的心理活动的功能。物质发展到一定阶段，生物有了神经系统就出现心理这种功能，而神经系统的最高部位是脑。

2. 心理的器官是脑：究竟什么是心理器官，古人曾把心脏看作是人发生心理的器官，在科学上直到19世纪后期才把脑确定为是人的心理器官。现今关于心理是脑的功能已是公认的看法。

3. 心理是在反射活动中实现的：反射是有机体与环境相互作用的基本形式。脑在反射中起异常复杂的联系转换作用，即整合作用。脑既可同时接受各种刺激，还受过去所经历过的刺激之影响，加之反馈的作用，就使得在反射的中间环节中产生的心理变得极为复杂。

（二）心理是对客观现实主观能动的反映

1. 反映是客观事物在人脑中形成的映象：脑对不同的东西可以产生不同的映象，成为观念的东西。"反映"和"反应"两个词含义不同。"反应"是指身体某些部分发生对应于刺激的变化。心理在反射中的作用就在于它能反映客观事物情况，支配身体某些部分去作出适当的反应。

2. 心理的内容来自客观现实：人对客观现实的反映，不限于现在的事物，还涉及过去经历过的事物，而且后者又会影响前者。人还可以想象出从来没有见过的事物，如各种幻想和发明创造，乃至离奇古怪的东西。心理的内容虽然可以远远超过面临的客观现实，但总受所处时代的局限，归根到底不能脱离客观现实，客观现实是心理活动的源泉。

3. 心理的反映具有主观能动性："反映"本是一种物理事实，如照镜子，镜子里面、外面的东西是一样的。哲学中对物质相互作用并留下痕迹的过程称为反映。反映性是物质的普遍特性，无生命物质的反映形式是简单的、被动的；有生命物质的反映形式是比较复杂的、积极主动的。心理的主动性的最基本表现是反映的选择性。包括人和动物，反映外界事物随当时处境和过去经历及需要而转移，即表现出选择性。动物的选择性是由它的生物性需要决定的；人的选择性不只取决于生物性，更重要的是取决人的社会性需要。正是这种社会性需要才使人的心理的主动性上升为主观能动性。

4. 人的心理的社会制约性：人的反映的选择性虽然也取决于生物性，即其特定的生物学需要，但这是次要的。一个人整天考虑什么事，什么事能引起他的注意、思考，这都由他在社会关系中所处的地位来决定。这就是所谓人的心理社会制约性。另一方面，尽管人的高度复杂的需要使人的心理有了高度复杂的主观能动性，也不是可以任意作为的。归根到底，人的需要本身还是由客观存在决定的。

第二节 认识过程

认识过程在认知心理学中是指个体对来自环境的信息，通过感官加以选择、接受，在神经通路和脑中进行编码、储存、确定其意义，并动用经验、知识解决问题的过程。它包括感觉与知觉、记忆、思维和想象等心理活动的过程。人们了解世界和解决问题就是通过这些心理过程完成的。

一、感觉和知觉

感觉是人脑对直接作用于感觉器官的客观事物的个别属性的反映，是外在或内在的刺激给予神经系统的直接感受，这种感受不受学习和经验的影响。它是最简单但也是最基本的心理过程。人对客观世界的认识是从感觉开始的。从这个意义上说，感觉是人关于世界的一切知识的源泉，通过它，人才有可能逐步认识不依赖于自己而存在的客观世界。知觉是人脑对作用于感觉器官的客观事物整体的反映。知觉是在感觉的基础上更为复杂的一种认识形式。

感觉和知觉是不可分的。感觉是知觉的成分，是知觉的基础，对事物的个别属性的感觉越丰富，对事物的知觉就越完整、越正确。但是不能把知觉理解为感觉的简单堆积。人们在日常生活中都是以知觉的形式反映事物的。

不同的刺激物作用于与它相适应的分析器，便产生不同的感觉。人类主要的感觉器官就是眼、耳、鼻、舌、身。因此，感觉主要有五类：视觉、听觉、嗅觉、味觉和躯体觉。依据产生感觉的分析器和它所处的部位，可以把感觉分为两类：①外部感觉：即接受外部刺激，通过外部分析器的活动，反映外界事物个别属性的感觉。外部感觉有视觉、听觉、味觉、嗅觉和肤觉（触压觉、温度觉、痛觉）等。②内部感觉：它是反映我们身体各部分的运动和内部状态的，主要有运动觉、平衡觉和本体觉。

知觉的分类与感觉的分类一样，是以参与知觉的感觉器官的不同作为分类基础的。知觉过程中多种分析器联合活动时总有一种分析器在起主导作用。据此，可把知觉分为视知觉、听知觉、味知觉、触知觉等。但是由于知觉和感觉不同，故知觉的分类也与感觉的分类不同。在较复杂的综合的知觉中，空间知觉和时间知觉、运动知觉是十分重要的。

感觉具有感受性和感觉阈限及感觉的适应和感觉的相互作用等基本特性。知觉具有选择性、整体性、理解性和恒常性等基本特性。

二、记忆

记忆是人脑对过去经历过的事物的反映。人们在生活、学习和工作实践中所接触过的事物、思考过的问题、学习过的知识、发生过的各种情感以及行为举止，都会在头脑中留下痕迹。这些痕迹能在一定条件下重现出来。记忆是一种心理过程，它由识记、保持、再认或回忆三个部分组成。根据信息论的观点，记忆就是信息的输入、储存和提取。

识记是识别和记住事物的过程。从信息加工的观点来看，识记是信息输入和编码的过程。记忆输入的内容，包括各系统的知识经验和各种感知过的事物形象，它们分别以表象和词的形式储存在记忆中。保持是信息储存和继续编码，使已获得的知识经验在头脑中得到巩固的过程。经验过的事物再度出现时，能够把它识别出来，称为再认。经验过的事物未曾出现而能把它重新回想起来，称为回忆。再认和回忆是提取信息的过程。识记、保持、再认或回忆是彼此密切联系的统一的记忆过程。这三个基本环节中的任何一个出了问题，都不可能进行正常的记忆活动。

记忆在人的生活实践中具有重要意义。通过记忆，不仅可以储存感知的形象及理性的知识，也可积累个人实践过的直接经验，又可以拥有前人的间接经验。记忆是心理活动的基础，它与其他心理过程关系密切。认识过程中的认知、想象、思维等都需要在记忆的前提下才能顺利进行。

根据记忆的内容，可以把记忆分为形象记忆、语词-逻辑记忆、情感记忆和运动记忆。在人们的实际生活中，各种记忆形式都是相互联系的。由于个体参加的实践活动不同，可能会以某种记忆为主，但决不能排除其他各种记忆形式的综合效应。

感知过的事物保持在记忆中的形象称为表象。它是与感知过的事物、有联系的其他事物或有关的言词所引起的。表象是以感知觉为基础的，这种感知觉可以是直接的，也可以是间接的。总之，表象必须有感知觉的经验，否则表象就不可能形成。表象在人的各种活动中，具有重要作用。它是从感知过渡到思维，从感性认识过渡到理性认识的桥梁。记忆表象具有两个重要特征，即直观性和概括性。

根据信息论的观点，人类的记忆就是一个信息加工系统。刺激过程是信息的输入；中枢过程是信息的编码、储存；效应过程是信息的提取。这样，记忆就有三级信息加工模式，即瞬时记忆、短时记忆、长时记忆。瞬时记忆是在感觉的基础上产生，又叫感觉记忆或感觉储存，它有鲜明的形象性。当外部刺激停止后，信息在感觉中的保持最多不超过2秒钟。瞬时记忆中的信息受到有选择的注意，为人们所意识到，便进入短时记忆。短时记忆与瞬时记忆的主要差别是持续时间，短时记忆的保持时间虽比瞬时记忆长，但也不超过1分钟。此外，人能充分意识到短时记忆的内容，而瞬时记忆的内容却未能意识或未能充分意识到。短时记忆如果不经过复习，便会消失和遗忘。如果经过复习，短时记忆便转入长时记忆。长时记忆也有因印象深刻而一次形成的。长时记忆的储存时间在1分钟以上，可以数日、数年、直至终生。长时记忆的容量很大，几乎是无限制的。信息转入长时记忆后，就相对持久地被储存起来，即使一时受到干扰，以后也还能恢复。这是长时记忆与前两种记忆阶段的不同之处。

遗忘可分永久性遗忘和暂时性遗忘两类。前者不经重新学习，不可能再认或回忆。在记忆的三个系统中，瞬时记忆未经注意，短时记忆未经复述，都造成永久性遗忘。暂时性遗忘严格说来并不是遗忘，而仅是对储存信息的提取发生干扰和障碍，在适当的条件下，记忆还可能恢复。一般来说，信息进入长时记忆后的遗忘，才属暂时性遗忘一类。

三、思维

思维是客观事物的本质及其规律在人脑中概括和间接的反映。它是人借助语言实现的理性认识过程，是反映事物本质和规律性的认识活动。概括性和间接性是人的思维过程的重要特征。所谓概括性，是指思维能够反映一类事物的共同特征，反映事物的本质及事物之间的本质联系和规律。感觉与知觉只能反映事物的个别属性或个别事物，而思维则能够把同一类事物的共同特征和本质特征抽取出来加以概括。所谓间接性，是指思维往往不是直接地，而总是通过某种中介来反映客观事物。

在心理学中思维的类型，根据抽象程度及其凭借的不同，可分为动作思维、形象思维和抽象思维。动作思维是以实际动作为凭借进行的思维，也称操作思维或实践思维。形象思维是以直观形象和表象为支持而来解决问题的思维。抽象思维是用抽象的概念和理论知识来解决问题的思维，它和语言、社会文化教育密不可分。抽象思维是人类特有的思维形式，是人类思维的核心形态。正常成年人上述三种思维常是互相联系、互相渗透的，哪一种思维占优势并不表明思维发展上的差异。

根据思维探索答案的方向不同，可以分为聚合式思维和发散式思维。聚合式思维又称辐合思维或求同思维。发散式思维又称求异思维或辐射思维。根据思维的智力品质分类，可分为习惯性思维和创造性思维。习惯性思维是指用惯常方法、固定模式来解决问题的思维。这种思维缺少主动性和创造性。创造性思维，顾名思义，这是一种创造性的主动性思维，不受传统经验所束缚，是全新的，不因循习惯的思路，常能产生不同凡响的新颖而独特的答案或结果。创造性思维是人类思维的高级过程，是一切创造活动的主要思维形式。

思维过程是一种复杂的心理活动过程，具体表现是，当客观事物作用于人脑时，脑对各种信息的分析、综合、比较、分类、抽象、概括、系统化和具体化等过程。

思维的形式是概念、判断、推理。概念是人脑反映事物本质的一种思维形式，是思维的最基本的单位。概念包括内涵和外延两部分。概念的内涵是指其所反映事物的共同本质属性；其外延是指具有这些共同本质特性的全体对象，也就是概念的范围。判断是对于思维对象的肯定或否定的思维形式，它由概念所组成。判断以语句的形式表现出来。判断主要分为两种：感知形式的直接判断和抽象形式的间接判断。推理是根据一个或几个判断，推出新的判断的思维形式。已知的判断叫"前提"，得出的新判断叫"结论"。推理主要分两种：归纳推理和演绎推理。

人与人之间的思维活动存在着个别差异，这些差异主要表现在思维的品质方面。思维的品质主要包括以下几个方面，即思维的广阔性、深刻性、独立性、敏捷性、灵活性和逻辑性。

第三节 情感与意志过程

一、情绪与情感过程

情绪和情感是人类一种特殊的、错综复杂的心理现象。可以给情绪与情感下这样的定义：情绪与情感是人们对客观世界的一种特殊的反映形式，是人对客观事物是否符合自己需要而产生的体验。客观现实中的对象和现象及人们因之产生的主观体验是情绪和情感的惟一源泉。情绪与情感对客观现实的反映形式，不同于认识过程。认识过程反映客观现实本身，而情绪和情感反映客观现实与人的需要之间的关系。但是情绪与情感又总是与认识过程和在认识的基础上所形成的态度紧密联系着的。人对客观事物与人需要间的意义的认识和所持态度，对决定情绪和情感的性质至为重要。

情绪和情感是两个既有联系又有区别的概念。情绪是指对机体生理需要（食物、饮料、新鲜空气、御寒的需要，性的需要，避开威胁生命的情境的需要）是否获得满足的体验。人类最基本的或原始的情绪是快乐、愤怒、恐惧和悲哀这四种。情感是与人的社会性需要和意识活动相联系的体验，它是在人类社会发展过程中产生的。因此，情感是人类所独有的。情感对情绪而言是高级的、复杂的需要。情感受社会历史条件所制约。情绪有较明显的情境性，这是由于情绪的触发原因乃是客观事物本身，而不是主观需要。任何情绪都是由一定的对象所引起，都有其客观的原因，一旦情境改变，就会很快消失或为另一种情绪所取代。情绪一般是不稳定的、短暂的。情感既具有情境性，又具有稳定性、长期性。在某些情况下，也可能不为情境所左右。

情绪体验可以在强度上有不同等级的变化，即由弱到强的变化：①心境：心境是指比较微弱、持久地影响人整个精神活动的情绪状态。心境常常不是关于某种事的特定的体验，而是一定时期内使人一切体验和活动都染上同样的情绪色彩。如高兴时，看见什么都高兴，俗话说"人逢喜事精神爽"。②激情：激情是一种强烈的爆发式的短暂的情绪状态。如狂喜、暴怒、惊恐、悲痛等。在激情状态下，人的理解力、自制力降低，甚至失去自我控制能力。③应激：应激是出乎意料的紧迫情况所引起的高度紧张的情绪状态，当人们在遇到突如其来的紧急事故的情况下，就会出现应激状态。研究表明，应激状态的延续能够击溃一个人的生物化学保护机制，使人降低抵抗力以至被疾病所侵袭。

人的情感是多种多样的，它是情绪发展的高级的社会性形式。人类的社会性情感，按其内容、性质和表现方面的不同，可分为道德感、理智感和美感。①道德感是一种比较复杂的高级情感，是生活中最重要、最中心的情感。它是对于人的行为、举止、思想、意图是否符合人们的社会道德行为准则需要而产生的体验。②理智感是人们对认识活动的成就进行评价时产生的态度体验。它与人的认知活动、求知欲望、兴趣的满足、真理的追求、对科学的探索相联系。③美感是人对某些事物的体验。是具有一定审美观点的人对外界事物美的评价而产生的一种肯定、满意、喜悦、爱慕等情感。

二、意志过程

意志是人自觉调节行动去克服困难以实现预定目的的心理过程。意志与行动密不可分，意志总是表现在人们的实际行动之中。凡表现为有自觉的行动目的和动机，有达到目的的决心，有战胜逆境、克服困难、冲破障碍的毅力，以及有组织性和计划性，有意识调节支配其行动的心理现象，都是人的意志的具体表现。可以认为，意志是人的心理意识的能动性、积极性的集中体现。而人的一般性的行为习惯、自动化的动作、趋利避害的反应或思考问题的一般意识过程，则不能称为意志。

人的意志行动有以下几个特征：①意志行动是自觉确定目的的行动，它是人类所特有的心理活动。人在从事意志行动之前，行动的结果已经作为行动的目的而观念地存在于他的头脑之中，并能动地调节支配人的行为。人们以目的来指导和修正自己的行动，没有自觉的目的，便无意志可言。②意志对活动起调节支配作用。意志是自觉地将主观的目的付诸于客观的实践，是内部的意识向外部动作转化的过程。它体现了人的意识的主观能动性特点，表现为意志对人的行动的自觉支配和调节作用。意志对行动的调节作用表现为发动和制止这两个对立统一的方面，前者对自觉目的的实现起推动作用；后者是制止与实现预定目标相矛盾的行为。这两方面的调节使得人们意志行为更趋完善。③意志行动与克服困难密不可分，这是意志行动的重要特征。意志行动是有自觉目的的行动，目的的确定与实现总会遇到各种各样的困难。要实现预定的目的，就必须自始至终克服内部和外部的种种困难。克服困难的过程就是意志活动的过程。意志坚强者不怕任何困难，能够认真对待和具体分析困难，从而克服困难，达到目的。意志薄弱者害怕困难，不能正确对待困难，难以积极的寻找解决困难的途径，他们往往知难而止，因而与成功无缘。

意志具有以下品质：①意志的自觉性。是指个人在行动中具有明确的目的性，并且随时支配自己的行动使之达到正确的既定目标。②意志的果断性。是指善于迅速地估计情况，下定决心付诸行动的意志品质。③自制力。是指个人克制自己的情绪和控制行动的意志品质。④意志的坚韧性。是指以坚强的毅力、顽强的精神，百折不挠地把决定贯彻始终的品质。

第四节 个 性

一、个性的概念

什么是个性？心理学界争论至今，尚无一个公认的定义。从当前的研究进展来看，可将其定义为：个性是人的整个心理面貌，是指人的心理活动中那些稳定的、具有个人特色的心理特征与心理倾向组合成的有层次的动力整体结构。

个性具有整体性、独特性、稳定性、适应性及倾向性的特征。①个性的整体性：个性是个整体结构，是人的整个心理面貌的统一体。人是作为整体来认识世界、改造世界的。一个人的各种个性心理特征、个性倾向性与心理过程都是有机地联系在一起的。在一个具体的、活生生的人身上，某种孤立的个性倾向、个性特征都是不存在的。同时，某种个性心理特征也只有在个性的整体中才具有其确定的意义。②个性的独特性：一个人的心理面貌非常复杂，它既包括有一切人所共有的特征，也包含个体之间不同的独特性。③个性的稳定性和适应性：个性是在一个人出生后，经过社会生活实践逐渐形成的。因此，它是一个人经常表现出来的、稳定的心理面貌。那些偶然的、一时性的心理现象不能说明人的个性特点。个性既经形成就比较稳固，但是，复杂的现实生活，纷繁多变的人际关系都需要人们不断地去重新适应。在这个过程中，人的个性总是发展变化着的，这就是个性的适应性。④个性的倾向性：个性具有倾向性。人在与客观现实交互作用的过程中，对现实事物总有一定的看法、态度和趋向。一个人对什么感兴趣，是什么动机驱使他进行活动，他经常追求什么，有什么样的理想、信念和世界观，这些都表现在心理活动的选择性、对事物不同的态度体验以及各种行为模式上。这就是一个人的个性倾向性。倾向性影响心理活动的指向，是个性的主要特征之一。

个性心理结构的组成包括个性倾向性、个性心理特征和自我意识系统三部分。它是这三个部分相互联系、相互制约、相互影响的动力整体结构。个性倾向性主要包括需要、动机、兴趣、理想、信念和世界观等。它是人进行活动的基本动力，是个性结构中最活跃的因素。倾向性的各个部分中总有一个成分占统治地位，起主导作用，影响其他各成分的活动，进而也影响个性的所有心理活动。在个性倾向性的诸成分中，世界观居于最高层次，它决定着个人总的思想倾向。个性心理特征表明一个人稳定的类型特征。主要包括智能、气质、性格。人们的智能有高有低，也有类型方面的不同；同样，气质、性格也都有类型方面的差异。个性心理特征表现一个人典型的心理特征和行为。人的个性始终是以自我意识为中心的动力结构。个性一方面是个稳固的系统，另一方面又是不断适应环境的变化而进行自我调节的动力结构。因此，"自我"在个性中居于核心的、主导的地位。"自我"就是人对自己的认识和评价，即人对自己个性倾向性和个性心理特征的认识和评价。正因为如此，人能对个性倾向性和个性心理特征进行控制和调节，使个性倾向性和个性心理特征诸成分形成统一的结构体系，即形成完整的个性。

二、智能

智能是人们顺利地完成某种活动所必须具备的主要心理特征，它是影响活动效果的基本因素。智能是"智力"和"能力"这两个概念的统称。"智力"在我国的古籍中出现较早，因此，人们多习惯于智力的概念；而国外心理学界"能力"的概念也较普遍。

一般来说，智能既是人的一种潜在的心理能量，又是必须与某种活动相联系并表现在活动中的。只有从一个人所从事的某种活动之中，才能了解他具有的智能水平。同时，智能的大小也只有在活动中才能比较。然而，在活动中表现出来的心理特征并不都是智能。在活动中人们还可以表现出气质、性格、兴趣、情绪状态等心理特征，这些心理特征对人们是否能顺利地完成某种活动也可以产生程度不同的影响。但与智能比较起来，这些影响只能是次要的。没有智能所包含的各种心理特征，有关的活动便不能顺利地完成。因此，习惯上我们把顺利地完成某种活动最必需的那些心理特征，称为智能。

智能是人的多种心理能力的综合结构，它实际上是多种复杂的心理因素的组合。一般来说，要顺利地完成某种活动，必须具有两种智能：一般智能和特殊智能。一般智能即智力，它是参与所有活动所必须具备的智能，它是多种心理因素的组合，主要是指观察力、记忆力、思维力、想象力。特殊智能是指在某种专门活动中表现出来的能力，它可以保证某种专门活动顺利进行或取得高效率。例如数学能力、音乐能力、美术能力、机械操作能力等，这些能力对于完成相应的活动是必须具备的。智能的个体差异是客观存在的，这种差异可以从量、质和发展三方面来分析。从量来看，智能水平有高低之分。从质来看，在同一种活动中取得同样成绩，人们智能因素结合的类型可能是不同的。从发展来看，有的人智能发展较早，有的人智能发展较迟，这便形成了智能表现早晚的差异。此外，还有智能的性别差异，也是在一定程度上存在的。

三、气质

气质是表现在心理活动的强度、速度和灵活性方面的典型、稳定的心理特征。气质是一个人生来就具有的心理活动的动力特征。气质决定着心理活动进行的性质。所谓心理活动的动力，首先是指心理过程进行的速度和稳定性（例如感知觉的速度、注意力集中的长短、思维的快慢），其次是指心理过程的强度（例如情绪的强弱、意志努力的程度），以及心理活动指向性特点（例如有的人倾向于外部事物，从外界获得新印象；有的人倾向于内心世界，经常分析自己的思想和印象）等等。因此，人们的气质的不同就表现在心理活动的动力特征上有差异。气质使一个人的整个心理活动表现带上了个人独特的"色彩"。每个人生来就具一种气质。凡具有某种气质的人，常常在不同内容的活动中都会显示出同样性质的心理活动和行为的动力特点，而表现出典型性。同时，气质这种先天的心理特点，具有极大的稳定性，它从婴儿出生起便表露在以后的行为或活动中。

气质可分为四种典型的类型：①多血质：多血质的人属于敏捷好动的类型。神经过程平衡而灵活性高，易于适应环境的变化。②胆汁质：胆汁质的人属于直率热情而好斗的类型。神经过程强而不均衡，有强烈的兴奋过程和较弱的抑制过程。③粘液质：粘液质的人属于缄默而沉静的类型。神经过程均衡而平静，可塑性低而刻板性高，灵活性低，反应缓慢。④抑郁质：抑郁的人属于呆板而羞涩的类型。神经过程表现兴奋与抑制均弱，不论大小的外界刺激对他均能形成强烈的影响。应该指出，并不是所有人都可按照四种典型类型来划分，仅有少数人才属于这四种典型类型，而多数人则介于各类型之间而各有偏重。

气质是人的心理活动和行为动作方面的动力特征的综合，它本身并无好坏之分。因此在评价气质类型时，就不能讲某类型气质是积极的，而某类型气质是消极的。可以说每一类型气质都存在有积极方面与消极方面。为了让自己的气质发挥其积极的方面，克服其消极的方面，人们就应当学会了解和掌握自己的气质，以便扬长避短。

四、性格

心理学中将性格定义为：个人对客观现实的稳定的态度及与之相适应的习惯化了的行为方式。性格是组成个性的重要心理特征。人们在社会生活和实践活动中，每时每刻都在受着客观事物的影响。这种客观事物有些是符合个性的需要或愿望，能使个体实践活动顺利进行的；有些则不符合个体的需要或愿望，从而使个体的实践活动发生困难。这些客观事物的影响通过认识过程、情绪和意志过程在个体的反映机构中保存下来，固定下来，构成个体一定的态度体系，并以一定的形式表现在个体的行为之中，构成个体特有的行为方式。这种长期形成的、稳定的对客观事物的态度体系和行为方式标志着性格的本质特点。同时，个体的性格特征又须在实践活动中表现出来。

性格总是表现出一个人稳定的、独特的心理特征。人们在遇到某些客观事物的时候，都是以惯常的始终一致的态度和行为方式去反映。然而，由于影响人们态度和行为方式的因素是复杂多样的，因而在某些情境中也会出现偶然的、一时的反常表现。必须指出在个体生活中那种一时性、偶然性的表现，不能被认为是一个人的性格特征。

性格在人的个性结构中具有核心的意义。性格是从一个人的本质方面表现个性特征的。个性结构中的其他内容，如气质、智能等，虽然因人与人之间的明显差异而表现出不同的特征，但它们都是非本质的，在个性中也没有核心意义。性格之所以体现个性的本质及核心，就在于一个人的性格贯穿在他的全部行为之中，它具体地反映着一个人的世界观、理想、信念、情操。可以说，如果我们熟悉了一个人的性格，就可以预测他在一定条件下的行为倾向。性格体现个性结构中的核心意义还在于，个体结构中的其他方面如智能、兴趣的特征及表现程度，都以性格为转移。智能发展的程度和速度，以及兴趣的倾向等都受性格的影响。性格还制约着人的一些心理过程，如知觉、记忆、思维、想象等都直接受性格的影响。同时，性格又是在心理过程的活动中形成和表现出来的。

由于性格是人们对现实态度与其习惯行为方式的统一体，因此它便具有社会评价的意义。每种性格一般都有对应性，也就是说可以是截然不同的态度或行为方式，这样性格从社会评价来说，就有好坏、优劣之分。有些性格对社会和个人有积极意义，有些性格对社会和个人只起消极作用。如勇敢与胆怯、勤劳与懒惰、忠诚与奸诈、机智与愚蠢等相反的性格特征，它们的社会评价的优劣便是十分清楚的。一个人的性格可以体现在许多方面，但这些性格特征只能是一个完整的统一体。这就是说，一个正常人不应有相互对立的双重性格。现实生活中，一个人的态度、行为方式可能与他的性格特征不符，甚至截然相反，这常是偶然的表现或有意的伪装所致。因此，在判定一个人的性格时必须做到全面的、统一地考察。

性格是十分复杂的心理现象。它由不同性格特征的各个侧面构成一个总的、独特的性格结构。性格特征一般可分为以下四个方面：①对现实态度的性格特征。人们在社会活动中，都要以一定的态度体系对现实生活的影响作出反应。这种态度体系即构成人对现实的性格特征。属于这方面的性格特征，主要是指人在处理各种社会关系方面所表现出来的性格特征。人对现实的态度可以表现在多方面，但基本可归纳为对人、对事、对己三个方面。这三个方面的态度是相互联系、相互影响并且是统一的。对现实态度的性格特征，制约着人们惯常的行为方式。因此，它在性格结构中具有核心意义，具有突出的重要性，其他方面的性格特征都不同程度地受其影响。②性格的意志特征。性格的意志特征是仅次于对现实态度特征的性格结构的重要组成部分。当人为了达到既定目的，自觉地调节自己的行为方式和水平时，就表现出性格的意志特征。性格的意志特征受人的世界观、理想、信念所制约，是在社会生活中形成和表现出来的。③性格的情绪特征。性格的情绪特征又称为性情，即个人经常表现在情绪活动中的强度、稳定性、持久性和主导心境方面的特征。④性格的理智特征。性格的理智特征，是指人们在感知、记忆、想象和思维等认识过程中所表现出来的个别差异。

性格因人而异，从理论上说，世界上没有性格完全相同的两个人。但是，为了研究性格结构上的差异，曾有许多学者试图对性格进行大体的分类。由于性格本身的复杂性，至今还没有一致公认的分类原则和标准，也无法产生统一的分类类型。现将几种主要的分类简介如下：

1. 功能类型说（按何种心理功能占优势分类）：由英、法心理学家提出，依据智力、情绪、意志三种心理功能何者占优势，来确定性格类型。他们把人们的性格划分为理智型、情绪型、意志型。

2. 向性说(按个体心理活动倾向于外部或内部分类)：瑞士心理学家荣格最早以精神分析的观点来划分人们的性格类型。他按照个体的心理活动倾向于外部或倾向于内部，把人的性格分为外倾型和内倾型两类。外倾型的人活泼、开朗、善于交际、情感外露、不拘小节。内倾型的人沉静多思、反应较慢、情感深藏、不善交际、适应环境较困难。向性说也有中间类型。

3. 特质分析说：一些学者认为，由于人的性格是非常复杂的结构，因此在性格分类上以3~5种类型去概括整个人类的性格，未免在方法学上太绝对化。而且某种极端典型的人又是极少数，多数人属于中间型或混合型，所以，这样划分性格类型有极大的片面性。况且各个类型之间量的差异也无法比较。因此，这些学者创立特质分析说，他们将性格特征视为性格结构的基本单位，由于各种特性在一个人身上的不同组合而构成不同于其他人的独特性格。这样分析有助于寻求各种性格特征及其相互之间的关系。美国心理学家卡特尔（C. Cattell）把性格特征分为"表面特质"和"根源特质"两大类。表面特质是指经常发生，从外部可以观察到的行为；而根源特质则是制约表面特质的潜在基础。他经过多年研究，从众多表面特质中归纳出16种行为的根源特质：

A 乐群性　　F 兴奋性　　L 怀疑性　　Q_1 实验性
B 聪慧性　　G 有恒性　　M 幻想性　　Q_2 独立性
C 稳定性　　H 敢为性　　N 世故性　　Q_3 自律性
E 恃强性　　I 敏感性　　O 忧虑性　　Q_4 紧张性

4. 复杂类型说：英国心理学家艾森克（H. J. Eysenck）提出性格特质可以从情绪的"稳定性-不稳定性"和"内倾-外倾"这两方面来描述。他认为这两方面能标志一个人的性格特质模式，从而说明他的行为方式。这两个方面通过相关的测验及统计处理可形成四个象限的图解（图1-2）。

从图1-2中性格特质的组合，可以归纳出人的性格特征。如一个人在健谈及活泼的特质上得分高，就可以认为在稳定性及外倾性方面相关高，这属于稳定外倾型。一个人在焦虑及

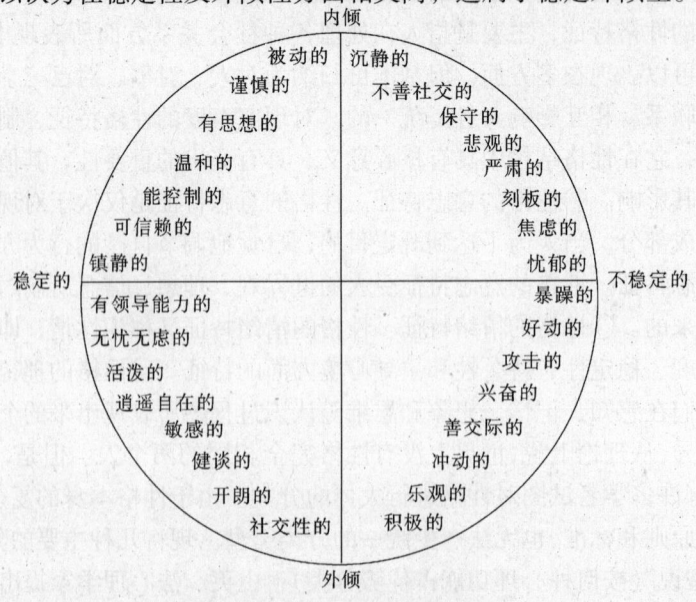

图1-2 Eysenck性格特质图

不善社交方面得高分，就可认为在不稳定及内倾方面相关高，这属于不稳定内倾型。

自学指导

【重点难点】

1. 心理的实质：心理是脑的功能，心理是人脑对客观现实主观能动的反映。
2. 心理活动的三个过程（要求掌握具体内容）：认知过程、情感过程、意志过程。
3. 个性的特征：整体性、独特性、稳定性、适应性、倾向性。
   个性的心理结构：个性倾向性、个性心理特征和自我意识系统三部分。
4. 个性心理特征结构（要求掌握具体内容）：智能、气质、性格。

【复习思考题】

1. 为什么说心理是脑的功能、是客观现实的反映？
2. 试述心理活动的三个过程。
3. 感觉与知觉有哪些联系？知觉有哪些基本特性？
4. 简述记忆的过程。
5. 情绪与情感有哪些区别和联系？
6. 分别说明个性及个性心理特征的结构。哪些因素影响性格的形成和发展？
7. 说明气质的高级神经活动类型学说及四种气质类型在心理指标上有何特点？
8. 气质与性格有哪些区别和联系？
9. 如何理解性格在个性心理结构中的核心意义？
10. 区别智能和智力的概念，说明智力是指人的哪些能力。

（杜文东　朱志珍）

第二章 心理应激

【目的要求】
1. 了解应激、心理应激的概念及应激的心理、生理反应。
2. 理解应激源与应激反应的关系；了解应激源的种类。
3. 理解心理应激与健康和疾病的关系；掌握控制心理应激的方法。

【自学时数】
4 学时。

近年来，心理社会因素在人类健康和疾病中的作用变得日益突出。在心理社会因素同疾病的联系中，心理应激是一个重要的环节。因此，心理应激或应激的心理方面已成为医学心理学的一个重要的研究领域和心身医学的核心问题。本章将介绍应激和心理应激的概念、应激源、应激的心理与生理反应、心理应激与人的健康和疾病的关系。

第一节 概　述

一、应激与心理应激的概念

应激（Stress）一词源于拉丁语 Stringer，原意是"紧紧地捆扎"。在现代英语中，应激的含义是"紧张"或"压力"。自20世纪30年代，生理学家和心理学家们从不同的途径进行了研究并取得重要结果。为了阐明应激和心理应激的概念，这里分别介绍生理学的应激观、心理学的应激观、心身一体化的应激观及心理应激的概念。

（一）生理学的应激观

1936年，加拿大著名生理学家塞里首先将应激引入生物医学领域。他根据对人和动物神经、内分泌功能的大量实验研究和临床观察，提出了塞里学说——应激学说，并随着认识的深入，不断修改应激概念的内涵。他对应激的定义是："应激是通过特殊的综合征（一般适应综合征）而表现出来的一种状态，它是由生物体内非特异地被引起的所有变化所组成。""生物的应激是身体对加于它的任何要求的非特异反应。"这一概念较好地解释了在创伤、感染、环境剧烈变化等应激刺激下，机体所发生的非特异性的各种生理、生化反应，因而在生物医学界被广泛采用。但是，塞里的应激概念没有考虑到人类应激的心理社会方面及应激的机制，为了弥补这一缺陷，许多学者从心理学的角度对应激作了大量研究，提出了心理应激的理论。

(二) 心理学的应激观

心理学家主要从探讨引起应激反应的刺激物及特点，应激状态下个体的心理反应及心理反应与生理反应之间的联系，刺激物引起应激的中介机制（如认知评价）三方面对心理应激进行研究。

1. 将应激看作是引起机体发生应激反应的刺激物，即把应激作为自变量，研究各种有害性刺激物的性质和特征。在这里，应激和应激源基本被视为同一概念。但心理学家所指的应激源已经远远超出了Selye所强调的躯体性应激源（主要指生物学因素、理化因素），其中也应包括心理的、社会的和文化性的应激源。

2. 将应激看作是机体对有害刺激的反应，即把应激作为因变量或是反应。这一点与塞里早期的认识一致。但心理学家们不仅注意应激状态下的生理反应，而是更强调心理反应、行为变化，以及生理反应和心理反应之间的相互作用和影响。

3. 认为应激是应激源和应激反应的中间变量，即个体不能对环境的要求作出适应反应时所产生的一种心身紧张状态。这方面的研究探讨介于刺激物和应激的心理、生理反应之间的中间（介）变量，包括许多影响因素，如个人认知评价、应对方式、社会支持、个人经历和个性特征等。

以上三条研究途径都重视心理社会因素在应激中的作用，但将三条途径作为一种整体过程来认识，更有助于揭示应激的本质。

(三) 心身一体化的应激观与心理应激的概念

综合上述生理观和心理观的理论，可以得出心身一元论的应激观：

1. 应激是一种涉及心身两个方面的紧张状态。

2. 引起应激反应的刺激物的范围是十分广泛的，既有物质性的（如生物学和物理、化学）刺激物，又有象征或符号刺激物（心理、社会和文化刺激物），这些刺激物称为应激源。

3. 应激是一种内部状态，应激一旦产生，便会表现为各种各样的生理和心理反应，在多数情况下，生理、心理反应是并存的。

4. 在对应激的反应性上存在着个体差异，这种差异来自不同个体的不同身心特点。

5. 在多数情况下应激既不完全是刺激物作用的结果，也不完全取决于当事人的身心特点，应激是个体同刺激物相互作用的结果。

因此，心理应激主要是指应激现象的心理方面。在心理应激中，不管就其来源（应激源），还是就其表现（反应）来说，心理方面都起主导作用。根据上面的分析，可以为心理应激提出这样的定义：心理应激是由"必须应对至关重要的环境要求"这一认识而引起的一种紧张状态，一种倾向于通过种种紧张性心理和生理反应而表现出来的内部及外显状态。

二、应激源

应激源是指那些能引起机体稳态失调，并唤起适应反应的环境事件与情景。简单地说，能够引起应激的刺激物叫应激源。生活中的应激源是十分广泛的，但是，按现代应激的理论，一切潜在的应激源只有被人们察觉（通过认知评价）到对自身有威胁或挑战时，才会转变成现实的应激源。可以把大量的应激源归纳为四种类型：

(一) 社会应激源

1. 社会支持与应激：社会支持是指可以察觉到的社会关系资源。社会支持通过社会网络进行。社会支持网络包括家庭、朋友、同学、同一团体（党、团、群体组织、文体团队、专业群体等）的成员，他们是人们遇到困难时要去找的对象。

社会支持系统随年龄而变化，童年时依赖家庭和师长；长大一些，小伙伴补充进来并逐渐取代长辈的地位；成年后主要的支持资源是爱人及挚友。

社会支持网络既是支持人们渡过难关的人际关系资源，又可防止孤独和寂寞。了解这些资源存在可以影响人们的察觉应对能力，这是应激处理中的关键要素。

社会支持有多种，可以是经济援助，也可以是家务帮助和精神支持等。

许多研究表明，有支持性社会关系的人，能较好地应对问题、处理应激，以防止心身障碍。反之，缺乏社会支持是导致心理及躯体疾病的一个重要因素。社会支持是应激源与抑郁之间的调节器。缺乏社会支持的人中，悲观主义、抑郁症状及自杀倾向较高。

社会支持的抗病机制不明，有人认为这种保护效应可能并非来自关系本身，而是由于个体从这些关系中取得帮助的作用。

2. 慢性负性社会条件与应激：在社会生活中，有些既非悲惨事件、也不是细小的烦恼，如贫困、失业（解雇、下岗），有人将其归类为慢性负性社会条件。

(1) 贫困：贫困有双重作用，一方面是应激的根源，另一方面它对有效的应对又是一重屏障。贫困使人处于创伤情景、负性生活事件及日常困扰中，而且它又冲击和限制了许多潜在的社会支持的资源。在精神病流行病学中，贫困是一个重要因素，低收入及低社会经济状态与高心理疾病相关。

(2) 失业：20世纪80年代末至90年代初，美国经济萧条之际，有数百万人失业，导致一些潜在的应激源上升。如维持生计、谋求新职、健康/医疗保险丧失、生活水平下降，也有少数人自尊心降低。长期失业与找不到新的工作两者结合在一起有很强的应激作用。大批人失业甚至可以影响到在职人员。Tetzeli（1991年）报道，当时去纽约市立医院做应激测试的银行家、证券经纪人及经理人员增加50%，这些人都有稳定的工作，但社会经济动荡也会波及他们。失业还增加暴力犯罪，据美国国立职业安全与健康研究所的政府报告，1980~1988年与工作有关的被杀害者达6965人（Robert等，1995年）。

(二) 生活应激源

1. 生活事件与应激：生活事件是指生活中的重大变故。寻求变化是人的一种基本特性。生活变化可以避免单调、乏味，激励人们投入行动以适应环境，因此，变化同休息一样重要。然而如果生活变化过大、过多、过快和持续过久，就会造成适应困难，引起严重心理应激，甚至损害健康。调查表明，生活事件是造成心理应激，进而损害健康的主要应激源。

对生活事件进行客观定量的研究是美国华盛顿大学HoImes教授，他和Rahe于1967年编制了著名的"社会再适应量表"。此量表共列43项，以生活变化单位（LCU）逐项定量（表2-1）。理论是：任何形式的生活变化都需要个体动员机体的应激资源去作新的适应，从而产生紧张（应激）。作法是：对不同的生活事件给予不同的评分，累加得其总分。根据来自5000人的常模确定标准：0~149无意义；150~199为轻度生活变故（有33%机会患病）；200~299为中等生活变故（50%机会患病）；300为重大生活变故（80%机会患病）；超过300时，不久的将来就有很大可能患病或发生意外。尽管在不同的个体之间，生活事件的心理意义是非常不同的，但是，在同一个体身上其生活形式的明显改变具有重要意义。

关于生活事件与应激的关系。国内的许多报道证明，生活事件的发生并不一定使人的身心健康受到损害,是否产生消极情绪和消极行为则是影响身心健康的重要因素。另外,特大灾害性事件后,人群承受巨大的精神创伤而影响着受害人的生活方式和心身健康水平(创伤性应激障碍)。

2. 日常困扰与应激:日常困扰是日常生活中,人与环境相互作用为特征的激惹、挫折和苦恼。如交通堵塞、经济盘点、天气不好、争辩等。日常困扰在应激中起关键作用,它反映个体生活过程中的问题,其类型因不同人群而异,群体之间差别的核心反映了不同的人际及社会含义。研究发现,日常困扰与健康的相关要比生活事件为强;日常困扰多的人要较困扰少的人更易患病,而与他们所体验的生活事件总数无关。

日常困扰是在人们的改变能力的范围之内,是可控制的,能否成为应激源,一方面看它们是否被察觉,另一方面还要考察它们发生时的人-环境相互作用。

表 2-1　　　　　　　　　　　社会再适应量表

变化事件	LCU	变化事件	LCU
1. 配偶死亡	100	23. 子女离家	29
2. 离婚	73	24. 司法纠纷	29
3. 夫妻分居	65	25. 突出成就	28
4. 坐牢	63	26. 妻子开始或停止工作	26
5. 亲近家人死亡	63	27. 升学或辍学	26
6. 受伤或疾病	53	28. 生活条件变化	25
7. 结婚	50	29. 生活习惯改变	24
8. 被解雇	47	30. 与上级有矛盾	23
9. 复婚	45	31. 工作时间或条件改变	20
10. 退休	45	32. 迁居	20
11. 家人患病	44	33. 转学	20
12. 妊娠	40	34. 娱乐改变	19
13. 性生活问题	39	35. 宗教活动改变	19
14. 家庭增加新成员	39	36. 社会活动改变	18
15. 调换新工作	39	37. 少量借贷	17
16. 经济状况改变	38	38. 睡眠习惯改变	16
17. 好友死亡	37	39. 家庭成员变化	15
18. 改行	36	40. 饮食习惯改变	15
19. 夫妻不睦	35	41. 休假	13
20. 大量借贷	31	42. 圣诞节	12
21. 抵押到期	30	43. 轻度违法	11
22. 职别变化	29		

译自 Holmes, J. of Psychosomatic Reseach, 11:213~218, 1967年。

(三)工作应激源

与工作有关的应激源,又称为职业性应激源,指工作环境中影响劳动者心理、生理稳态的各种因素的总和。可以概括为两大类:

1. 职业固有应激源:职业应激源包括劳动环境中的噪音、照明、震动、气温、湿度及空间;劳动者对机器及设备的熟练程度;工作负荷(工作量、质量标准和工作速度)等。

2. 职业管理应激源:职业管理应激源包括职业性人际关系;个体在组织中的地位;个人在职经历的发展,如职务的提升与降、免(提升过快所致的能力与职务不匹配和降、免职的失意与失落）等。

（四）环境应激源

自然与社会环境中的重大或突然的变故致使个体的心理、生理稳态破坏者，均可归入环境应激源。

1. 自然环境应激源

（1）自然灾难：地震、洪水、风暴、火灾、山体滑坡等。

（2）理化因素：核辐射、化学物质泄露等。

（3）背景性应激源：噪音、污染、拥挤等。

2. 社会环境应激源：重大的社会变革和暴力，如战争、政治动乱，持续过久常引起人群心理障碍。第二次世界大战期间，希特勒的军队长期包围列宁格勒，被包围居民的身心健康就受到了极大伤害。

第二节 应激反应

应激反应是由应激源引起的。应激一旦发生，无论它是由何类应激源引起的，都会导致心理和生理反应。心理和生理反应是作为一个整体而出现的。

一、应激过程

一个应激过程可以分四个部分：输入、中介、反应、结果。应激过程的模式如图 2-1。

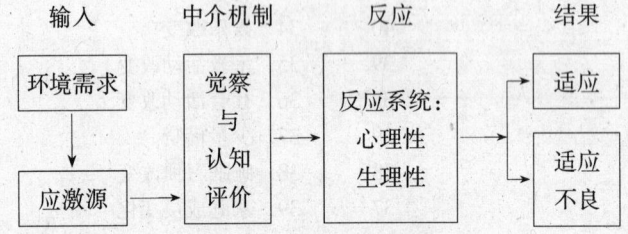

图 2-1 应激过程模式图

由图 2-1 看出，应激过程首先是输入：将环境对个体提出的各种需求输入大脑；然后是心理中介因素：通过高级神经系统唤起认知过程对应激源的觉察、认知和评价；接着是应激反应：经个体认知评价后引起心理及/或生理反应；最后是结果：经过上述反应，个体对应激源适应，对健康无损害，或不适应，引起疾病。

二、应激的心理反应

应激的心理反应类型及强度取决于三类因素：一类为刺激物的性质与特点；另一类为当事人本身的心身特点；第三类是环境因素。因此，不同的人对同一事物，同一个人对不同的刺激物，或同一个人在不同的时期对同一刺激物，也可有不同的心理反应。可以将这些心理反应分成三类：情绪反应、行为反应和自我防御反应。

（一）情绪反应

心理应激状态下的主要情绪反应有焦虑、愤怒、恐惧和抑郁：

1. 焦虑：是最常见的心理应激反应。适度的焦虑可以提高人的警觉水平，促使人投入行动，以适当的方式应对应激源，从而对适应环境是有利的。过度的焦虑则是有害的，因为它妨碍人准确地认识、分析和考察自己所面临的挑战与环境条件，难以作出符合理性的判断和决定。

2. 恐惧：如果把焦虑看作是尚未接触应激源但已预感到即将发生或威胁时的情绪反应，恐惧则是一种企图摆脱已经明确的特定危险的逃避情绪。

3. 愤怒：多出现在一个人在追求某一目标的道路上遇到障碍、受到挫折的情景。

4. 抑郁：抑郁包括一组消极低沉的情绪，如悲观、失望、绝望和失助等。

（二）行为反应

应激会引起不适的心身症状，因此人们总是会采取一些行动来减轻或消除其影响，这就是应激和应对行为反应。可将这些行为反应归纳为以下方面：

1. 逃避与回避：这二者是为了远离应激源的行为。逃避是指已经接触到应激源后而采取的远离应激源的行动。回避是指事先已知应激源将要出现，在未接触应激源之前就采取行动远离应激源。两者的目的都是为了摆脱情绪应激，排除自我烦恼。

2. 退化与依赖：当人受到挫折或遭遇应激时，放弃成年人应对方式而使用幼儿时期的方式应付环境变化或满足自己的欲望，即退化。退化行为主要是为了获得别人的同情、支持和照顾，以减轻心理上的压力和痛苦。有了退化行为，必然就会产生依赖心理和行为，事事处处依靠别人关心、照顾自己，不去努力完成自己应该做的事情，多见于病情危重经抢救脱险后的病人。

3. 敌对与攻击：其共同的心理基础是愤怒。敌对是内心有攻击的欲望但表现出来的是不友好、谩骂、憎恨或羞辱别人。攻击是在某些应激刺激下，个体以攻击方式作出反应，攻击对象可以是人或物，可以针对别人也可以针对自己。如临床上某些病人不肯服药或拒绝接受治疗，甚至表现出拔掉引流管、输液管等自损自伤行为。

4. 失助与自怜：失助是一种无能为力、无所适从、听天由命、被动挨打的行为状态，通常是在经过反复应对不能奏效，对应激情境无法控制时产生，其心理基础包含了一定的抑郁成分。失助使人不能主动摆脱不利的情境，从而对个体造成伤害性影响，故必须加以引导和矫正。自怜即自己可怜自己，对自己怜悯、惋惜，其心理基础包含对自身的焦虑和愤怒等成分。自怜多见于独居、对外界环境缺乏兴趣者，当他们遭遇应激时常独自哀叹、缺乏安全感和自尊心；倾听他们的申诉并提供适当的社会支持可以改善自怜行为。

5. 过度消费和物质滥用：某些人在心理冲突或应激情况下会以过度消费的方式缓解心理的压力，如大量花钱购物，大量地饮酒、吸烟或超量服用某些药物等。他们可能知道这些物质的过度消费和滥用对身体没有益处，但这种行为方式已经成为应激行为的反应方式，由此达到转移心理压力或暂时麻痹自己，以期摆脱自我烦恼和困境。

（三）自我防御反应

借助于自我防御机制对环境挑战、对自己或自己的应对效果作出新的解释，以减轻应激所引起的紧张和内心痛苦，称作自我防御反应。这是除了行为反应外，减轻应激的另一类常用的方法。主要有：否认、压抑、投射、认同、补偿、幽默、升华、理想化、合理化、理智化等。

1. 否认：指一个人拒不承认现实的某些方面，借以减轻焦虑和痛苦的心理机制。被否认的东西往往是令自己过分难堪而不愿正视的事实，或在心理上有威胁或会引起冲突的事物。例如，癌症病人和濒死病人往往经历一个否认疾病或死亡的阶段。

2. 压抑：自我迫使不可接受的或具有威胁性的思想、欲望、情感和冲动进入潜意识，使之脱离意识的过程。压抑又称"潜抑"，它不同于"压制"，前者是潜意识机制，而后者是意识机制。弗洛伊德认为，压抑是一种最基本的防御机制；发掘被病人压抑了的记忆材料，是精神分析治疗的重要步骤。如大部分人会忘记自己的不愉快经历，即是压抑的结果。

3. 投射：又称"外投"，指将自己要不得的观念、冲动和品质夸张性归于他人，以避免或减轻内心的不安与痛苦的机制。例如，靠投机倒把而发财的商人会说人人都投机取巧；对人经常怀有敌意的人会说别人都不友好。因此，投射可以看作是后面谈到的"合理化"机制中的一种表现形式。

4. 认同：又称"自居作用"，指自我尝试与某一对象潜意识地视为等同，借以减轻焦虑。此外，也有人可能会把迫害自己的人作为认同对象。例如，二次世界大战期间被关在集中营中的某些犹太人也变得残酷无情，有人认为这是与法西斯分子认同所致。认同与内化机制类似。

5. 补偿：指一个人为了减轻由生理或心理上的缺陷而引起的痛苦和自卑感，不自觉地努力发展其他方面的才能。例如，先天盲人的听觉和触觉特别发达；身体有残疾的学生一般学习很好。这一机制如果用得恰当，不仅可以弥补缺陷，而且会转换为巨大动力。然而如果过分应用，过度补偿，则会导致疾病。

6. 幽默：通过幽默的语言或行为来应付紧张的情境或间接表达潜意识欲望的防御机制。

7. 升华：将本能欲望导向比较崇高的为社会所赞许的方向的心理机制。例如，将攻击或毁灭的欲望加以升华，而成为出色的外科医生、消防队员或拳击运动员；考大学落榜者成为企业家等。

8. 理想化：将个人所崇拜的人或事物完美化，而忽略其实际上存在的缺陷的心理机制。因为承认其缺陷会引起自己内心的不安，故将缺陷从意识中排斥出去或将缺陷也看成长处。例如，对领袖的神化。

9. 合理化：又称"文饰作用"，一种常见的防御机制，指给自己的行为或处境寻找能为自我和社会认可的心理机制。合理化所要达到的潜意识目的是：避免受挫折时变得失望和为自我所不接受的行为寻找借口。一个人会以"我不稀罕"为借口，聊以自慰。这种防御机制也称为"酸葡萄机制"。

10. 理智化：指以抽象、理智的方式对待紧张的情境，借以将自己超然于情绪烦扰之外。例如，在挫折的情况下，一个人明知有人从中作梗，但仍能冷静地对待此问题。

采用防御机制进行心理防御，是日常生活中常见的心理现象，大多数机制为健康人和病人所共用。正常人一般不会极端地或长期地单独使用防御机制，而心理障碍者惟一地依赖防御机制或毫无变通地只是采用一种机制（如否认）处理各种不同的问题。值得注意的是，防御机制的长期应用会出现神经症状和精神病症状。

三、应激的生理反应与机制

各种紧张性刺激只要达到一定的强度、持续一定的时间，都可以既引起心理反应，又引起生理反应。应激的生理反应涉及全身的各个系统和器官。在应激条件下，大脑皮质统一指挥和控制着人的各种活动。躯体的生理反应主要是大脑通过自主神经系统、下丘脑-腺垂体-靶腺轴和免疫系统进行调节的。这些生理反应又通过反馈机制影响着神经系统、内分泌系统和免疫系统的功能，使机体尽可能从应激所造成的紊乱中恢复过来。

（一）交感-肾上腺髓质系统

当机体遭受某些应激源的强烈侵袭时，这个系统的活动常明显增强。Cannon 曾提出"应急反应"的模型来概括这一组生理反应。他发现在这种情况下，实验动物的心率、心肌收缩力、心排血量和血压都增加；呼吸加深、加快；肝糖原加速分解转化为葡萄糖，从而使血糖升高；交感神经还动员脂类，使血中游离脂肪酸增多；与此同时，凝血时间缩短，儿茶酚胺分泌增多，中枢神经系统兴奋性增强，机体变得警觉、敏感。Cannon 认为，这些生理反应既为应对应激源提供了必要的能量，又保护动物不致由于损伤而过多流血。

在某些情况下，某些个体可出现副交感神经活动相对增强的情况，如心率减慢、心输出量和血压下降、血糖降低等，可导致眩晕和休克。

（二）下丘脑-腺垂体-靶腺轴

下丘脑肽能神经元分泌的神经肽调节着腺垂体的活动，而肽能神经元的活动又受到脑内神经递质和体液中性激素、肾上腺皮质激素与多种代谢产物的调节和控制，腺垂体起着上连中枢神经系统，下接靶腺的桥梁作用。

肾上腺皮质是腺垂体的重要靶腺之一。在应激状态下，下丘脑-腺垂体-肾上腺皮质轴活动增强。血内 ACTH 和皮质醇、尿中 17-OHCS 增多；肝糖原异生过程加强，同时抑制葡萄糖的消耗，从而使血糖水平升高。有时盐皮质激素也增加，从而引起血容量增加。血管对儿茶酚胺变得敏感。

Mason 认为，神经内分泌系统以整合的方式对应激作出反应；参加应激反应的，除了肾上腺髓质和皮质外，还有垂体-甲状腺、垂体-性腺和胰岛素系统。他发现，在应激状态下分解代谢激素如皮质激素、髓质激素、甲状腺激素和生长素分泌增多；而合成代谢激素如胰岛素和睾丸素分泌下降。在恢复阶段则发生相反的变化——合成代谢激素分泌增多，分解代谢激素分泌减少。他认为，这些生理变化对机体适应环境有意义，应激期的变化为机体对付应激源提供了燃料，恢复阶段的变化可帮助机体从应激所造成的消耗中恢复过来。

（三）免疫系统

在急性应激期间，免疫系统的应激反应可呈双向性——先出现免疫功能的抑制，之后可出现一个功能增进的阶段。长期严重的应激可损伤下丘脑，造成内环境的严重紊乱。从而导致胸腺和淋巴组织退化或萎缩，抗体反应抑制，巨噬细胞减少，以及阻断中性粒细胞向炎症部位移动等一系列变化。从而导致免疫功能的抑制，降低机体对抗感染、变态反应和自体免疫的能力。

结果，适度的应激对人的健康和功能活动有促进作用，使人产生良好的适应结果；长期的、超强度的应激则使人难以适应，最终损害人的健康。

第三节 心理应激与健康

心理应激与人的健康的关系是双向的。一方面，心理应激可以影响人的健康；另一方面，一个人的健康状况也会影响心理应激反应的强度和对应激的耐受力。本节着重探讨心理应激对健康的影响。

一、心理应激与健康的积极意义

适度的心理应激对人的健康和功能活动有促进作用，这类应激被称为"良性应激"。心理应激对健康的积极意义主要表现在以下两个方面：

(一) 适度的心理应激是人成长和发展的必要条件

人的成长和发展涉及人的身、心和社会功能的成长和发展，遗传和环境是影响成长和发展的重要因素。心理应激经历在这里可以看作是环境因素。

心理学家的许多研究表明，幼年时期的适度心理应激可以导致明显的发展变化；早年的心理应激经历可以提高个体在后来生活中的应对和适应能力，更好地耐受各种紧张性刺激和致病因子的侵袭。那些小时候受过过分保护的孩子，走向社会以后往往发生适应问题甚至因长期、剧烈的心理应激辍学或患病。

(二) 适度的心理应激是维持人的正常功能的必要条件

人离不开刺激，适当的刺激和心理应激有助于维持人的生理、心理和社会功能。有关感觉剥夺和单调状态的许多实验研究证实，缺乏适当的环境刺激会损害人的身心功能，包括造成脑电图的改变、错觉、幻觉和智力功能障碍。

工业心理学中有许多关于流水线工作的研究。工人们在流水线上从事比较单调的、缺少变化和挑战性的工作，很容易进入疲劳状态，注意力不集中，情绪不稳定，易激动和厌烦。在这种情况下，工作效率下降，事故和缺勤率增加。一旦增加工作环境刺激挑战，就可以改善工作人员的身心功能，提高工效。心理应激可以消除厌烦情绪，激励人们投入行动，克服各种困难。考试、评比、检查和比赛等，是引起适度心理应激以促进工作和学习的常用应激手段。

在日常生活中，一个人总会碰到各种矛盾，遭受各种应激源的侵袭。解决矛盾，应对挑战既可以引起人们紧张、劳累、苦恼和痛苦，又可为人们带来成功的喜悦、轻松和快乐。如果某一段生活缺少变化，人们就会主动地寻求紧张性刺激，例如参加各种充满紧张性的比赛，从事某些冒险活动来获得刺激体验等。

二、心理应激与疾病

长期的、超过人适应应对能力的心理应激会损害健康导致疾病，这是心理应激的主要方面。心理应激与疾病的关系表现在以下两个方面：

(一) 心理应激对已有疾病的影响

大量的研究和临床观察已经证实，处于心理应激状态的心理、生理反应，特别是较强烈的消极反应,可以加重一个人已有的疾病,或造成复发。例如,高血压病人遇到司法纠纷时病情加重;冠心病人在看紧张的足球比赛时发生心肌梗死。对于已有的精神疾病,心理应激也有类似的影响。

在疾病过程中,人的身心两方面是相互联系、相互影响的。这种联系和影响既是心理应激影响已有疾病的基础,又是造成新的疾病的途径。

(二) 心理应激引起新的疾病

心理应激引起新的疾病,是与其他发病因素共同作用的结果。

心理应激是心理社会因素损害人的健康的一条重要途径。心理应激引起内环境紊乱和过度的心理和生理反应,从而使人处于对各种疾病的脆弱和易感状态。

在这种情况下如果有其他致病因素的袭击或个体有不良遗传素质因素,就很可能发生新的疾病。至于患哪种疾病,主要取决于这些致病因素的性质和遗传素质(即身体哪个器官脆弱易损),心理因素主要是作为一种非特异的因素而起作用。

在心身疾病中,心理应激所引起的心理应激反应必须借助于脆弱的身体器官才能产生致病作用,如消化性溃疡、糖尿病;在非心身疾病中,心理应激可以作为一种促发因素而在疾病中起辅助作用,如肝炎、结核等传染病;在精神疾病中,心理应激是直接的病因因素之一。与应激有关的疾病的病因见图2-2:

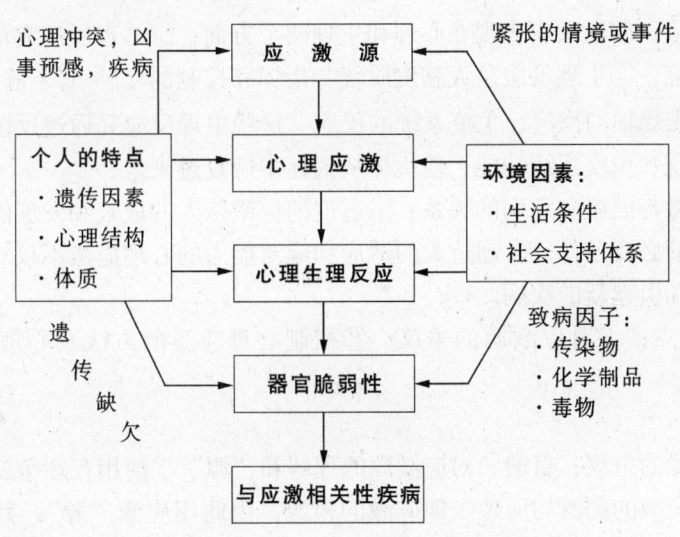

图 2-2 与应激有关的疾病病因图解

三、心理应激的调控方法

心理应激与健康和疾病的关系已越来越被人们所认识,因此,人们也在不断地寻找控制心理应激的方法。下面提出常用的控制方法:

1. 消除、逃避或回避应激源。
2. 改变对事物的认知评价,改进应对方法和策略。
3. 增强适应、应对能力,积累应对经验。
4. 采用自我防御机制。

5. 寻求和利用社会支持，参加各种有益的活动。
6. 培养健全的人格。
7. 请心理医生进行心理或药物治疗。

其中有些方法不是短期所能做到的，须长时间锻炼和培养。

自学指导

【重点难点】

1. 本章重点：应激源；应激过程；应激反应；心理应激与健康和疾病的关系。

（1）应激源：在人们的生活、工作和生存环境中，存在着大量的足以引起心理应激反应的应激源：①社会性应激源；②生活性应激源；③工作性应激源；④环境性应激源。了解这些应激源的存在，能更好地适应环境和应对变化。

（2）应激过程：应激过程包括输入-中介-反应-结果四个环节。

（3）应激反应：应激反应表现在心理和生理两个方面：①心理反应有情绪反应、行为反应、自我防御反应；②生理反应是大脑皮质统一指挥和控制的交感-肾上腺髓质系统的反应、下丘脑-腺垂体-靶腺轴的反应、免疫系统的反应。这些生理反应又通过反馈机制影响着神经系统、内分泌系统和免疫系统功能，使机体从消耗中恢复过来。

（4）心理应激与健康和疾病的关系：①适度的应激是人的成长和发展的必要条件、是维持人的正常功能的必要条件。②超过人的适应和应对能力的心理应激不仅对已有疾病产生影响，还可以诱发和引起新的疾病。

2. 本章疑难点：①对应激源的争议；②控制心理应激的方法及心理防御机制不易被掌握。

疑难点解析：

（1）对应激源的争议：目前，对应激源的理解和"源"字使用存在争议。争议的一方认为应激是由引起应激的刺激物所致，即应激的根源，因此用应激"源"；另一方认为应激原是指引起应激的原因，因此用应激"原"。到目前为止，医学心理学界对应激的认识从三个方面理解：应激是一种刺激；应激是一种反应；应激是一种认知评价。另外，根据应激源的定义：应激是指那些引起机体稳态失调，并唤起应激反应的环境事件与情景。简单地说，能够引起应激的刺激物叫应激源。因此，本章使用了应激"源"。另外，应激源也是国内《医学心理学》学术文献的习惯用法。

（2）控制心理应激的方法有：①消除、逃避或回避应激源；②改变对事物的认知评价，改进应对方法和策略；③增强适应和应对能力，积累应对经验；④运用自我防御机制；⑤寻求和利用社会支持；⑥培养健全的人格；⑦请心理医生进行心理或药物治疗。

（3）常用的心理防御机制有：否认、压抑、投射、认同、补偿、幽默、升华、理想化、合理化、理智化等。要求灵活地运用心理防御机制，防止依赖这些机制。

【复习思考题】

1. 什么是应激和心理应激?
2. 试述应激源的种类。
3. 应激的心理反应有哪些?
4. 说明心理应激与健康和疾病的关系。
5. 试述心理应激的调控方法和心理防御机制。

(朱志珍 程伟)

第三章 心身疾病

【目的要求】
1. 了解心身疾病的概念、特征、诊断标准、治疗原则。
2. 了解心身疾病的范围。
3. 理解心身疾病的发病原因。
4. 熟悉常见的心身疾病如原发性高血压、冠心病、消化性溃疡、癌症的防治方法。

【自学时数】
6学时。

心身疾病又称心理生理疾病，也称作心理生理障碍、心身障碍或心身症。近几十年来，心身疾病已成为严重威胁人类健康和造成死亡的主要原因，因此，越来越受到医学界的重视。本章对心身疾病作概括介绍，重点介绍目前内科常见的几种心身疾病：原发性高血压、冠心病、消化性溃疡、癌症。

第一节 概　述

一、心身疾病的定义

心身疾病的定义随着心身医学的发展不断充实新的内涵。在心身医学发展的早期，心身疾病的定义只限于少数由心理因素引起的躯体疾病。目前对心身疾病的认识一般有广义和狭义两种。狭义的定义是：即使不是完全的，至少部分的是由心理因素引起的躯体疾病。广义的定义把心身疾病看作是：心理社会因素在疾病的发生、发展、病程的转归以及治疗和预防过程中起主导作用的、有病理改变的一类躯体疾病，也包括由于情绪反应引起的各种症状群或生理功能障碍。

心身疾病有以下主要特征：①主要是由心理社会因素刺激，通过情绪和人格特征等作用而发病；②必须具有躯体症状与症状相关的体征；③有明确的器质性损害，大多涉及自主神经所支配的组织或器官；④区别于神经症和精神病；⑤多数病人不了解心理社会因素在自身发病中的作用。

二、心身疾病的诊断标准和治疗原则

（一）诊断标准

根据 DSM-Ⅲ，同时具备下述三条标准才可判断为心身疾病：

1. 具有由心理因素引起的躯体症状；
2. 该躯体症状或者有明显的器质性病变，或者有已知的病理、生理学变化为基础；
3. 不是神经症和精神病。

在临床工作中，常常需要区别心身疾病和神经症，它们的主要区别点是前者常有器质性损害，而后者仅发生一过性功能障碍（表3-1）。

表 3-1　　　　　　　　　　　　心身疾病与神经症的区别

	心 身 疾 病	神 经 症
1. 历来的观点		
症状的类型	以躯体症状为主	以心理或精神症状为主
症状的性质	常固定于特定器官，呈持续性	涉及多个器官，症状易变
障碍的程度	不仅功能障碍，常伴器质性损害	呈一过性功能障碍
原因、发病机制	以体质躯体性因素为基础，伴有心理（情绪）因素	心因性的
治疗	必须进行心身两方面的治疗	以心理治疗为主，辅以精神药物
2. 新的观点		
情感活动的认识	±～-	+++～+
情感的语言表达	±～-	+++～+
活动性	行动的，有时冲动的	一般
社会适应情况	过适应（overadaptation）	不适应

译自中川哲也：心身症，日本临床内科，1985年，第1期。

（二）治疗原则

1. 治疗心身疾病是所有医务人员的责任：目前，有关专家提出：治疗、预防心理障碍和精神疾患不应该仅仅是精神卫生机构的工作，应由全部医疗卫生机构共同参与。但是，现实情况并不理想，世界卫生组织（WHO）的调查表明：存在诊断水平不高、治疗缺乏等不足。

这里反映了两个方面的问题，一是医院分科太细，医生只管科内病；二是隔行如隔山，内科医生不会用精神科药物。因此，最近在呼吁"整合"医学时有专家提出，精神科医生要会用强心药，而内科医生要会用抗焦虑、抗抑郁药。

2. 药物治疗与心理治疗并重：对以心理症状为主者，应遵循心理与药物治疗并重的原则。"心病要用心药医"是以往对心身障碍缺少有效药物的提法。目前，随着对心身障碍机制的研究，抗焦虑、抗抑郁药物不断更新，完全可以在心理治疗的同时进行药物治疗。一般在药物控制症状的基础上进行心理治疗，可以收到较好的疗效。

3. 治疗要及时，剂量要恰当，疗程要充分：一旦诊断明确，就应及早治疗，以防止疾病迁延；治疗剂量要用足，是为了达到有效浓度。"疗程充分"体现在：①药效不是立即出现；②见效后要维持一段时间，不要见好就收；③不要频繁更换药物。

4. 心理治疗要因"人"而异：引起心身障碍的原因是多方面的，每个人心身障碍的起因又有所不同。同样是焦虑，其原因可以是各不相同的。因此，心理治疗要根据每个人的心身特点选择不同的治疗方法。如认知疗法、精神分析法要具体分析，因人而异；放松术则可以通用。

5. 积极治疗躯体病变：对于躯体症状严重的病人，应以躯体治疗为主，辅以心理治疗。

三、心身疾病的范围

由于心身疾病至今尚无一致公认的定义,所以对其范围也有着不同的看法。如果按照以上诊断标准,心身疾病大体包括下列躯体疾病和障碍:

(一)内科心身疾病

1. 消化系统疾病:胃、十二指肠溃疡,溃疡性结肠炎,过敏性结肠炎,慢性胃炎,神经性厌食,心因性多食,胆道功能障碍和胰腺炎等。
2. 呼吸系统疾病:支气管哮喘,过度换气综合征和神经性咳嗽。
3. 循环系统疾病:原发性高血压,冠心病,原发性低血压综合征和某些心律失常等。
4. 神经系统疾病:偏头痛,自主神经功能紊乱,痉挛性斜颈,脑血管障碍等。
5. 内分泌、代谢系统疾病:糖尿病,肥胖症,甲状腺功能亢进,心因性多饮等。
6. 泌尿生殖系统疾病:神经性多尿,阳痿,慢性前列腺炎等。

(二)外科心身疾病

全身性肌肉痛,脊椎过敏症,类风湿性关节炎等。

(三)妇科心身疾病

痛经,月经不调,经前期综合征,功能性子宫出血,功能性不孕症,更年期综合征,心因性闭经等。

(四)儿科心身疾病

心因性发热,遗尿症,遗粪症,周期性呕吐,胃肠功能紊乱,心因性呼吸困难等。

(五)眼科心身疾病

原发性青光眼,中心性视网膜炎,低眼压综合征,弱视等。

(六)口腔科心身疾病

心因性齿痛,口腔异物感,口腔粘膜溃疡等。

(七)耳鼻喉科心身疾病

美尼埃综合征,过敏性鼻炎等。

(八)皮肤科心身疾病

神经性皮炎,皮肤瘙痒症,慢性荨麻疹,慢性湿疹,斑秃,银屑病,白癜风等。

(九)其他心身疾病

癌症。

关于心身疾病的患病率,文献报道的数字有很大差距。国外的调查结果,人群中心身疾病的患病率从不足10%到60%左右。国内徐俊冕等对大型综合医院门诊病人1108例的调查表明368人为心身疾病,占32.2%。心身疾病在各科病人中所占的比例为:内分泌科75.4%,心血管专科60.3%,肺科55.6%,普通内科30.8%,皮肤科26.6%。

第二节 心身疾病的发病原因

现代医学模式认为,心身障碍是多种因素复合形成的。目前普遍认为既有心理方面的因素，如消极情绪、人格特征；又有社会文化方面的因素，如社会支持资源匮乏、移民；还有生物方面的原因，如遗传素质。而且，不同的心身障碍及障碍的不同阶段，各因素起的作用有所不同。

一、心理因素与心身疾病

（一）情绪因素

心理因素影响躯体内脏器官，一般是通过情绪活动的中间媒介作用而实现的。在强烈或持续的消极情绪状态下，首先会使人的神经系统功能严重失调，从而导致各种心身疾病。如愤怒与敌意、焦虑与抑郁等消极情绪的持续作用会造成心血管功能紊乱而出现心律不齐、高血压、冠心病等；长期处在忧愁、悲伤和痛苦等情绪状态下，会使胃肠功能受到严重影响，从而导致胃、十二指肠溃疡；抑郁、惊恐和愤怒等消极情绪与神经性皮炎、皮肤瘙痒症、荨麻疹、斑秃等皮肤病有密切关系。

（二）人格因素

这里所说的人格因素，是指促使人发病的心理特点，包括一个人的个性倾向性（兴趣、爱好、需要、动机、理想、信念和世界观）、个性心理特征（气质、性格、能力）和自我观念等。从健康和生活适应的角度看，心理特征的作用主要表现在以下几个方面：①决定着一个人的行为类型、生活方式和习惯；②影响对各种刺激物的认知与评价以及情绪与生理反应；③影响和决定一个人对外界挑战的适应和应对方式、能力与效果；④影响着一个人同他人的关系，在某种程度上决定了所能得到和利用的社会支持资源的质量。

以上由心理特征决定和影响的诸方面同心身疾病都有联系，它们既可以作为疾病的非特异因素在各种疾病中均起作用；又可以成为某种疾病的重要条件，与某些疾病有特殊联系。

20世纪初，英国著名医生William Osler指出：典型的冠心病人是"敏锐、有雄心，他的引擎指示器总是处在'全速前进'上"。20世纪50年代，美国医学家费德曼和罗森曼发现在冠心病人中有一种特征性的行为模式，称为"A型行为类型"或"A型性格"，其表现是：雄心勃勃、竞争性强、易于激动、好争执、敏感、缺乏耐心，有旺盛的精力和过度的敌意，语声洪亮及时间紧迫感。概括为时间紧迫感、竞争和敌意。上述A型行为与冠心病的关系在后来的许多研究中得到印证。

另外，关于某种心身疾病与某种特殊行为类型或人格特征的关系，许多学者研究发现，有些患心身疾病的人，按病种的不同都有一些共同的人格特征（表3-2）。

表3-2　　　　　几种心身疾病的心理特征

心身疾病	心理特征
消化性溃疡	感到依赖的要求被剥夺，怨恨不满，压抑愤怒，不能发泄敌意或主动地寻求依赖保障，工作负责，有成就和进取心，有强烈的退行欲望，有报复的情感但一直被压抑于潜意识之中
结肠炎	童年期曾被迫依赖与顺从，既感怨恨、又希望讨人喜欢，由于担心报复而抑制愤怒，烦恼、沮丧、抑郁、被动，待人和气，尝试以象征性姿态掩盖敌意
原发性高血压	童年期曾被迫遏制不满，抑制愤怒，常常感受到敌对冲动可能会爆发，人格特点是控制的、一致的和成熟的，工作认真、努力、警觉、易紧张，有控制愤怒并将其引向合适方向的需要，渴望得到上级的表扬

续表

心身疾病	心 理 特 征
偏头痛	不能满足过分的自我要求，感到强烈不满，嫉妒比自己成功的竞争者，性格谨小慎微，拘泥细节，至善主义和雄心勃勃，目标达不到时便导致自我惩罚
支气管哮喘	有分离的焦虑，曾得到不一致的母爱，害怕会向所爱的人表达敌对的冲动并感到内疚，要求过多，多病的、依赖式的，其症状代表寻求帮助和保护的被压抑的哭泣
神经性皮炎	曾受到父母的过度的保护，渴望慈爱，敌对和依赖的冲突，对能力不足感到内疚和自我惩罚，人格特点是表面上友好、抑郁、过敏和自卑，不能直接表达自己的敌意

摘译自 Millon T, Millon R: Psychophysiologic disorders, in Millon T. (ed): Medical Behavioral Science. Philadelphia, W. B. Saunders Co. 1975, P. 221。

（三）行为因素

不健康的行为可以导致某些心身疾病，如吸烟、酗酒、多食等均可引发心身疾病。

据美国卫生部报道，吸烟与冠心病、支气管炎、肺气肿和各种癌症的死亡率增加有关。吸烟者比非吸烟者的死亡率高70%。据美国国家保健统计中心报道，每日吸烟40支者要比不吸烟者丧失65%的工作日，并且产生的操作错误要多1倍。另据英国、美国等国家报道，吸烟者患消化性溃疡的要比不吸烟者高2~3倍。又如酗酒易引起肝硬化和各种癌症。

我国武汉医科大学的研究表明，吸烟和饮酒与肺心病、肺癌和消化道癌症有显著相关。孤僻寡言、消极离群的性格与自杀有关，也与恶性肿瘤发病有关；急躁易怒者患肺心病及脑血管病的危险大于孤僻寡言者。

多食行为对健康也十分不利。多食可以引起肥胖症、糖尿病、胆石症、胆囊炎和高血压。此外，多食动物脂肪、少食谷物和蔬菜的偏食行为易患肠癌等疾病。近年来日本报道，由于经济的发展，人们的行为及饮食习惯的改变，致使疾病谱和死亡谱发生变化，脑血管病减少，而心血管病增加。

二、生理因素与心身疾病

心身疾病的生理因素主要集中在身体器官的脆弱性和生理始基方面的研究。

身体器官的脆弱性也可以看作对疾病的易感性。临床观察表明，遭受同一应激源刺激的不同个体，即使有类似的应激反应，也只有少数人患病，而且患病的性质也不同。例如，地震、洪水、战争等使大批受灾人群产生心理应激，其中只有一部分人患了心身疾病，而且他们所患心身疾病的类型并不相同：有的患溃疡病，有的患高血压，有的却患冠心病。造成这些差别的原因是复杂的，其中一个重要的原因则是不同的个体、不同的身体器官对应激反应有着不同的耐受力。这就涉及器官的脆弱性问题，应激反应只能在脆弱的个体、脆弱的器官上造成组织损害。因此，身体器官的脆弱性，是心理因素导致心身疾病的一个重要条件。

不同的身体器官，其脆弱性的标志也不同。以十二指肠为例，胃酸和胃蛋白酶分泌过多，特别是胃酸的过多分泌，可以看作是十二指肠脆弱性的标志，也是易发生溃疡的生理始基。如果只具备生理始基，而没有心理社会应激源，一般不会发生溃疡病；反之，如果只有心理社会刺激，而没有溃疡病的生理始基，也不易导致溃疡病。在心身疾病的发病过程中，心理社会刺激起着"扳机"的作用。对于其他心身疾病，也可以作出类似的推断。

综上所述，社会心理因素总是要通过生理变化的环节，才能导致或加重躯体疾病。

三、社会文化因素与心身疾病

人不仅是生物的有机体,而且是社会的成员,社会对生活在其中的成员有着很大的影响。构成影响的因素有:社会制度、文化传统、风俗习惯、社会地位等。关于社会文化因素对心身疾病的影响作用,可以从流行病学调查的结果得到说明。有研究指出,不同的社会文化背景与某些心身疾病的发病率有关。有人对冠心病的发病率进行了跨文化的研究,发现发病率最高的是美国和芬兰,其次是南斯拉夫、希腊和日本,而最低的是尼日利亚。还有调查表明:心身疾病的发病率城市高于农村,脑力劳动者高于体力劳动者,工业化水平高的国家高于发展中国家。

还有调查发现,同一种心身疾病,即使在同一社会不同时期,其患病率也有差异。例如,20世纪50年代之前,美国冠心病死亡者很少,当时一位著名的内科医生在全年的门诊中仅发现4例冠心病人,而今天冠心病的死亡率竟占疾病总死亡率的1/3;肺癌的发病率也比50年前高出了20倍。再如,50年前患溃疡病和高血压的男女性别差异是4:1,近年调查男女比例已逐渐接近,溃疡病约为3:2;而高血压已达到1:1。可以说明心身疾病与社会的发展及参与社会活动的多少有密切联系。

此外,同一社会、同一时期,不同阶层的人对同一种心身疾病的患病率也有差异。我国北京、上海、广州、西安等地的调查结果表明,冠心病的发病率脑力劳动者比体力劳动者高;而从事紧张和繁重脑力劳动者又比一般脑力劳动者高。又据美国对100万以上居民的调查资料表明,黑人与白人由于种族不同,黑人在政治上受歧视、生活上动荡、贫困及失业的影响下,心血管疾病的发病率与白人有很大差异。如65岁以上年龄段,黑人的高血压发病率为28%,而白人只有14%~15%;黑人因脑卒中、高血压和冠心病死亡的比白人多4~10倍。

事实表明,社会文化因素中,无论是社会环境的差别(如城乡差别),还是社会分工不同(如体力、脑力劳动之分),或个人生活遭遇以及社会的不安定因素等,都可以作为致病因素之一直接影响着心血管疾病的发生。

第三节 原发性高血压

原发性高血压是以慢性血压升高为特征的临床综合征。据统计,原发性高血压占高血压病人总数的90%左右,全世界成人中约有10%的人患有此症。一般情况是,工业化国家高于发展中国家,城市高于农村,男性高于女性,脑力劳动者高于体力劳动者,还有随年龄增长而增高的趋势。

引起血压升高的因素很多,如摄盐量、体位、姿势、运动、疼痛、噪声、吸烟、所处环境与情绪等。在传统的危险因素中,生物因素已基本被确认。首先是遗传,许多调查研究证明,原发性高血压病人往往有阳性家族史。其次是摄盐量,据我国心血管流行病学调查,食盐摄入量过多的地区,高血压的发病率也高。第三是肥胖,有研究认为,肥胖者的高血压发病率是正常人的2~6倍。但双生子的调查表明,遗传因素不能解释所有的高血压病人,我国农民食盐摄入量比美国人多1倍,但较少发生高血压;许多肥胖者并没有患高血压病。因此,人们认为高血压病也与心理社会因素有关。

一、心理社会因素与高血压

(一) 情绪因素与高血压

许多研究发现,在诊所里测量血压的读数比家里测量的高,这是因为情绪对血压的影响。然而,情绪因素对血压的短暂影响并不能说明心理社会因素在原发性高血压病因中的作用。为此,人们进行了许多研究。

Henry等(1971年,1976年)用CBA鼠做了一个实验。他们将初生不久的鼠随机地分成两组,实验鼠在隔离中长大,对照组在通常条件群养。待它们长大后,将它们置入相互交往箱中群养。结果实验鼠普遍地发生了慢性高血压,而对照组仍保持正常血压。组织学检查表明实验鼠出现了间质性肾炎、主动脉粥样硬化、冠状动脉硬化和心肌纤维变性等改变。

关于人类的研究,据Valdman等(1958年)报道,第二次世界大战期间被包围在列宁格勒达3年之久的人高血压患病率从战前的4%上升到64%;战争过后,大多数人的血压仍不能恢复正常,并造成了许多人的过早死亡。

(二) 工作应激与高血压

Cobb和Ross(1973年)比较了4000多名空中交通管制人员和近8000名空勤人员的原发性高血压患病率,发现前者是后者的4倍。在对两个年度的体检资料分析中发现,前者的平均发病年龄为41岁,后者为48岁。空中交通管制人员之所以有较高的患病率和较早的发病,是因为这种工作不仅异常繁忙、紧张,而且责任重大,从而格外易引起严重、持久的应激反应。Theorell和Lind(1973年)在对瑞典中年人的一个调查中,根据每个人的职位高低、工作责任的大小和教育水平,评定其工作要求与能力间的不和谐程度。结果表明,随着不和谐分数的增加,工人们的平均收缩压水平从17.3kPa上升到19.2kPa;不适感和疾病也随之增多。

(三) 人格特征与高血压

王景和等(1961年)在慢性病快速综合治疗中发现,高血压病人具有急躁易怒、孤僻、爱生闷气等性格特点,并强调这些人格因素在发病的内因中占重要地位,具有这些特征者占74.5%。Grentry(1982年)用实验的方法发现,血压偏高者大都是易生闷气的人,表达方式为将愤怒指向自身。近年的研究提出A型行为类型与其他心理社会因素一起参与高血压的发病(杨菊贤等,1986年)。然而也有研究认为,高血压的易患行为还是一个有待深入研究中的课题。

另一方面,一个人一旦患上了高血压病又会出现多方面的心理反应。如高血压持续时间越长的人,自我回复能力也越差,这表明他们的顺应不良。还有的高血压病人患病后,顾虑重重,产生强烈的恐惧、焦虑等消极情绪,并以恶性循环方式促使疾病不断恶化。国外有报道认为,高血压患者具有抑郁情绪色彩。

二、原发性高血压的发病机制

对人和动物的初步研究表明,许多应激性环境因子通过作用于交感神经系统使敏感的个体产生高血压。目前尚不十分清楚为什么应激能使一些人血压升高,而另一些人不升高。大致的原因包括：①高血压遗传素质，包括交感神经敏感和钠盐排泄低。②环境因素如严重的心身应激和大量摄入钠盐。③紧张的竞争。这些不同因素间的相互作用，是形成原发性高血压的主要原因。

三、原发性高血压的心理治疗

由于原发性高血压的病因是多方面的，在躯体水平是遗传，心理水平是内在冲突，社会水平是适应问题。因此，对原发性高血压的治疗应采用多种方法，除常规的药物疗法外，较常用的心理治疗方法有以下几种。

（一）放松疗法

放松疗法是目前治疗高血压常用的一种行为疗法。"放松"是对神经、肌肉达到放松的过程，包括排除杂念、全身放松和深慢呼吸等。放松疗法需要反复长期的实施，病人通过长期训练，掌握了全身主动放松时的体验，逐渐做到很容易地再现这种心身状态。结果，血压成为一种能被患者"随意"操作的内脏行为，从而达到降压目的。

此疗法用于边缘性高血压和不稳定性高血压效果较好，可以代替药物使用；严重高血压，也可以与药物一起使用，以减少药物使用量和副作用；对于有高血压倾向的人，放松疗法可作为一种预防手段。

（二）生物反馈疗法

运用此疗法治疗高血压较早的报道者是 Miller（1972 年）。目前，我国用于治疗高血压的生物反馈的方法多为肌电生物反馈。这种训练的直接目的不是使血压下降，而是使全身放松，间接地达到降压的目的。此方法是利用生物反馈学习原理使个体更容易学会放松反应，因此被称为反馈辅助的放松训练。

（三）行为矫正和其他疗法

行为矫正疗法治疗高血压，应首选那些因行为习惯和生活方式不健康而致病的患者。如高盐饮食、少动和高热量食物、肥胖、酗酒等。可选用条件操作法，当病人行为和生活习惯改变时，给以奖赏予以强化，使病人逐步建立健康的行为方式和良好的生活习惯，逐渐消除症状，以收降压之效。

其他如音乐疗法、环境疗法、运动疗法等，对高血压的治疗也有较好的效果。

预防原发性高血压的心理措施包括调节情绪，减少工作和生活应激，矫正不健康行为，注意培养健全的人格等。

第四节　冠心病

迄今为止，心血管病仍然是许多国家的头号杀手。据美国心脏学会（1995 年）报道，1993 年美国死于心血管病者近 100 万人，几乎等于癌症、意外事故、肺炎、流感及其他原因死亡人数之和，而冠心病又是造成死亡的主要疾病。在我国冠心病已成为三大死亡疾病（冠心病、脑血管疾病和癌症）之一，患病年龄提前至 40 岁，患病率为 3%～5%，且有逐年增多的趋势。

冠心病的病因是多源的，其标准危险因素有遗传、年龄、性别、高脂血症、吸烟、高血压、惯于久坐的生活方式。然而用以上因素不能完全解释冠心病的病因。因此，学者们把关注的目光投向其他方面，并取得了进展。A型行为、不良情绪、心理社会压力等同样是冠心病的危险因素。

一、人格特征与冠心病

多年来许多研究报告认为，A型行为与冠心病有关。本章已谈到A型行为是以时间紧迫感、竞争、敌意为主要特征的行为类型。A型行为与冠心病的关系已被"西方协作研究计划"的研究结果所证实。此项计划于1960～1969年对年龄在36～59岁的人进行研究和长达8年半的观察，最终结果为：A型行为者患冠心病的危险约为B型行为的2倍。

A型行为导致冠心病是由于A型行为者具有某些特定的生理生化基础，也称作生理始基。A型行为者交感张力过高，在从事竞争性与烦恼的事情时，体内去甲肾上腺素含量明显增加。充分发展的A型行为者对应激的反应过度，造成长时间过量的去甲肾上腺素分泌，心肌耗氧量增加，影响凝血机制，加速血栓形成或促发冠状动脉痉挛，发生心绞痛、心肌梗死、心律失常，甚至猝死。因此，在冠心病的发生与发展中，A型行为起着扳机作用。

二、情绪与冠心病

（一）愤怒与敌意

愤怒与敌意情绪与冠心病的发展有关。Ironson等（1992年）令有冠心病的被试仔细回忆过去6个月发生的、如今仍使他们感到"挫折、愤怒、激惹或扰乱"的事情。被试还经受了应激性语言作业（对商店中行窃的个人辩解）、心算以及用自行车测力器做症状限制性运动。放射性核素心室图表明，所有这些条件中，愤怒回忆对心功能的损害最大，冠心病中有7/18的人射血分数下降$\geq$7%。而在症状限制性运动期间，只有4/18的人射血分数下降$\geq$7%，而病人觉得他们在再体验愤怒时，其强度感受仅及当时的1/3～1/2。此外，还有文献说明，慢性愤怒与敌意在冠状动脉粥样硬化发生中起作用。

（二）焦虑与抑郁

约有50%的冠心病人长期丧失能力或在几周至几个月内死亡，而焦虑和抑郁可以是核心原因（Khan等，1996年）。抑郁对冠心病也是危险因素，可以影响其发生与进程，甚至强于A型行为；抑郁还与冠心病的发病率及病死率有关，有抑郁症状者心肌梗死后6个月的死亡率约4倍于无抑郁者；抑郁还伴有严重的心律失常，机制尚未确定，初步报告有影响心率变异、自主神经平衡失调、血小板凝集；抑郁还可降低机体活动能力、放大躯体症状，尤其是疼痛，降低动机和顺应性。因此认为，治疗冠心病人的抑郁，可以改进症状，提高生活质量。

关于焦虑对冠心病的影响，Kawachi等（1994年）对3,400名健康人追踪研究显示，焦虑与恐惧可预期冠心病死亡率，而对非致死性心肌梗死无关。因而，焦虑与冠心病的诊断与治疗已被引起注意。

三、社会文化因素与冠心病

（一）生活事件

一般认为经历的生活事件越多,冠心病的发生、复发及死亡率越高。瑞典的一项研究表明,病人在心肌梗死发作前6个月里的生活事件单位(LCU)大幅度升高,远远超过病人前两年的水平,可达3~4倍以上。Theorell对一组心肌梗死患者进行了3个月的跟踪研究,每周测一次LCU和尿中儿茶酚胺代谢产物,证明两者变化的趋势是一致的,这意味着生活事件与心肌梗死病情的变化密切相关。

(二)生活方式

不良的生活习惯和生活方式如吸烟、缺乏运动、过食等已被公认同冠心病有密切关系。饮食与冠心病的关系主要是食物中脂肪含量的增加导致血液中胆固醇水平升高,后者是冠心病的重要危险因素。

1960~1970年,由7个国家联合进行的国际性冠心病前瞻性研究,观察了12529例男性,证实血液胆固醇水平是冠心病病死的重要预测指标,血液胆固醇在4.7 mmol/L(180mg/dL)水平以上者,患冠心病的危险性增加。另有研究指出,素食者冠心病发病率比非素食者低60%。

随着社会经济发展、都市化及生活习惯的改变,西方的生活方式越来越多地渗入发展中国家。这些国家人们的饮食习惯和饮食结构发生了很大变化,血液胆固醇水平明显升高。新加坡人的血液胆固醇达到了5.7 mmol/L(220mg/dL),中国台湾成人血液胆固醇也在4.9~5.2 mmol/L(190~200mg/dL),印度城市人口也达到了4.9 mmol/L(190mg/dL)。我国的情况正在向上述国家和地区靠近,因此,国内将面临冠心病发展的上升期,疾病谱也将发生新的改变。

四、冠心病的心理防治措施

随着冠心病发病率的上升,治疗冠心病的药物也随之增加。然而,临床发现治疗冠心病的药物均可诱发抑郁、焦虑、嗜睡或谵妄等精神症状。因此,心理防治措施正在被医患两方面接受和运用。

(一)矫正A型行为

矫正A型行为对防治冠心病有积极的意义。方法是:A型行为与冠心病知识教育;实施松弛训练;进行认知行为治疗;生物反馈治疗对转变A型行为也有疗效。

(二)改变不良生活方式

改变危险人群的不良生活方式,是预防冠心病发生的有效措施。方法是:对高危人群进行戒除烟酒、合理饮食、增加运动和改变不良生活方式等知识传授和宣传教育,降低发病率。

(三)心理支持疗法

让病人倾诉内心的体验和感受,给予支持和鼓励,减轻病人的心理压力(详见心理治疗章)。

临床经验证明,对冠心病在给予药物治疗的同时配合生理、心理治疗,可以提高治愈率。

第五节 消化性溃疡

消化性溃疡是指胃肠粘膜被胃液消化所形成的溃疡。由于溃疡多发生在胃和十二指肠，约占消化道溃疡的95%，故又称胃、十二指肠溃疡。人群中约有10%在其一生中患过本病。消化性溃疡的主要表现为反复发作的规律性上腹疼痛，一般经胃镜确诊。常见的并发症有溃疡出血、幽门梗阻和急性穿孔。本病有"缓解—复发"倾向，90%以上病例经内科正规治疗4~8周溃疡可愈合；一旦停药复发率较高，3年内复发率接近100%。目前认为胃酸和胃蛋白酶等进攻性因素的侵袭作用与十二指肠、胃粘膜屏障防御之间的平衡失调是溃疡病发生的直接原因；不良的心理、社会因素可造成或加剧这种平衡失调，因此，是导致消化性溃疡的重要因素。

很早就有学者（Alexander）从心理动力学观点提出有三个因素参与溃疡形成：遗传易感倾向；长期的内心冲突；社会应激的激活。心理因素可引起自主神经系统和内分泌系统活动的变化，影响到胃肠系统，进而造成溃疡的发生。此外，还有许多学者从生活事件、人格因素、职业应激、抑郁症状与消化性溃疡的关系等方面进行了研究和探讨。

一、生活事件与消化性溃疡

调查发现，消化性溃疡病人的各种负性生活事件明显高于正常人。Shioka等使用"社会再适应量表"对74名胃溃疡和30名十二指肠溃疡患者进行病前6个月的生活事件调查，从调查结果分析，病人的生活变化单位（LCU）明显高于正常人；活动性溃疡病人的LCU明显高于瘢痕性溃疡者；十二指肠溃疡者明显高于胃溃疡者。

Adp等人对比了溃疡病患者与健康人之间的生活事件差异，发现病人组经历的生活事件多，病人抱怨家庭矛盾多（占30%），顾虑经济压力（占50%），病人组有不良习惯者也多于对照组（病人组48%每天服用阿司匹林，39%每天饮酒，67%每天吸烟）；而健康对照组中家庭矛盾的比率只有3%，经济压力11%，服用阿司匹林、饮酒、吸烟者分别为12%、24%和28%。该研究表明，溃疡病人的应激水平比正常健康人高，而且应对方式消极。

国内肖水源、杨德森等对消化性溃疡和健康成年人各100例进行生活事件量表调查，发现溃疡组病前一年的生活事件数、生活事件紧张总值及负性生活事件总数高于对照组。杜章俊（1982年）观察到政治运动冲击和亲人丧失等生活变故是导致消化性溃疡的重要因素。张本等（1987年）发现溃疡组LCU超过200的比率明显多于对照组。

二、人格因素与消化性溃疡

许多研究表明，消化性溃疡患者多有紧张、焦虑、烦恼、易怒、情绪不稳等神经质的个性特征。唐艳萍等（2000年）对200余例消化性溃疡病人进行艾森克人格问卷（EPQ）调查，结果发现，N量表分均值显著高于对照组，即呈神经质倾向。国外报道，除N量表分数升高之外，约1/3的病人尚合并E分低，即呈内倾特征，尤以十二指肠溃疡为多见。具有这种人格特征的人对各种刺激反应强烈，情绪难以平静，社会适应性差，具有一定的病理性意义。也有人曾提出过"溃疡病性格"概念。日本石川中认为其心理特征在于独立与依赖的矛盾。

目前不少学者认为，紧张、性急、固执、要求严格、有实干精神而又十分谨慎的人格特征，并有不良生活、饮食习惯，如吸烟、酗酒、饮食不规律、暴饮暴食、过于辛辣的饮食刺激、咖啡、浓茶等，加之生活事件的压力而导致溃疡病发生。

三、心理应激与消化性溃疡

100年前人们就发现紧张的环境刺激会影响胃的功能。20世纪20年代，著名生理学家坎农（Cannon）也观察到，动物的胃液分泌会因受惊而被抑制。

不论职业应激，还是社会应激，都可使易患人群发生消化性溃疡。精神高度紧张、责任过重的职业，如空中交通管制人员十二指肠溃疡的发病率高于其他人群2~3倍；司机、外科医生、领航员、工程技术人员、企业管理人员溃疡病发生率较高；不同国家和地区发病率有差异，英、美和我国十二指肠溃疡多，日本则胃溃疡多。可见，社会环境因素在消化性溃疡多因素发病中，是不可忽视的因素。

从心身观点看，消化性溃疡的发病机制是：在特异的遗传素质和个性行为特征基础上，因受到长期紧张的精神刺激，使大脑皮质调节功能降低，自主神经系统和内分泌系统功能紊乱，从而导致：①胃酸和胃蛋白酶分泌增多；②胃粘液分泌减少；③胃排空障碍，胃酸增多；④胃、十二指肠壁的血管痉挛，血液循环障碍，使胃粘膜屏障破坏并影响粘膜愈合，最终形成溃疡。同时溃疡的疼痛及消化道症状又反馈于大脑，形成恶性循环，使溃疡面难以愈合，且易复发。

四、情绪障碍与消化性溃疡

消化性溃疡病人多伴有情绪障碍。唐艳萍等（2000年）经对溃疡病人进行SCL-90、SAS、SDS调查发现，SCL-90分及各因子分均高于正常对照组，特别是躯体化、人际关系敏感、抑郁、焦虑等尤为突出。SAS、SDS测定表明，患者存在明显的焦虑、抑郁情绪障碍。

消化性溃疡病人伴抑郁障碍较为常见，但临床上常与其他情绪障碍并存。金雁报道，十二指肠溃疡的溃疡面积、病程、严重程度与抑郁呈正相关。张玫（1993年）对北京地区3440名60岁以上的老年人调查指出，老年人溃疡病的患病率在4.1%，而抑郁是老年溃疡病的危险因素之一。一般心理治疗对抑郁症状效果较差，特别是较严重的抑郁症患者，往往需要抗抑郁药物辅助治疗。Reies等（1984年）用多塞平（多虑平）、丙咪嗪等抗抑郁药物治疗消化性溃疡，胃镜检查提示，4周有效率可达46%~86%，有的顽固、难愈性溃疡也有好转。其作用除了与三环类抗抑郁药阻断H_2受体及抗胆碱能功能有关外，很可能与缓解或消除了抑郁、焦虑情绪有关。另外，临床上也有以溃疡病症状为主诉的抑郁症病人，经检查并无躯体疾病，而是以躯体主诉来掩饰自己的抑郁情绪，易被长期误诊。因此，有人用"胃是情绪的器官"来描述情绪与胃的关系不无道理。

五、消化性溃疡的治疗

消化性溃疡的治疗原则是促进溃疡的愈合与防止溃疡的复发。长期以来，临床上用药物疗法治疗虽然能够愈合，但复发率较高。采用身心综合防治措施，往往收到较好的疗效。

（一）合理安排生活，恢复大脑皮质正常功能

鉴于本病在病因和发病学上神经精神因素起主要作用，因此要使病人了解精神因素与疾病的关系，认识溃疡病的规律与可治性，掌握心身整体治疗原则和方法，从而树立战胜疾病的信心。在溃疡发病期要合理安排生活，适当休息。改变不良生活、饮食习惯，如：吸烟、酗酒、暴饮暴食、过于辛辣的饮食刺激、咖啡、浓茶、油煎食物等均对治疗不利。适度的体育锻炼，如太极拳等，可增强体质，缩短病程。

（二）心理治疗

1. 一般性心理治疗：参见第六章心理治疗。

2. 生物反馈疗法：该疗法已被国内许多综合医院心理治疗门诊采用。一般30分钟/次，每天2次，10天为1个疗程。通过自我训练，达到调节、自控自身生理指标的目的。有研究证明，十二指肠溃疡病人经过生物反馈训练可降低胃酸度，训练停止后其效果还可以维持一段时间；增加反馈训练次数，还能增强病人控制胃酸和胃液的能力。该疗法目前被认为是一种有效的治疗方法，与一般性心理治疗配合使用，效果更好。

心理治疗虽然是与药物治疗相配合的辅助疗法，却能弥补单纯药物治疗易复发之不足。因此，溃疡病的心理治疗容易被医者和患者所接纳。

（三）药物治疗

临床上，除广泛应用生物药物外，采用中医、中药辨证施治，收到较好的效果。精神药物的辅助治疗，包括小剂量的抗焦虑药、镇静药及适量的抗抑郁药均可因人、因病选择应用。

第六节 癌 症

癌症是威胁人类生命最严重的一类疾病，是人类三大死因之一。癌症的病因众说纷纭，但有两大观点越来越趋于一致：①75％以上的癌症是由外环境因素中的致癌物质引起的；②癌症是由多种因素相互作用而引起，并非单一因素决定的。近年来随着医学模式的转变和多因论的出现，又给人们指出了一条解开癌症之谜的新途径——生物、心理、社会途径。许多研究表明，社会心理因素影响癌症的发生、发展和预后。

一、癌症发生、发展中的心理社会因素

（一）情绪因素与癌症的关系

情绪与癌症的关系，中医学早有论述。如《外科正宗·乳痈论》说："忧郁伤肝，思虑伤脾，积想在心，所愿不得志者，致经络痞涩，聚结成核……名曰乳岩。"还有记载指出："郁结伤脾，肌肉消薄，与外邪相搏而成肉瘤。"

古代西方医学也有论述。早在公元2世纪，古罗马内科医生盖仑（Galen）曾发现：抑郁质的妇女较性格开朗者易患乳癌。以后的研究者们不断发现，不少癌症患者有长期不正常的心理状态，特别是精神创伤、过度紧张、情绪过度忧郁。

美国格莱斯顿大学克森对产业工人中的肺癌进行研究，并通过与其他肺病患者进行比较发现，这些人在癌症查出之前，不是有绝望情绪，就是受到过极大的压抑。20世纪80年代初，康奈尔大学医学院癌症中心的Miller教授在一篇有关癌症心理问题的综述中指出：确信癌症诊断的患者，尽管进行早期治疗，但病情往往迅速恶化致死；反之，怀疑肿瘤诊断者却常常较好；长期存活15~20年突然复发的癌症病人，多在复发前6~18个月内有过严重的情绪应激。

我国高北陵等对六大类恶性肿瘤（鼻咽癌、肺癌、宫颈癌、乳腺癌、恶性淋巴瘤、肝癌）进行研究，发现患者病前多有负性情绪体验。谭盛（1992年）的研究认为，情绪的变化会导致神经内分泌及体内能量的变化，这些变化是否致病要看它能否通过正常途径转移和发泄。

（二）生活事件及应对方式与癌症的关系

许多研究表明，癌症病人发病前生活事件发生率比其他病人高。Miller对1400对夫妻的观察指出，配偶中有一方身患癌症或死于癌症，另一方也易患癌症。Leshan（1967年）复查了1902~1967年的大量有关文献后发现，癌症发病前最常见的明显心理因素是失去亲人的情感体验。亲人死亡的事件一般发生于癌症发病前6~8个月。国内姜乾金（1987年）对96例癌症病人调查发现，癌症病人有明显的病前生活事件打击。这一调查结果与国外报道相一致。

姜乾金等的研究认为，癌症病人以消极应付为主占76.5%；对照组相反，积极应付占72.3%。Derogatis等（1979年）在转移乳腺癌患者的心理应付方式与生存期研究中指出：容易知觉和外泄负性情感及心理创伤的患者的生存期，比那些常常采取压抑、克己的应付方式的患者要长。

（三）人格特征与癌症的关系

目前国际上许多研究认为，在不同类型癌症人群中出现类似特征，提示有一种一般因子（G因子）；另外还有一种界定癌症特定部位和类型的心理社会因素，称为特异性因子（S因子）。

对于一般因子的研究已有了进展。专家们认为许多癌症患者的人格特征是：过分耐心、回避冲突、过分合作、屈从让步、负性情绪控制力强、追求完美、生活单调等，把上述特征称为C型人格特征。这种过于和谐、息事宁人的个性，长期使自己处于失望忿怨和抑郁之中，长此下去，会破坏体内免疫功能，最后导致癌细胞的生长、繁殖。

对于特异性因子的研究，国外报道较多。Stephenson等（1954年）发现，有相当多的子宫颈癌患者对性生活不满意，分居、离婚、遗弃、丈夫有外遇发生率较高。Iraumani等（1969年）发现，修女的乳腺癌发生率高于其他妇女，这符合独身妇女乳腺癌发生率高于婚配妇女的事实。张宗卫（1989年）对癌症和健康人进行研究发现，内向、抑郁和不灵活的人格在各种肿瘤的发生中可能具有普遍的意义；抑郁似乎是胃癌的易感人格。

人格同癌症间的确切关系，目前还是一个需要深入探讨的课题。上述研究者的看法，尚须更多的研究（特别是前瞻性研究）证实。

二、癌症的发病机制及病人的心理反应

（一）发病机制

一般认为，在正常情况下人体的免疫监视能力可以及时识别癌变细胞，并进行杀灭或加以抑制。虽然致癌因素可以诱发细胞癌变，却并不会出现癌症。只有当致癌因素与免疫功能受损共存时癌症才会发生。心理社会刺激引起的恶劣情绪可以降低和抑制机体免疫力，影响免疫系统识别和消灭癌细胞的监视作用，从而使个别突变体细胞得以发生和增殖，导致癌症。

长期以来癌症一直被人们当作是一种最可怕的疾病，"癌症＝死亡"的错误观念深深地印在人们的头脑中。所以当一个人患癌症时，心理上受到很大的冲击，产生一系列的心理反应。

（二）癌症病人的一般性心理反应

一般地讲，听到确诊为癌症的诊断时，病人的心理反应大致可分为下面几个期。首先是休克期，病人感到眩晕、惊恐、有时甚至呈木僵状态。接着开始怀疑诊断（否认期），为此，病人常常怀着希望到处检查。如果各医院的检查是一致的，都证实了癌诊断，病人就进入愤怒、沮丧期。此期病人情绪易于激动，可出现攻击行为；同时食欲、睡眠以及生活习惯等都会受到破坏，严重时感到绝望，甚至导致自杀。最后，随着对这一令人痛苦的事实的适应，病人的情绪逐渐恢复；但多数病人不能恢复到早先的情绪状态，而表现为长期的抑郁和悲伤。这些情绪反应通常持续到治疗阶段。在治疗阶段，随着病情的好转，病人的紧张心境可暂时缓解；可是治疗过程中也可由于病情恶化或治疗所带来的副作用而造成新的心理问题。

（三）治疗过程中的心理问题

在肿瘤转移之前，外科手术比较彻底，疗效也确切，病人愿意接受手术。但是肿瘤根治术的躯体创伤比一般手术严重，会给病人带来形体和功能上的特定损害。例如喉癌切除喉头丧失说话能力，颜面部手术及乳腺术后影响容貌和体形美，四肢成骨肉瘤截肢后的肢体残缺，生殖器官癌和前列腺癌手术后的性功能障碍等等。这些均会给病人造成严重的心理压力，对整个治疗过程和预后产生影响。

化疗和放疗常伴有较严重的治疗反应，如脱发、恶心、呕吐、乏力、疼痛等。在化疗中，情绪反应强烈的病人其药物毒副反应也较明显，尤其是暗示性高的病人可以出现条件反射性恶心、呕吐。对于化疗可能引起的局部或全身的器质性损害，如骨髓造血功能受抑制、男性生殖功能衰退甚至丧失等；放疗病人所担心的继发癌症、不孕症和其他放射病等，均应在治疗前向病人解释清楚，同时应注意防止暗示。

治疗中有些病人可产生中枢神经系统的功能障碍，发生人格改变、幻听幻视、定向障碍、精神错乱、谵妄、嗜睡和智能障碍等；亦可出现焦虑、激动、抑郁和自杀等情况。

三、癌症进程及继续生存中的社会心理问题

恶性肿瘤不可能完全独立于躯体反应之外而按着自身的细胞动力学性质发展，肿瘤的组织学类型、原发部位、病期及治疗等都会影响其生长，因而肿瘤病人的继续生存时间就有很大的变异。探讨影响癌症进程及继续生存的因素，自然成为癌症心身问题中不容忽视的课题。

（一）社会经济状态与预后

除了生物学和心理学因素之外，社会环境对发病率和死亡率也有影响。几乎每种疾病都在社会地位低下的群体中较多见（Jenkins等，1983年）。对原发癌症的继续存活者调查表

明，经济条件好的明显多于经济条件差的（Persson，1987年）。其原因尚不全清楚，营养、医疗照顾、致癌源的暴露和可能的应对都是可以设想的因素。

（二）应对与继续生存

应对影响继续生存主要以乳腺病人为对象进行研究，Hürny及Adler（1991年）曾在一次全面评述中指出，如果将继续生存作为应对结果的量度结果来考虑，则必须阐明，应对过程与疾病生物学过程之间相互作用的可能性。

1. 应对过程通过病人的顺应性而间接影响疾病过程；
2. 应对过程主要由生物学疾病过程所决定；
3. 应对过程通过心理－神经－内分泌－免疫机制直接影响生物学疾病过程；
4. 应对过程与疾病过程是独立的。

以上四种相互作用，纠缠混合，在特定情况下，某一种因素超过另一种因素。

应对与继续生存的深入研究，会遇到生物学指标不足等困难，因此，应对与继续生存的关系仍是探讨中的课题。

（三）继续生存中的营养问题

癌症患者的营养目前尚未形成一致的意见，但是，营养问题中应注意铁的摄取。研究表明，肿瘤及细菌生长都需要铁的供给。低铁条件下肿瘤细胞生长受到抑制，而高铁水平则促进癌细胞生长。从这一点来看，传统的补血有可能是补了癌瘤。

四、癌症的心理治疗

（一）告以癌症诊断的原则

现在国外许多医生认为，一旦明确了癌的诊断，就应当将真情连同治疗计划一起告诉病人和病人家属。这样做的理由是：①今天的病人已具有较多的有关知识，病人迟早会通过其他途径获知真相；与其让病人遭受猜测和四处求医的痛苦，不如直接告诉他；②如果时机选得恰当，直言真情虽可使病人产生较强烈的心理反应，但多半不会造成严重后果；③同时告以治疗计划，可以对抗不良心理反应，使病人产生信心，感到自己并未被人抛弃不管；④避免医生的威望受到损害，以致降低病人对医生的信任，影响以后的治疗。

在我国，通常的作法是将真情告诉病人家属。当病人询问时，医生或者断然否定癌的诊断，或者支吾搪塞。这种作法的好处是：①使家属有所准备，安排以后的治疗；②使病人获得心理适应的时间或避免癌诊断所带来的心理冲击。不过，多数病人迟早总会获悉真情。在这种情况下如果医生仍矢口否认，病人就会产生对医生的不信任感和被放弃感。医务人员往往低估病人所掌握的信息，这是一种否认机制在作祟。我们认为，应当依据病人的个性、应对准备与应对资源以及病程和对癌症的认识，灵活地决定是否直接向病人传达消息以及传达的时机与方式。在告诉病人真情之前，医生应当经常地向病人传送希望的消息，以纠正他关于癌的悲观主义观念。

（二）情绪支持治疗

癌症病人不仅忍受着来自躯体的各种痛苦，还承受着精神上的巨大压力。为此，给予癌症病人心理上的支持就显得相当迫切。支持治疗的媒介，主要包括非词语性信息和词语性信息两方面。非词语性信息一般指目光接触和真诚的眼神流露；亲切握手和同情感；查房、会诊和询问病情时医患的空间距离等。医生只要稍加重视，便会在病人心理上起到意想不到的效果。

交谈是医生运用词语性信息给予病人心理支持的主要方式。一般应包括三个方面：第一，了解病人对癌症的态度，对悲观绝望的病人，应帮助其从消极情绪中解脱出来。第二，根据病人的要求和理解程度，解释与疾病相关的临床表现、诊断过程和可行的治疗方案，使病人胸中有数，积极配合治疗。第三，根据病人的个性特征、文化程度、抱负水平，帮助病人确立继续生活下去的信念。生活目标的确立须因人而异，对事业家来说，追求事业上的成就会是最大的生活源动力；而对年轻的母亲来说，为了孩子而继续生活下去可以成为她最高的生活目标。医生要根据病人的具体情况因势利导，而不能空谈伟大理想，强求病人脱离实际的生活目标。

（三）静默与想象治疗

静默要达到治疗肿瘤的目的，必须具备三个条件：应完全排除一切有意识的智力活动，深度和持续时间应超过用于治疗一般疾病的程度，训练应纳入病人的日常生活常规。

想象疗法被认为有助于肿瘤的消退。通过放映人体细胞吞噬癌细胞的直观录像，使病人建立起白细胞与癌细胞斗争并消灭之的知觉表象。在配合其他治疗的同时，想象肿瘤所在部位或脏器有上述情景存在，使局部血液循环加速，血流量增加，达到治疗目的。

加拿大著名的生理学家、应激学说创始人 Selye 曾经患过严重的癌症，当时认为是不治之症。他深刻领悟心理应激影响人体抗病能力的真谛，采用了一系列类似想象疗法的措施进行自我治疗，终于征服了癌症。

自学指导

【重点难点】

1. 心身疾病的定义及特征；范围及治疗原则。

(1) 心身疾病的定义：由心理社会因素引起的躯体疾病称为心身疾病。

(2) 特征：心身疾病有五大特征：

①主要是由心理社会因素所引起；

②必须具有躯体症状与症状相关的体征；

③有明确的器质性损害，大多涉及自主神经所支配的组织或器官；

④区别于神经症和精神病；

⑤多数病人不了解心理社会因素在自身发病中的作用。

(3) 心身疾病的治疗原则：

①广大医务人员参与的原则；

②药物与心理治疗并重；

③治疗及时、剂量恰当、疗程充分；

④因人而异；

⑤积极治疗躯体病变。

(4) 心身疾病范围：心身疾病涉及内、外、妇、儿、五官及皮肤等各科，其中包括癌症。

2. 心身疾病的病因：心身疾病是由多种因素复合形成的。目前普遍公认的因素有：

(1) 心理因素（包括情绪、人格、行为因素）；

(2) 生理因素（易感素质）；

(3) 社会文化因素（社会制度、文化传统、风俗习惯、社会地位等）。

3. 几种常见心身疾病的心理社会问题：原发性高血压、冠心病、消化性溃疡、癌症等属常见的心身疾病。其发病原因是多维的，因此，治疗和预防措施也是多方面的。只有树立整体治疗观，采取药物与心理综合治疗，才能收到较好的疗效。要求熟悉常见心身疾病的病因及心理治疗方法。

(1) 原发性高血压的病因及心理治疗方法：原发性高血压与持久的紧张情绪、工作应激和 A 型行为人格因素有关。心理治疗方法有：放松疗法、生物反馈疗法、行为矫正疗法及音乐疗法、环境疗法、运动疗法等。

(2) 冠心病的病因及心理防治措施：冠心病的病因与 A 型行为人格、愤怒与敌意、焦虑与抑郁情绪、生活事件及生活方式有关。其中 A 型行为起着"扳机"作用。冠心病的心理防治措施：矫正 A 型行为，改变不良生活方式，心理支持疗法等。

(3) 消化性溃疡的病因及治疗原则：病因：消化性溃疡与生活事件、内向及神经质人格、心理应激和情绪障碍有关。治疗原则：①合理安排生活，恢复大脑皮质正常功能；②心理治疗宜采取生物反馈疗法；③药物疗法除应用一般治疗药物外，还可实施中医、中药辨证施治；也可采用精神药物辅助治疗。

(4) 癌症的病因、发病机制及治疗原则：

病因：癌症发生、发展与情绪因素、生活事件及应对方式、C 型人格特征有关。

发病机制：在正常情况下人体的免疫监视能力可以及时识别癌变细胞，并进行杀灭，虽然致癌因素可以诱发细胞癌变，却不会出现癌症。只有当致癌因素与机体免疫功能受损共同存在时，癌症才会发生。心理社会刺激引起的恶劣情绪可以降低和抑制机体免疫力，影响免疫系统识别和消灭癌细胞的监控作用，从而使个别突变体细胞得以发生和增殖，导致癌症。

治疗原则：保护性治疗；情绪支持疗法；静默与想象等心理治疗。

【复习思考题】

1. 什么是心身疾病？心身疾病有哪些特点？
2. 心身疾病的诊断标准和治疗原则是什么？
3. 说明心身疾病的范围。
4. 分别说明原发性高血压、冠心病、消化性溃疡、癌症的发病原因和防治措施。

（朱志珍　孔军辉）

第四章 心理障碍

【目的要求】
1. 掌握心理障碍的概念、判断标准及成因。
2. 了解人格障碍的类型及表现。
3. 了解性心理障碍的分类、性变态的类型及表现。
4. 熟悉各种神经症性障碍。
5. 了解酒瘾、烟瘾、药物依赖、过食等不良行为。

【自学时数】
10课时。

心理障碍也称精神障碍,指心理(精神)与行为显著偏离正常、以精神病性症状为主、社会功能下降和本人感到精神痛苦为特征的一组病症。本章主要介绍心理障碍的概念、判断标准、分类和心理障碍的原因;人格与性心理障碍的种类;神经症性障碍的临床表现、病因、诊断要点和治疗;以及酒瘾、烟瘾、药物依赖、过食等不良行为。

第一节 概 述

一、心理障碍的概念

障碍在这里是指秩序紊乱,没有条理的意思。心理障碍是指不同种类的认知、情绪情感、意志及行为异常的总称。一般来说它们都是严重地损害了个人的能力。从人类心理活动的三大过程来看,心理障碍具体有以下表现:

(一) 认知过程障碍

1. 感觉障碍:包括感觉过敏、感觉减退、感觉倒错、内感性不适等。
2. 知觉障碍:包括错觉、幻觉、知觉综合障碍等。
3. 注意障碍:包括注意增强、注意减弱、注意固定、注意涣散、注意转移、注意狭窄等。
4. 记忆障碍:包括记忆增强、记忆减退、遗忘症、错构、虚构、潜隐记忆、似曾相识症、旧事如新症等。
5. 思维障碍:包括思维联想障碍(思维迟缓、思维贫乏、思维奔逸、思维中断、病理性赘述、强迫观念);思维逻辑障碍(思维散漫、思维破裂、语词杂拌、象征性思维、语词新作、诡辩症）；思维内容障碍（妄想、超价观念）；思维控制障碍（思维插入、思维播散、被洞悉感）。

6. 智能障碍：包括精神发育迟滞、痴呆。
7. 自知力障碍。
8. 定向力障碍。

（二）情感过程障碍

情感过程障碍包括情感高涨、欣快、情绪低落、焦虑、情感脆弱、情感爆发、易激惹、情感迟钝、情感淡漠、情感倒错、表情倒错、恐怖、病理性激情、强制性哭笑、矛盾情感、病理性心境恶劣等。

（三）意志行为障碍

意志行为障碍包括意志增强、意志减退、意志缺乏、意向倒错、矛盾意志、兴奋状态、木僵状态、蜡样屈曲、违拗症、被动性服从、刻板动作、模仿动作、作态、持续动作、强迫动作等。

（四）意识障碍

意识障碍包括浑浊状态、朦胧状态、谵妄、精神错乱、梦样状态、人格解体、交替人格、双重人格等。

二、心理障碍的判断标准

判断心理活动的正常和异常是相当困难的，这是由于异常心理活动是一个非常复杂的现象：其一，异常与正常之间的差别常常是相对的，极难明确规定一个正常与异常的分界线；其二，异常心理活动的表现受多种因素影响，如社会环境、风俗习惯、道德标准、科学文化的发展水平、价值观念等，甚至判别者也各持不同的理论和观点，很难有一个统一的公认标准。

通常按以下四条标准进行判断：

（一）内省的经验标准

这里内省的经验指两个方面：其一是患者自己的主观经验，如果他感到抑郁、不愉快、或自己不能自我控制某些行为，从而寻求医生的帮助；其二是观察者根据自身的活动经验来判别，这是以一般人对常态的已有经验作为出发点或参照点。这种标准具有很大的主观性，但由于接受过专业训练和临床经验的积累，观察者们可以形成大致相近的判断标准，但有时也会出现分歧，或者截然相反的结论。

（二）社会适应的标准

指在社会常规的基础上来衡量行为顺应是否完善，人的行为是否与环境协调一致。研究者主要考察患者对人对己的态度、在群体中的表现、与他人交往和处理人际关系是否恰当、对社会事件和社会关系的看法是否适应社会的要求等。值得注意的是，人的社会适应行为和能力受时间、地区、习俗、文化等条件影响，因此这一标准是动态的，并非一成不变。例如一位妇女袒胸露背在街上行走，在某些西方国家被认为是正常行为，但阿拉伯伊斯兰国家就会认为是过分暴露；同性恋在一些阿拉伯国家和异性恋一样合法，而在某些西方国家却是违法的。同样，在我们的文化中，人们认为分娩可能危及母亲的生命，女孩子在成长的过程中就被灌输分娩是一种可怕和痛苦的体验，所以必须"坐月子"以作弥补。而人类学家发现，在某些原始部落，妇女分娩时，倒是丈夫卧床呻吟，表现出极大的痛苦。这种被称为拟现象。

（三）医学标准

医学标准是将心理变态当作躯体疾病一样看待。有些异常的心理现象或致病因素在正常人的身上一定不存在。比如幻觉、妄想等严重的精神和行为障碍，以及物理、化学检查和心理生理测定的结果异常。若在某人身上发现这些致病因素或疾病的症状，则被判断为异常。这个标准比较客观，但是运用的范围比较狭窄。

（四）统计学标准

在普通人群中，对心理特征进行测量的结果常常显示常态分布，确定一个人的心理行为是否异常就是以其心理特征偏离平均值的程度来决定。但是，存在某些例外，如智能的超常就不能判断为变态。所以，统计学标准也不是普遍适用。

因此，在进行变态心理的判断时宜综合采用多种标准。而事实是，在患者具有严重的精神障碍时，所有的标准都可能是适用的；在患者处于临界状态时，哪一个标准都可能是难以判定的。

三、心理障碍的分类

目前我国采用1994年修订的《中国精神疾病分类》（CCMD-2-R）。

CCMD-2-R将精神障碍分为10大类：

1. 脑器质性精神障碍与躯体疾病所致精神障碍。
2. 精神活性物质与非依赖性物质所致精神障碍。
3. 精神分裂症，其他精神病性障碍。
4. 情感性精神障碍。
5. 神经症及心理因素有关的精神障碍。
6. 与心理因素有关的生理障碍。
7. 人格障碍、意向控制障碍（冲动控制障碍）与性变态。
8. 精神发育迟滞。
9. 儿童少年期精神障碍。
10. 其他精神障碍及司法鉴定和心理卫生相关的几种情况。

四、心理障碍的原因

（一）生物因素

所谓心理障碍的生物因素主要指包括遗传、体质、解剖结构、生理、生化和病菌等对心理疾病产生和发展起作用的因素。

当代的大量研究，如同卵双生子、异卵双生子的同病率调查、大规模家系调查、寄养子调查、染色体研究表明，在心理疾病中，如精神分裂症、躁狂抑郁症、癫痫等发病因素中遗传起十分重要的作用。在早期对精神病人的家属调查中发现，其家属中血缘关系从远到近，患病率有由少到多的趋势。上海市（1964年）对精神病患者的家属普查，发现精神病人的亲属中患精神病的可能性比正常人的亲属要高出6倍（表4-1）。

表 4-1　　　　　　　　精神病患者家属中远、近亲的患病率

亲缘关系	患病率（%）
父母	33.21
同胞	30.10
父母的同胞	13.54
祖父母或外祖父母	12.66
第一代堂兄姐妹	6.46
第二代堂兄姐妹	4.20
表叔伯父与表舅姨	3.64

有人对躁狂抑郁症和精神分裂症患者亲属的患病情况调查，结果见表 4-2。

表 4-2　　　　　躁狂抑郁症、精神分裂症患者亲属中远、近亲的患病率

疾病类型	亲缘关系	患病率（%）
躁狂抑郁症	父母	11.5
	子女	22.2
	异卵双生	23.0
	同卵双生	95.7
精神分裂症	表兄弟姐妹	3.9
	堂兄弟姐妹	7.3
	父母	9.8
	同胞兄弟姐妹	11.9
	异卵双生	12.5
	子女	16.4
	同卵双生（分养）	77.6
	同卵双生（合养）	91.5

现代遗传学的研究发现，与遗传有关的疾病可归纳为三大类：一类是由单个基因突变引起的，称为"单基因遗传病"，如躁狂抑郁症中的抑郁型；一类是由染色体畸变造成的称为"染色体遗传病"，如先天愚型（又称伸舌样痴呆或者唐氏综合征）；一类是由许多基因突变引起，且与环境因素有关的称为"多基因遗传病"，如精神分裂症等。

人脑是正常心理活动的物质基础。脑部的病变如中枢神经的中毒、感染、外伤，脑寄生虫病，脑发育不全，脑血管疾病，脑肿瘤，脑变性等，以及高温中暑、放射线损伤均可以引起心理障碍。

神经生化的研究表明，中枢神经递质是一类存在于中枢神经系统中对大脑功能有重要影响的物质，具有传导神经冲动或抑制神经冲动的作用。主要有乙酰胆碱、去甲肾上腺素、多巴胺、5-羟色胺等，这些生化物质的代谢异常可能诱发心理障碍。

（二）心理因素

所谓心理障碍的心理因素主要包括应激、动机冲突、挫折体验、创伤经历、心理防御机制的不合理运用、行为的不良学习、消极情绪、特殊人格特征等对心理疾病产生和发展起作用的因素。

心理学动力学理论认为存在于潜意识中的人类原始本能与现实环境产生冲突，个体在进行自我调整时，未能合理地使用压抑、投射、移置、否认、抵消、文饰、退化、补偿、反向、认同等心理防御机制，造成种种心理障碍。

行为主义心理学理论认为由于个体长期不良的学习、模仿、强化，形成了与心理障碍有

关的不良行为。

人本主义心理学理论认为由于人的主动性、自我实现的倾向受到外界的限制，造成个体失去自尊、压抑潜能、发展停滞，形成心理障碍。

研究资料表明，各种精神疾病，尤其是神经症性障碍往往有相应的人格基础，如癔症的人格基础是表演型人格，特点是人格发育幼稚，不成熟，好表现自己，做作夸张，自我为中心，不考虑他人，情感肤浅，情绪不稳定，有幻想倾向等；强迫性神经症的人格基础是强迫型人格，特点是追求秩序，固执节省，过分循规蹈矩，吝啬小气，追求十全十美等；社交恐怖症的人格基础是回避型人格，特点是过分敏感，自我怀疑，孤独，不喜欢社交，缺乏自尊，虽然与社会有一定距离，但内心渴望与周围接触等；精神分裂症被认为与孤僻离群、多疑敏感、情感内向、胆小怯懦、喜欢幻想等人格特征密切相关。

此外，各种消极情绪，如焦虑、抑郁、悲伤、沮丧、愤怒、恐惧、狂喜、思虑等更是与心理障碍息息相关。

(三) 社会因素

所谓心理障碍的社会因素主要包括政治、经济、环境、文化、宗教、伦理、风俗、地域等对精神疾病产生和发展起作用的因素。

不同的时代背景心理障碍会有不同的表现形式，例如有人研究发现，战地歇斯底里在第一次世界大战中表现为瘫痪、失明、耳聋，但身体检查并无器质性改变；而在第二次世界大战中，则表现为溃疡病、高血压、哮喘病等心身疾病。这是由于战争形式和使用武器的变化所导致的。

家庭环境在个体的心身健康中起关键作用，父母的教养方式直接影响子女的心理健康。有研究表明，神经症性障碍患者的父母主要采用以下三种教养方式：冷漠型、严厉型、过度保护型。由于儿童期缺乏对人的信任感和安全感，使这些儿童容易逐渐发展成孤僻、失助、交往困难等特点，产生心理障碍。

社会生活事件，如学业压力、婚姻变故、亲人亡故、家庭矛盾、司法纠纷、职业变迁、生活习惯改变、人际冲突等往往是造成心理障碍的诱因。黄周忠等（1993年）报告情感性精神障碍发作前，有负性生活事件者是无负性生活事件者的 7.63 倍。张明园等（1985年）的研究认为生活事件对情感性精神障碍起"扳机"作用。

性别和婚姻状况对心理障碍的形成也有影响。据研究，抑郁症患病率以分居和离婚者中最高，已婚和单身者最低。其中已婚女性的患病率比未婚女性高，而男性正好相反。

地域因素的影响。情感障碍中城市的患者数高于农村，农村患者以倦怠、抑郁情绪、肌肉骨骼疼痛、头痛等躯体症状多见，城市患者以神经衰弱或精神症状多见。

第二节　人格障碍

一、人格障碍的定义

人格障碍，原称病态人格或精神病态，有广义与狭义之分。广义的指各类人格障碍，狭义的专指反社会型人格障碍。1909年，克雷佩林首先提出病态人格这个术语。

CCMD-2-R的定义是：人格障碍是人格特征明显偏离正常，使患者形成特有的行为模式，对环境适应不良，明显影响社会功能和职业功能，或者患者自己感到精神痛苦。

二、人格障碍的原因

（一）生物因素

人们对脑电波、内分泌激素、染色体等进行了广泛地研究，发现了一些正常人与人格障碍者的差异，如人格障碍者具有"正棘波"，脑皮质发育异常，睾酮含量高，有XYY染色体等。对比双生子研究发现，人格障碍者的子女虽然与父母分开抚养，犯罪率仍比一般人高。

（二）心理因素

婴幼儿期的家庭缺陷，如父母离异、一方或双方早亡；对家长行为的不良模仿，如酗酒、道德败坏、违法乱纪等；以及不恰当的教养方式，如溺爱、打骂、虐待等均与人格障碍的形成有关。

（三）社会因素

社会风尚的影响，如私生子率的上升，大众传播媒体的舆论导向，离婚率上升等也影响人格障碍的形成。

三、人格障碍的分型

（一）偏执型人格障碍

其特点是主观、固执、多疑、心胸狭隘、报复心强。多见于男性，有狂信型和诡辩型之分。往往过度自信，固执，看问题主观片面，言过其实；对周围事物敏感、多疑，以至有不安全感和处于紧张状态；心胸狭隘，嫉妒他人；对自己评价过高，惯于把功劳归于自己，失败归于别人；对批评特别反感，在自己意见受阻时，反应为激烈争论和诡辩，甚至有冲动攻击行为。这种人自命不凡，自以为怀才不遇，遇到挫折怨天尤人，日常生活中常表现出沮丧和不愉快情绪，使人感到阴沉而不易接近。

（二）分裂样人格障碍

分裂样人格障碍又称自闭或关闭型人格。男性多见。主要表现为退缩，孤独，不爱交往，沉闷少语，情感淡漠，缺乏愉快感，但不抑郁。病人多缺乏兴趣爱好，过分敏感及羞涩，胆小怕事，多孤立行动，缺乏进取心，不介入人际关系。

（三）反社会型人格障碍

反社会型人格障碍又称无情型人格障碍、悖德型人格障碍或社会病态人格。狭义的变态人格就是指该型。其特点是极端自私与自我中心，冷酷无情，有明显违反道德规范与法纪的倾向。无论过去、现在都表现得麻木、不诚实、不负责任。他们在儿童期有逃学、撒谎、打架、偷窃、饮酒、性行为紊乱、破坏公物、不敬尊长、攻击他人等行为。他们缺乏正常人之间的爱，具有高度的攻击性或冲动性行为，缺乏羞愧及罪恶感，并且不吸取教训，是一类社会危害性最大的人格障碍。

这类人格障碍者要与社会反常人格区别开来。后者智力、感情正常，却学会一套罪犯的生活方式，富有同情心并且忠实，像其他正常人一样有爱和怕的感受。除了不合法的职业外，他们仍然是社会生活的成员。绝大多数是妓女、专职夜盗、扒手、骗子及其他非暴力、老练的罪犯。

（四）冲动型人格障碍

冲动型人格障碍又称爆发型或攻击型人格。这是一类以行为和情感具有明显冲动性为主要特点的人格障碍。病人情绪不稳定，反复无常，冲动控制缺乏，容易发生愤怒、暴力或恐吓行为。其冲动发作不能预测，冲动发作时不考虑后果；其人际关系强烈而不稳定，时而对人极好，时而极坏，几乎没有挚友。

（五）表演型人格障碍

表演型人格障碍又称癔症型人格、寻求注意型人格。多见于女性。其特点是人格发育幼稚，不成熟，情绪不稳定，情感肤浅，夸张，好表现自己，喜欢引人注目，一切以自我为中心，不考虑别人，有幻想倾向。这类人在应激状态下易诱发癔症。

（六）强迫型人格障碍

强迫型人格障碍特点是秩序性、固执、极度俭省。他们往往犹豫不决，过分循规蹈矩，吝啬小气，以十全十美的标准要求自己，苛求别人和自己，为了工作，不顾乐趣与人际关系。主要问题是把事情的黑白、错对、正反分得太清，不会通融，容易与人竞争，过分注重干净、金钱和时间。这类人在应激状态下易诱发强迫性神经症。

（七）其他人格障碍

1. 依赖型人格障碍：其特点是缺乏自信，把自己看作无能、愚蠢，自愿从属别人，听凭别人左右。如儿童期时生活需要靠父母安排，成人时职业需要靠配偶决定。为了获得别人帮助，不惜逢迎讨好，忍受虐待，缺乏主见，独立生活能力及工作效能差。多见于女性。

2. 边缘型人格障碍：其主要特点是自我构造不成熟，常有原始的思维与欲望出现，无法恰当处理，具有高度冲动性，情绪不稳定，人际关系紧张，身份识别障碍，自伤行为，持久空虚和厌倦感，容易引起一过性精神病发作。

3. 被动型人格障碍：主要特征是对社交和情绪刺激缺乏有效的反应，缺乏能力，计划性不足，判断力不良，不能适应社会竞争或挑战，往往与世无争，不能与人们建立亲密关系。

4. 循环型人格障碍：又称情感型人格障碍。多见于女性。包括情感增盛型、情感焦虑型或抑郁型两种相反的亚型。这两型相互交替构成循环型人格障碍，这类人喜好交际，富有同情心，多行动少幻想，兴趣广泛，可无端郁郁寡欢，情绪消沉，或无端兴高采烈，情绪高涨，可历时数日甚至数周之久。

第三节 性心理障碍

一、性心理障碍的分型

性心理障碍一般分为两大类：性功能障碍和性变态。前者是指与社会心理因素密切相关的一类非器质性疾病，是非药物或衰老导致的功能性障碍，有性欲减退、阳痿、早泄、性高潮缺乏（阴冷）、阴道痉挛和性交疼痛等。后者是以性对象歪曲和性行为异常为特征的心理障碍，以寻求违反社会道德习俗的异常性行为来满足其性欲的需要。

对于性变态的病因目前尚无一致的认识，但一般认为性变态与生物、心理、社会因素都有一定的关系。性变态一般分成三类：性对象障碍（同性恋、恋童癖、恋物癖）；性偏好障碍（异装癖、露阴癖、窥阴癖、摩擦癖、施虐癖和受虐癖）；性别认同障碍（易性癖）。性变态一旦形成，难以治疗，因此应该以预防为主。

二、性变态

（一）性对象障碍

1. 同性恋：是性变态中为人们所熟知的一种，以同性为性对象，可见于各个年龄阶段，男性多于女性。对于同性恋是否属于变态，各国学者的观点还未统一。

肯塞（1953年）提出同性恋－异性恋间的七级标准：①单一异性恋；②异性恋占主导，偶然同性恋；③异性恋占主导，有多次同性恋经验；④异性恋与同性恋几乎相等；⑤同性恋占主导，偶然的异性恋；⑥同性恋占主导，有多次异性恋经验；⑦单一同性恋。

无论男性还是女性同性恋者，都会有一方扮演主动者，称同性恋"男角"；另一方扮演被动者，称同性恋"女角"。其中男性同性恋的"女角"和女性同性恋的"男角"心理障碍最严重。心理治疗可以帮助治疗同性恋，但不愿治疗者疗效不佳。

2. 恋童癖：是以儿童为性活动对象，多见于男性，常为儿童的亲戚或熟人，性欲要求可能针对异性或同性儿童，以抚摸、露阴和强奸方式表现。对儿童的身心危害极大。此类患者是意志薄弱者，对性冲动不能自我控制和选择对象。

3. 恋物癖：以异性体表的一部分（如头发、手、脚）或者异性的用品（如胸罩、内裤、内衣、头巾、丝袜、发夹等）为性兴奋的对象。多见于成年男性，通过抚弄、嗅、咬获得性满足。这类人大多数性功能低下，存在对异性的渴望和性生活无能的矛盾，常以偷盗为获得异性物品的手段，且屡教不改。

（二）性偏好障碍

1. 异装癖：通过穿着打扮成异性来获得性满足，多见于男性。异装癖往往与童年期受到不良的性诱导或接受不良的性经验有关。如小男孩从小被父母当作女孩子来抚养，穿着打扮成女孩的样子，造成性人格认同时出现偏差。

2. 露阴癖：是仅次于同性恋的常见性变态，以在异性面前暴露自己的生殖器而得到性满足，多见于男性。露阴癖患者常躲在街道角落、僻静之处等待，遇到单身女性路过则迅速暴露生殖器进行手淫，通过对方的惊叫、逃跑或其他厌恶反应获得性快感，通常不出现进一步的性侵害行为。

3. 窥阴癖：通过偷看异性裸露的身体或者偷看他人性生活得到性满足，多见于男性，未婚已婚均有。可在公共浴室、游泳池更衣室、公共厕所，或隔窗相望，暗中窥视裸体、洗澡、排便、性交，同时伴有手淫。

4. 色情狂：以病态的性幻想方式来满足性欲，多数是女性。性幻想的对象常常是某个杰出男性，患者编造细节逼真的爱情故事，使人觉得真实可信。典型者发展缓慢，持续不断。但患者无精神分裂症的症状，应与钟情妄想区别。

5. 虐癖和受虐癖：施虐癖通过在异性身上造成痛楚或屈辱获得性满足。可以用鞭打、捆绑、脚踢、手拧、针刺、刀割等方式。受虐癖通过接受以上种种虐待获得性满足。有时施虐癖和受虐癖在一起，相互交替充当这两种角色。

（三）性别认同障碍

易性癖：是一种性别认同障碍，患者认同自己是异性，坚信自己目前的性别是上帝的错误，强烈要求通过医疗手术改变自己的生理性别。目前可以通过外科手术和激素治疗，以及心理治疗来帮助他们实现这个愿望。这些患者并非同性恋者，实际上属于异性恋者。

第四节 神经症性障碍

神经症性障碍是由于各种精神因素引起高级神经活动的过度紧张，致使大脑功能活动暂时失调而造成的一组疾病的总称。

神经症性障碍主要临床表现为烦恼、焦虑、紧张、恐怖、强迫、疑病、抑郁等。病人有严重的痛苦体验，一般无幻觉、妄想等精神病性症状；患者自知力良好，往往主动求医；患者往往有大量的躯体症状主诉，却不能查明器质性病变；同时生活自理能力、社会适应能力和工作能力基本没有缺损。病程多迁延不愈。

神经症性障碍的诊断采用CCMD-2-R的相关标准。

一、焦虑性神经症

（一）概述

焦虑症患者以焦虑情绪反应为主要症状，同时伴有明显的自主神经功能的紊乱，如头晕、心悸、口干、气促、胸闷、出汗、尿频、尿急、颤抖等，且常有运动性不安。1980年克雷将本症分为两种亚型：广泛性焦虑障碍和惊恐障碍。本症多发于青壮年，16～40岁多发，女性多于男性。

（二）临床症状

1. 广泛性焦虑：以经常的持续的无确定对象或固定内容的紧张不安或对现实生活中某些问题过分担心或烦恼为特征，终日忧心忡忡、提心吊胆；伴有运动性不安，坐立不定；自主神经功能亢进，如心悸、气促、头痛、胸闷、出汗、尿频、尿急、腹泻等，甚至有窒息感；过分警惕，易受惊吓，入睡困难，易惊醒，易激惹。

2. 惊恐发作：主要表现为患者无任何原因地出现强烈的恐惧感，似乎马上要死亡或失去理智。伴有严重的自主神经症状，呼吸困难、心要跳出胸腔、将窒息死亡感。有时可出现过度换气、多汗、面部潮红或苍白、震颤等。一般历时5～20分钟，可自行缓解。发作后一切恢复正常，但可反复发作。

（三）病因

1. 生物因素：脑电图研究提示焦虑症患者的α节律较少，且活动在较高频率范围，提示焦虑症患者常处于警觉状态；神经解剖研究证明，惊恐发作与脑干的蓝斑有关，预期性焦虑与边缘系统的损坏有关。此外，焦虑与遗传密切相关。

2. 心理因素：焦虑症患者具有易紧张、忧虑，对困难估计过分，对细微的躯体不适过分关注，对挫折过分自责的特点。

3. 社会因素：由于社会竞争加剧，人口密集，居住和交通拥挤，生活节奏加快，导致心理压力增大，易产生焦虑反应。

（四）诊断要点

惊恐发作符合以下4项：①在没有任何客观危险的环境下发作，或者发作无明显而固定的诱因，以致发作不可预测；②两次发作中的间歇期，除了害怕再发作外，没有明显症状；③发作表现为强烈的恐惧，伴有显著的自主神经症状，还往往有人格解体、现实解体、濒死恐怖、失控感等痛苦体验；④发作来得突然，10分钟内达到高峰，一般不超过1小时，发作时意识清晰，事后能回忆发作的经过。

广泛性焦虑符合以下两项：①经常或持续的无明确对象和固定内容的恐惧或提心吊胆；②伴有自主神经症状或运动性不安。

（五）治疗

对于惊恐发作以抗抑郁药效果较好，对于广泛性焦虑采用抗焦虑药治疗。此外可采用交互抑制法、系统脱敏法、自我调整法、生物反馈法、音乐疗法等心理治疗的方法。

二、抑郁性神经症

（一）概述

目前国际上已经用非精神病性抑郁症代替了神经症性抑郁，我国的诊断分类仍沿用抑郁性神经症这个概念。一般指有抑郁的症状，持续时间达到2年以上，但严重程度达不到重性抑郁发作的标准。如有缓解，只有数天或数周，正常间歇不超过2个月；临床症状组合中生物学症状较少，精神运动性抑制不明显，少有自责自罪，罕有反复自杀行为。

（二）临床症状

心境低落，失去愉快感，精力降低，自信心水平低。病人外貌愁眉苦脸，低头垂肩，面容呆板。精神运动性抑制，病人行动与思维迟缓，言语缓慢，数问一答。生物性症状包括失眠、早醒、食欲丧失、体重减轻、便秘、性欲抑制，女性有闭经。

（三）病因

1. 生物因素：患有慢性疾病、内分泌疾病者，可增加抑郁的易感性；遗传决定了易感素质。

2. 社会因素：多数病人是因为社会生活事件诱发，约30%的患者在病前6个月内有明显的社会生活事件诱因。

3. 心理因素：部分患者病前有人格异常，缺乏自信，孤独内向，容易悲观，依赖别人，自责自罪，情感脆弱等。有的谨慎小心，严肃认真。

（四）诊断要点

除符合神经症诊断标准以外，至少符合以下3项症状：①兴趣减退，但未丧失；②对前途悲观失望，但不绝望；③自觉疲乏无力或精神不振；④自我评价下降，但愿接受鼓励和赞扬；⑤不愿主动与人交往，但被动接触良好，愿接受同情和支持；⑥有想死念头，但又顾虑重重；⑦自觉病情严重难治，但主动求医，希望能治好。不具备下列任何一项：①明显的精神运动性抑制；②早醒和症状的晨重夜轻；③严重的内疚或自罪；④持续的食欲减退和明显的体重减轻；⑤不止一次自杀未遂；⑥生活不能自理；⑦幻觉或妄想；⑧自知力缺损。本病病程至少2年，在整个病程中大部分时间心境低落，如有正常间歇期，每次最长不超过2个月。

（五）治疗

主要用心理治疗与药物治疗。采用疏导疗法、认知疗法、音乐疗法、发泄疗法等。药物采用抗抑郁药。

三、强迫性神经症

（一）概述

强迫性神经症以强迫症状为特征，患者主观上感到有某种不可抗拒的和被迫无奈的观念、情绪、意向或行为的存在。有时患者为了减轻焦虑做出一些仪式性的动作。强迫症的提出最早是描述一个强迫怀疑者，命名为"单一狂"。本症两性无差别，通常发于青少年期。

（二）临床症状

1. 强迫观念：萦绕缠结并不断袭扰人的意识的任何一种观念，伴有主观的被迫感和痛苦感。

（1）强迫怀疑：对已经完成的事情放心不下，比如出门时怀疑门是否锁好了，寄信时怀疑邮票是否贴了，总是疑虑不安，常常反复确认也难以放心。

（2）强迫回忆：对于往事反复回忆，明知缺乏实际意义，但不断萦绕脑海，无法摆脱。

（3）强迫性穷思竭虑：对于一些缺乏实际意义的问题，无休止地进行思考。比如"树上的叶子为什么会落下"，"人为什么要分男女"等。某大学曾经有一位同学，坐在操场上温习功课，当要离开时，发现地上有两粒小石子。他想：我应该从石子的左边走呢，还是从石子的右边走，或者是从石子的中间穿过去？结果他在长时间的左思右想之后，从石子的左、中、右各走了一遍。这下他又被新出现的问题所困扰：为什么分别从这三条路走的感觉会没有差别呢？

（4）强迫性对立思维：患者的脑中总是出现一些相互拮抗的思维。如由"万岁"马上想到"打倒"，由"伟大"想到"渺小"，由"高尚"想到"卑劣"等。

（5）强迫意象：患者重复出现逼真、详细的恐怖景象，如凶暴、意外事件或有关性方面的景象。

（6）魔术性思维：认为只要想到某一件事情，该事情就会发生。比如想到某亲人不久将会死去，虽然知道毫无根据，却惶惶不可终日。

2. 强迫行为：又称强迫动作，是一种反复出现的无意义的动作，继发于强迫观念或某个欲望。

（1）强迫洁癖：常见的有强迫洗手、洗衣等。患者由于害怕受细菌或疾病感染，反复洗手、清洗衣服、被单等，大量消耗洗涤用品和水，直至造成家庭矛盾或手出现浮肿溃烂也无法自控。

（2）强迫检查：大多继发于强迫怀疑，如出门时反复检查门是否锁好，电器是否关掉；寄信时反复确认邮票是否贴上，封口是否封好；以致于在外出时反反复复进出家门，在寄信时反反复复无法投寄。

（3）强迫计数：有的患者会仰头数高楼有几层，有的患者会数楼梯的台阶，有的患者会数路边的行道树，如果发生漏计，会回头重新计数。

(4) 强迫性仪式动作：患者一定要完成的某种仪式性动作，如有位患者在上厕所后，必须要跺两下脚，自己明明知道这种动作多余，但无法控制，如果不完成这种动作，就会整日焦虑不安。

（三）病因

1. 生物因素：遗传对本病起一定作用。部分患者的快速眼动睡眠潜伏期缩短。生化研究提示5-羟色胺系统增强与本病有关，因此5-羟色胺再摄取剂对本病有较好疗效。

2. 心理因素：约2/3的患者病前有强迫性人格，主要表现为注重细节，力求完美；或者喜欢循规蹈矩，犹豫不决，依赖顺从；或者固执倔强，墨守成规。

3. 社会因素：重大社会生活事件和持续的压力可以诱发强迫症状。

（四）诊断要点

除符合神经症的诊断标准以外，至少符合以下一项：①以强迫思想为主，包括强迫观念、强迫回忆、强迫意象、强迫性对立思维、强迫性穷思竭虑、强迫性害怕、丧失自控能力等；②以强迫动作为主，表现为反复洗涤、反复核对检查、反复询问或其他反复的仪式化动作等。

（五）治疗

强迫症的治疗比较棘手。系统脱敏法、示范疗法、支持性疗法、放松疗法、森田疗法等均可采用。药物治疗可用抗抑郁药。

四、恐怖性神经症

（一）概述

恐怖的希腊语原意为害怕、恐惧。恐怖是一种正常心态，这里的恐怖是指对某种特定事物、特殊情境产生强烈的恐惧感，是一种异常的病态表现。

其特征为：①恐怖情绪持续而强烈，如发抖、出汗、心惊肉跳、手足无措；②回避行为：有逃避或躲避的强烈需要，影响工作和生活；③非理性：引起恐怖的诱因往往对患者无伤害或威胁，但患者明知自己的害怕不切实际，却不能自控。

多发于青少年或成年早期，大多起病缓慢，一般20岁左右，起病急者易缓解。女性多于男性。

（二）临床症状

1. 社交恐怖：害怕在公众场合出现，怕因为害羞脸红、行为笨拙、发抖、手足无措而被人注意，招人耻笑。如赤面恐怖、对视恐怖等。

2. 广场恐怖：指怕到人群聚集的地方。如公共汽车站、火车站、超市、电影院。空地恐怖，怕到空旷、开阔的地方。严重时甚至怕经过任何空间，如街道、桥梁、走廊等。类似的如闭室恐怖，害怕封闭空间，如电梯、地铁、车船等。高空恐怖，害怕到高处。

3. 单纯性恐怖：对特定事物的恐怖，如动物恐怖，怕老鼠、昆虫、蛇等。怕黑暗、雷雨、利器、疾病等。

（三）病因

1. 生物因素：国外研究提示广场恐怖可能与遗传有关。约有50%的社交恐怖症患者，在出现恐怖时肾上腺激素含量升高。

2. 社会因素：早期的创伤经历形成条件反射，以及子女对父母恐惧行为的模仿。

3. 心理因素：恐怖症患者有害羞、被动、依赖、内向、焦虑等性格特点。

（四）诊断要点

除符合神经症诊断标准以外，至少符合以下一项：①对某些客体或处境有强烈恐怖的程度与实际危险不相称；②发作时伴有自主神经症状；③有回避行为；④知道恐怖过分、不合理、不必要，但无法控制。

（五）治疗

采用行为治疗，如系统脱敏疗法、满灌疗法、示范疗法。同时用药物辅助，抗焦虑药如地西泮、利眠宁；抗抑郁剂等。

五、疑病性神经症

（一）概述

疑病性神经症是以疑病症状为主要表现，患者对自身健康或某一部分功能过分关注，怀疑自己患有某种严重疾病，虽经医生解释和多方面检查均不能证实其怀疑的疾病，但无法消除病人对疾病的观念。

（二）临床症状

临床上可以有以下表现形式：

1. 感觉性疑病：疑病性不适感十分明显，可伴有焦虑或抑郁。
2. 观念性疑病：疑病观念突出，而躯体不适或心境变化不显著。
3. 单纯性疑病：表现单一明确的疑病症状，其疑病观念具体明确，但未达到妄想的程度。还可以出现主要见于青少年的身体变形障碍，坚信自己的鼻子、嘴唇等体表部位存在严重缺陷，或认定自己身上发出难闻的臭味等。

（三）病因

1. 生物因素：青春期和更年期时自主神经不稳定，如心悸、潮热、血压波动等，导致疑病观念的产生。
2. 心理因素：多数患者有孤僻、内向、缺乏兴趣爱好、对自己身体过分关注、自恋等人格特征。
3. 社会因素：受错误的传统观念影响，亲人死于某种严重疾病的影响，以及医源性因素，如医生的不恰当言语、诊断错误、治疗失当等的影响。

（四）诊断要点

除符合神经症诊断标准以外，符合以下至少一项：①对身体健康或疾病过分担心，其严重程度与实际健康情况很不相称；②对通常出现的生理现象和异常感觉作出疑病性解释；③牢固的疑病观念，缺乏充分根据，但不是妄想。患者反复就医或反复要求医学检查，但检查结果阴性和医生的合理解释不能打消其疑虑。

（五）治疗

以心理治疗为主，通过支持、保证、暗示、解释以及森田疗法等。药物治疗选用抗抑郁或抗焦虑药，缓解焦虑、抑郁情绪。

六、癔症

（一）概述

癔症又称歇斯底里。这个词在2000多年前的古希腊和埃及的医书里就有记载，原意为"空虚的子宫"，因为当时的医生认为此病是由于妇女的子宫游走造成的。从这个词可以发现鲜明的性别色彩，此症女性多见，年龄以16~35岁为多。此症起病急，病程较短，一般预后良好。

癔症被认为是功利性疾病。1941年，英国有人对癔症定义为："癔症是这样一种状态，其所呈现的精神和躯体症状并不源于器质因素，产生和维持症状的动机不完全自觉，这些症状旨在获得某种实际的或幻想的利益。"还有观点认为癔症是一种似乎未被病人觉察的动机造成了意识范围的缩小，运动或感觉功能的障碍，病人因而似乎取得了心理上的利益或象征性的价值。

癔症是在不良性格基础上，如易受暗示、喜欢夸张、感情用事、自我中心等性格特征，由于明显的精神因素或不良暗示的作用引起的暂时性大脑功能的障碍。

中医经典把类似歇斯底里的症状称为"奔豚"、"脏躁"、"厥证"、"梅核气"等。

(二) 临床症状

主要有两类症状：

1. 分离症状：对过去经历与当前环境和自我身份的认知完全或部分不相符合。

(1) 情感爆发：在精神刺激后以尽情发泄为特征，哭笑、狂怒、叫喊、吵骂、打人、伤己、毁物等，时而痛哭流涕，时而兴高采烈，时而又唱又舞。

(2) 意识障碍：意识朦胧状态或昏睡，后者呼之不应，推之不动，四肢发硬，僵卧于床，仅见眼睑颤动，或为癔症性木僵。前者情感丰富，表情生动，谈话常以歌谣式，说出的内容与精神创伤有关。有的病人出现附体体验。有的病人还会出现假性痴呆和童样痴呆，对提问作荒谬回答，或模仿儿童的言语、声调、动作，自称"小宝宝"，叫周围的人"叔叔"、"阿姨"。

(3) 遗忘症：患者不能回忆某一段生活经历，持续时间可长可短。

(4) 神游症：不仅记忆丧失，而且从原地出走，当发现时，则否认全部经历，甚至否认自己的身份。

(5) 睡行症：从睡眠中起来在外边走一圈，再关好门，上床入睡，次晨不能回忆。

2. 转换症状：由生活事件或处境引起情绪反应，接着出现躯体症状，一旦躯体症状出现，情绪反应便减退或消失。

(1) 感觉缺失（麻木）：在躯体上出现手套样、袜套样或者以体中线为界的半侧皮肤感觉缺失，但是如果把患者的眼睛蒙上，用针刺其麻木的部位，虽然无感觉，但刺完后立即让患者说出心里想到的第一个数字，则与针刺的数目相同；出现失明、弱视、同心性视野缩小、管窥等，但对光反射大都保存，步行时可以绕过障碍物；出现耳聋，但有时可在睡眠中被唤醒。

(2) 言语运动抑制：病人出现缄默症，不能用言语交流，可以用书写与人笔谈或借助手势；出现失音症，只能发出嘶哑或耳语般的声音，但是发音器官和声带功能完全正常。

(3) 瘫痪（运动麻痹）：比如偏瘫、截瘫或单瘫。但是肌腱反射和肌肉张力正常，但由于长期不用仍然可能出现肌肉废用性萎缩。

(4) 抽搐（痉挛发作）：表现为类似癫痫样的抽搐。发作时四肢抽动或挺直，两眼球上翻，伴有撕衣服、扯头发、捶胸、抓周围人，发出怪声，面部表情丰富，显然夸张做作，持续时间大大超过癫痫发作的时间。

（三）病因

1．生理因素：高级神经系统呈现敏感性和脆弱性，有遗传倾向。由于大脑皮质和第二信号系统功能相对减弱，致使其控制和调节的第一信号系统和皮质下部位功能相对增强，表现为形象思维突出，富于幻想性；理智活动能力相对减弱，富于暗示性。在相对强的刺激下，大脑皮质进入保护性抑制状态。

2．心理因素：癔症性人格富有情感性、富有暗示性、富有幻想性和自我中心。

3．社会因素：引起强烈消极情绪的事件和突发或持久的精神刺激，如人际压力、亲人亡故、家庭矛盾等导致的委屈、气愤、恐惧、忧虑、痛苦等均可致病。

（四）诊断要点

1．有心理社会因素作为诱因；

2．有下列情况之一，如癔症性遗忘、癔症性漫游、癔症性双重或多重人格、癔症性精神病、转换性运动和感觉障碍、其他癔症形式；

3．症状妨碍社会功能；

4．有充分根据排除器质性病变或依赖性物质所致的精神障碍。

（五）治疗

采用以心理治疗为中心的综合治疗，通过讲解疾病机制，矫治人格弱点，调整作息时间，减少人际冲突，以言语暗示为主，采用相应的药物、针刺、注射或理疗等辅助手段来加强暗示治疗的效果。

七、神经衰弱

（一）概述

神经衰弱的特征是易兴奋，易激惹，易疲劳，易衰竭，常有失眠、头痛、抑郁、注意力涣散、记忆力减退和情感脆弱等。"神经衰弱"一词由美国医生勃尔德于1869年首创。此病多发于青壮年，16~40岁多发，两性发病率无差别，以脑力劳动者、青年学生多见。

神经衰弱患者病情反复波动，固定持久，可迁延几年或数十年，预后一般良好。

国外已经废弃这一术语，选用心境抑郁性障碍，认为是一种情感障碍，特点是存在普遍的抑郁，对正常正当生活活动缺乏兴趣，时时处处有一种"沮丧"情绪，以躯体不适为主要表现的一组特殊抑郁症。我国大多数学者认为：该症诊断范围缩小，但疾病确实存在，目前不宜废弃。

（二）临床症状

1．兴奋性增高：感情控制能力降低，容易因一点小事引起强烈的情绪反应；感觉过敏，能感到头部血管搏动、心脏跳动、胃肠蠕动和怕光、怕声等；出现入睡困难、睡眠表浅、多梦、易惊醒、早醒等睡眠障碍。

2．衰竭性增强：注意力、记忆力、脑力、体力均出现减退，工作效率低下，情感反应强烈但不持久。

3．自主神经功能障碍：心悸、心慌、心跳、皮肤潮热多汗或手脚发凉；出气不畅、胸闷、气憋；食欲不振、消化不良、腹胀、腹泻、便秘；尿频、月经失调、遗精、早泄、阳痿等。

(三) 病因

1. 生物因素：高级神经活动超负荷。由于内抑制过程弱化，大脑兴奋和抑制过程不协调，不稳定。同时由于皮质功能弱化，造成对皮下自主神经中枢控制削弱，引起自主神经功能失调。

2. 社会因素：持续紧张和长期的内心冲突，如亲人亡故、学业压力过重、工作不顺心、人际关系不协调、家庭矛盾等。

3. 心理因素：性格特点偏于胆怯、自卑、敏感、多疑、依赖性强、缺乏自信；或者偏于主观、任性、急躁、好强、自制力差者。

(四) 诊断要点

除了符合神经症的诊断标准以外，至少具备以下症状中的3项：

1. 衰弱症状：脑力易疲劳，感到没有精神，自觉脑子迟钝，注意力不集中或不能持久，记忆力差，脑力易疲劳，效率显著下降，体力也易疲劳。

2. 情绪症状：烦恼、心情紧张而不能松弛、易激惹等，可有轻度焦虑或抑郁，但在病程中只占很少一部分时间。

3. 兴奋症状：容易兴奋，表现为回忆和联想增多且控制不住，伴有不快感，但没有言语运动增多。

4. 肌肉紧张性疼痛：紧张性头痛，肢体肌肉酸痛。

5. 睡眠障碍：如入睡困难，多梦，醒后感到不解乏，睡眠感丧失，睡眠觉醒节律紊乱。

(五) 治疗

可以用心理治疗，通过放松训练、体育锻炼来提高睡眠质量；去除精神压力，解除消极情绪；合理安排作息，注意用脑卫生；适当采用食补，补充大脑营养。

第五节 不良行为

一、酒瘾

饮酒可以带来欢愉，同时也带来一系列社会问题。从近几年国内的一些流行病学的调查结果来看，我国的酒精依赖已经成为一个严重的精神卫生问题。酒瘾，又称酒精依赖，是指由于长期饮酒导致的一种心理状态，一种非饮酒不可的强迫心理，可以连续或周期性出现，以体验酒对心理的效应，有时也为了清除无酒饮导致的不适感。

(一) 酒瘾的成因

1. 生物因素：酒瘾与遗传有关。研究发现：后代嗜酒与其亲生父母相关，而与寄养父母无关。嗜酒者的子女酒精中毒的发生率高于不嗜酒者子女的4～5倍。生化方面的证据表明，对酒的反应与体内的乙醛脱氢酶有关。此外有人认为，酗酒者的血小板单胺氧化酶活性较低是导致酒精滥用倾向的素质的组成部分。

疾患是造成酒瘾的重要原因。研究发现：在住院的酒精依赖患者中77%存在一种或多种精神疾病。60%的酒精中毒发生前患有原发性抑郁症。还有学者提出"嗜酒前人格"，患者表现为被动、依赖、自我中心、反社会行为、易生闷气、缺乏自尊以及对人疏远等人格特征。许多人认为酒精是良好的镇静剂，大量饮酒可以增加自尊，使男性觉得男子汉气概更浓，女性更具有女人味；还有人认为饮酒可以减少焦虑，所谓"借酒消愁"，这些往往成为人们饮酒的心理动因。

2. 社会因素：社会文化习俗对饮酒有明显影响。西方人常常在回家之后，工作之余空腹饮酒，以酒作为一般饮料招待客人。中国人在饮酒时讲究佐以菜肴，少量缓饮，因此酒精中毒的发生率远远低于欧美人。但近年来，由于受西方文化影响，人民生活日渐富裕，中国的酒消耗量增多，酒精依赖、酒精中毒的发病率明显上升。此外，酒精依赖与职业有一定关系，1989年我国的调查表明：重体力劳动者患病率最高，为68.89%；轻体力劳动者为33.25%；行政干部为4.91%；科技人员最低，为17.69%。

（二）酒瘾的危害

1. 对健康的影响：长期大量饮酒可以导致身体各方面的损害，可以引起消化系统的胃炎、胃及十二指肠溃疡、胃出血、酒精性肝炎、脂肪肝和肝硬化；可以增高喉癌、食管癌、肝癌、胰腺癌的危险率；可以引起神经系统的病变，如小脑病变、共济失调、双手震颤、脑梗死、癫痫、视神经病等；可以引起各种精神障碍，如焦虑、抑郁、躁狂、谵妄、幻觉、妄想、人格改变、记忆力下降、智力减退、痴呆等；酒精还会损害男女的生殖细胞，影响生育。

2. 对家庭的影响：酗酒可以导致高离婚率和分居率，造成家庭不睦，夫妻不和，婚姻破裂。酒精也是自杀的主要原因。研究发现：慢性酒精中毒的自杀率高于一般人的9~12倍。

3. 对社会的影响：酗酒与强奸、凶杀、虐待等暴力犯罪密切相关，与交通事故的高发也密切相关。同时酗酒还造成缺勤、劳动生产率下降。

（三）酒瘾的诊断

根据CCMD-2-R的诊断标准，除符合酒精所致精神障碍的诊断标准，有长期或反复饮酒历史，以及对酒有强烈渴求外，至少需要符合下述情况之一：①停止饮酒习惯后有肢体震颤、静坐不能、恶心、呕吐、大汗或易激惹等戒断症状；②继续饮酒可避免戒断症状出现，经常在清晨饮酒，或随身带酒频繁饮用；③多次试图戒酒失败；④对酒精产生耐受性，饮酒量增大；⑤为了饮酒而放弃其他娱乐活动或爱好。

（四）酒瘾的治疗

戒酒是针对酒瘾的治疗措施。由于酒精依赖者对酒有强烈的渴求和身体依赖，因此多数患者以住院戒酒为好。可以采用药物厌恶疗法，用吐根碱、阿扑吗啡和琥珀胆碱等厌恶药物。对于精神症状可以以相应的精神药物，如抗焦虑药、抗抑郁药等。由于酒瘾患者常伴有营养不良和维生素缺乏，因此，大量补充维生素B，补充营养，维持水电解质平衡等十分重要。

酒精依赖只要患者合作，住院几乎可以100%治好，难题是出院后的复发率很高，因此康复治疗非常重要。康复包括改善环境，消除不良刺激，鼓励患者参加各种社交和文体活动，以及参加戒酒组织和接受集体治疗，从而提高社会适应能力。

二、烟瘾

烟瘾，又称烟草依赖，是指过量吸烟或过分地依赖烟草，如果突然停用或减少用量，可以出现心绪恶劣、失眠、注意力不集中、坐立不安、心率减慢、食欲体重增加等症状。吸烟有害健康，这是人们的共识。世界卫生组织宣布在发达国家中，65岁以下的男性，90%的肺癌、75%的慢性支气管炎和肺气肿、25%的冠心病死亡是由于吸烟引起。我国1984年一项抽样调查50万人的资料显示：男性吸烟率15岁及以上者达60.01%，20岁及以上者达68.9%，30岁及以上者达75%。

（一）吸烟成瘾的原因

1. 生物因素：烟草烟雾中含有2000多种物质，其中尼古丁占全部生物碱的90%以上，是作用最强的生物碱，也是导致吸烟成瘾的重要原因之一。尼古丁既是兴奋剂，又是抗焦虑药，可以使人产生轻松愉快的感觉，尼古丁最大的危害性在于其成瘾性。长期吸入尼古丁，身体就习惯于血液内存在一定浓度的尼古丁；一旦血液中尼古丁浓度下降，就会渴望恢复，从而成瘾。

2. 心理因素：出于好奇心理、模仿心理、从众心理而吸烟是造成烟瘾的心理因素。

3. 社会因素：由于交际需要，将吸烟作为社交的一种媒介；由于学习、生活、工作压力，用吸烟来排解烦恼等是造成吸烟成瘾的社会因素。

（二）烟草依赖的评定

对于烟草依赖程度的评定，有人提出了如下评定方法（表4-3）。

表4-3　烟草依赖评定表

1. 起床后几分钟内吸烟？（若30分钟内为1分）
2. 图书馆等禁烟场所，不吸烟是否非常困难？（答"是"为1分）
3. 一天中哪一支烟最满足？（若为早晨的第一支烟为1分）
4. 一天中抽几支烟？（16~25支为1分，26支以上为2分）
5. 与其他时间相比，是否上午吸烟较多？（答"是"为1分）
6. 即使生病，几乎一整天都要卧床休息时，也要吸烟吗？（答"是"为1分）
7. 抽什么样的烟？（根据尼古丁含有量低、中、高，分别给1、2、3分）
8. 深吸的频度如何？（"有时"为1分，"经常"为2分）

此表对依赖度高者更有效，若评分大于6分提示为高度依赖。

（三）依赖的治疗

可以用特异性的药物治疗，如尼古丁口香糖、柠檬酸烟雾剂等可以帮助提高戒烟率。行为治疗用于戒烟以厌恶疗法多用，如以电击、催吐剂等来引起对吸烟的厌恶感。烟草依赖一般比较容易戒断，但是长期坚持却不容易。

三、药物依赖

药物依赖，又称药瘾、药物滥用、药物习惯性等；1964年WHO正式改用"药物依赖"。1974年WHO提出药物依赖的定义，认为药物依赖是一种强烈地渴求并反复使用药物，以取得快感或避免不愉快感为特点的一种精神和躯体病理状态。

（一）药物依赖的成因

1. 生物因素：受体学说认为，药物依赖的产生是由于人体内吗啡受体长期被外源性吗啡阻断，造成耐药性急剧增高所致；有研究认为是由于代谢耐药性和细胞耐药性所致；有研究认为是生物活性胺的作用所致。

2. 心理因素：发生药物依赖者往往有人格缺陷，这种"成瘾人格"表现为焦虑、紧张、欲望不满足、情感易冲动、自制能力差等特点。

3. 社会因素：社会和环境因素在药物依赖的蔓延中起重要作用。如我国在解放后短短3年时间内就控制了鸦片问题；而近些年来由于国际贩毒组织把我国作为贩毒的过境通道，我国的吸毒、贩毒的人数也在不断增加。此外，度冷丁、吗啡、地西泮等长期使用也可以造成医源性的药物依赖。

（二）几种常见的药物依赖

WHO将常见的成瘾药物分成以下几类，其特点见表4-4。

表4-4　　　　　　　　　　依赖药物的类型及特点

依赖类型	精神依赖	躯体依赖	耐药性	危害性	同类药物
吗啡型	强	强	强	强	海洛因、鸦片、吗啡、度冷丁
巴比妥型	较强	强	较强	较强	酒类以及各种催眠剂和抗焦虑药
可卡因型	强	不明显	不明显	无	Coca叶、可卡因
大麻型	较强	不明显	不明显	无	印度大麻、北美大麻
苯丙胺型	强	次强	强	较强	苯丙胺、右旋异苯丙胺
Khat型	较强	不明显	不明显	不确定	卡塔叶及其制剂
致幻剂型	较强	不明显	较强	较强	LSD-25及其制剂、南美仙人掌毒碱

（三）治疗

由于患者对依赖药物的强烈渴求，以致无法摆脱；因此戒除应在住院条件下进行，以保证治疗成功。可以采用药物剂量递减法治疗，如对海洛因成瘾者的美沙酮替代戒断法。也有用快速戒断法，即俗称的冷火鸡疗法。一般采用综合治疗，尤其在康复期运用心理治疗，如行为治疗、家庭治疗、集体治疗等有利于巩固疗效。

四、过食

饮食是人类与生俱来的行为之一，饮食行为除了受控于下丘脑的摄食中枢以外，还受到社会生活以及文化习俗观念的深刻影响。在一般生活条件下，由于进食热量超过人体的消耗量，引起体内脂肪积聚过多，造成肥胖的行为称为过食。一般认为超过标准体重10%为超重，超过20%为肥胖。其中超过20%为轻度肥胖，超过30%为中度肥胖，超过50%为重度肥胖。

（一）过食的成因

1. 生物因素：肥胖有明显的遗传倾向，研究发现：父母均肥胖者，2/3的子代出现肥胖，且同卵双生子的同病率较高。大脑在进食行为中起着重要作用，"饥饿中枢"和"摄食中枢"位于下丘脑腹内侧区,两者在形态学上无严格定位区分,如果"摄食中枢"功能亢进,则会产生过食,损毁这一脑区也会产生过度摄食并导致肥胖。此外,物质代谢和内分泌紊乱也可以导致过食。

2. 心理因素:情绪障碍直接影响过食行为,由于亲人亡故、工作压力、人际矛盾等造成情绪创伤,人们借过食来抵消消极情绪;童年生活过程中养成的过度饱食、运动不足的生活习惯也是造成过食的原因之一。从个性特征分析,过食者往往具有安静少动、与人交往少、不合群、内向、抑郁、自卑等特征。

3. 社会因素:过食者的父母大多以胃口好,肥胖为健康标准,鼓励子女的过食行为。过食者多追求高营养,喜欢精食、甜食、饱食,常常生活无规律,缺乏运动,体力活动不足。

(二) 治疗

1. 心理治疗:采用支持性心理治疗,向患者说明病情,帮助患者消除社会应激,疏导不良情绪,鼓励患者多活动,少进食,增强减肥信心,消除自卑感。进行行为治疗,制定科学的饮食方案,平衡膳食结构,安排体育锻炼;通过奖励、表扬等强化其良好的饮食和运动行为;采用厌恶治疗消除其不良的行为习惯,塑造健康的进食行为。

2. 药物辅助治疗:用药物帮助控制饮食,能起到一定的作用。一般服用氟苯丙胺或右旋苯丙胺来抑制食欲。

自学指导

【重点难点】

1. 心理障碍的定义:心理障碍是指不同种类的认知、情绪情感、意志及行为异常的总称。
2. 心理障碍的判断标准:经验标准;社会适应标准;医学标准;统计学标准。
3. 心理障碍的成因:生物因素;心理因素;社会因素。
4. 性心理障碍的种类:性功能障碍和性变态。性变态的种类:同性恋,恋童癖,恋物癖,异装癖,露阴癖,窥阴癖,色情狂,施虐癖,受虐癖,易性癖等。
5. 神经症性障碍:神经症性障碍是由于各种精神因素引起高级神经活动的过度紧张,致使大脑功能活动暂时失调而造成的一组疾病的总称。包括焦虑症,抑郁症,强迫症,恐怖症,疑病症,癔症,神经衰弱等。要求了解各种神经症的临床特征、诊断要点、治疗方法。

【复习思考题】

1. 什么是心理障碍?其判断标准是什么?
2. 试述导致心理障碍的有关因素。
3. 试述人格障碍的概念、类型及特点。
4. 列举性心理障碍及性变态的种类。

5. 列举几种主要的神经症,分别说明其诊断要点和治疗方法。
6. 列举几种不良行为,分别说明其成因和矫正方法。

(章震宇　朱志珍)

第五章 临床心理评估

【目的要求】
1. 掌握临床心理评估的概念、目的、评估者的条件及职业道德。
2. 了解心理测验的概念、基本要求和种类。
3. 掌握智商的分级及意义;区别智商和离差智商。
4. 了解艾森克人格测验结果的评价。
5. 熟悉临床评定量表 SDS、SAS 的评分方法和测试结果的意义;了解临床评定量表 SCL-90 结果的含义。
6. 了解心理测验在临床实践中的用途。

【自学时数】
8 课时。

临床心理评估是心理学的研究方法之一,它是将心理过程和人格这些心理现象用客观的方法描述出来。在临床中最常用的心理评估是心理测验。心理测验作为一种评估技术,能给人的心理行为作定量评价,因此,在临床诊断中有其特殊的地位和价值。它在临床上协助诊断指导治疗、在科研上收集资料检验假设、在管理上选拔人才指导就业等方面有着广泛的用途。本章除了介绍临床心理评估的基本理论、方法、用途、要求和种类外,还具体介绍临床上常用的智力评估、人格评估和临床心理评定量表。

第一节 概 述

一、临床心理评估的概念

心理过程和人格这些心理现象,都可用一些方法来作客观的描述。这些方法包括观察、会谈和心理测查等,其中每一种可单独也可综合用作描述心理现象的手段。在运用多种手段从各个方面所获得的信息来对某一心理现象作全面、系统和深入的客观描述时,称为心理评估。心理评估技术可为研究、了解心理现象的不同目的而使用,当为临床医学目的所用时,便称为临床心理评估。

二、临床心理评估的目的

在实践中不同的申请者其评估的目的有所不同,主要用于:

1. 单独和协同作出心理和医学诊断（医生、心理学家和来访者）；
2. 进行临床干预前能提供病人的基础信息（医生）；
3. 计划和指导心理治疗（临床心理学家）；
4. 指导就业或选拔人才（咨询工作者、学校、有关部门等）；
5. 科学研究（科学研究人员）；
6. 人格、能力及精神鉴定（公安、司法部门）；
7. 优生优育提高人口素质（计划生育部门）。

三、临床心理评估的方法

心理评估常用的方法：

（一）调查法

调查法包括历史调查和现状调查两个方面。历史调查主要包括档案、文献资料及向了解被评估者过去经历的人调查有关情况。现状调查主要围绕与当前问题有关的内容进行。调查对象包括被评估本人及其周围的知情人。调查方式除一般询问外，还可采用调查表的形式进行。

（二）观察方法

观察是获得信息的最常用的手段，观察可以在自然情况下进行，也可在有控制的环境下进行。前者指在自然情境中（如家庭、学校、幼儿园或工作环境），被评估者的行为不受观察者干扰，按照其本来方式和目标进行所得到的观察。后者指在经过预先设置的情境中所进行的观察。

（三）会谈法

会谈法也称"交谈法"、"晤谈法"等。其基本形式是一种面对面的语言交流，会谈的形式包括自由式会谈和结构式会谈。前者的谈话是开放式的，气氛比较轻松，被评估者较少受到约束。后者根据特定目的预先设定好一定的结构和程序，谈话内容有所限定，效率较高。

（四）心理测验法

在心理评估中，心理测验占有十分重要的地位，心理测验使用的各种工具称为量表。并且心理测验的编制是采用标准化、数量化的原则，通过行为样本的测试和统计处理形成常模，测验所得到的结果可以参照常模进行比较，避免了一些主观因素的影响。

四、对评估者的要求

（一）专业知识

目前，许多国家对心理学工作者已有严格的培训制度和专业上岗资格认可的制度。我国对心理工作者的培训和管理的制度也逐步走向成熟和完善。作为一个心理学工作者或一个具体测验的主试，必须经过正规的心理学理论学习和心理测量的专业训练，具备心理学的专业知识、心理评估和心理测量学方面的专业知识以及有关技术的专门训练，通过一定时期的测验实践，才能具备某种资格。

（二）心理素质

良好的心理评估者要具备适合本工作的一些心理品质，如敏锐的观察能力，善解人意，稳定的情绪，健康的人格，乐于与人交往，尊重人，有耐心和通情等。

(三) 建立良好的协调关系

在心理评估中，良好的协调关系指的是评估者努力设法引起被评估者对评估的内容或测验的项目感兴趣，取得他们的合作，并保证他们能按照评估或测验指导语行事。这种关系是相互信任、尊重、合作的一种关系。评估者应以诚恳、平等、尊重被评估者权力和人格，消除顾虑，鼓励他们努力完成评估或测验，对评估的内容根据被评估者所经历的、感觉的和所思考的如实反映给评估者。通过被评估使其更加了解自己，也让医生了解被评估者的病情和心理特点。

(四) 职业道德

1. 应严肃对待心理评估工作：心理评估是一项严肃而细致的工作。在进行评估的过程中，忽略任何一个环节都会导致评估的失败。尤其在心理测验的实施中，应按照标准化手续来实测；不做任何暗示；记录所有不寻常的评估情况；在解释评估结果时把这些情况考虑在内。

2. 对评估和测验内容的保护：进行心理测验评估时，测验项目的内容在测验前不能让被评估者知道，否则反映不了真正的心理功能。测验工具不可随意买卖，更不允许在出版物上公开发表。其目的，一是保护测量材料不致扩散，二是避免测验的滥用影响测验结果的真实性。

3. 对被评估者利益的保护：评估者充分尊重被评估者的人格，与被评估者处于平等地位。在实验报告、提供证词、回答有关机构的查询等场合，对被评估者个人隐私和测验结果保密，保护他们的合法权益不受损害。

第二节 心理测验

一、心理测验的定义

心理测验是根据客观的标准化了的程序来测量个体的某种行为，以判定个别差异的工具。

测验就是用数学方法依照一定的法则对事物的属性进行描述，即数量化的过程。测验主要是为了取得事物的量，便于对事物进行比较、鉴别和评估。例如，为了鉴别某物的长度，便使用尺码来测量。要鉴别某物的重量，便用衡器来测量。对于血压，可用水银柱的高度来表示。这些都是物理或生理现象的数量化。心理现象和物理、生理现象一样，是客观存在的，也可以用数量化的分析。为了使心理现象数量化，用分数或等级对人们的心理行为进行描述，其结果是给人的心理行为一个量化的数值。

二、心理测验的基本要求

一个有效的心理测验，都必须具备以下几个基本要求：

(一) 效度

效度是指一个测验工具能够测量出其所要测东西的真实程度。它反映工具的有效性、正确性。效度是科学测验工具最重要的必备条件。一个测验若无效度，则无论具有其他任何条件都是无意义的。

（二）信度

信度是指一个测验工具在对同一对象的几次测验中所得结果的一致程度。它反映工具的可靠性和稳定性。在相同情况下，同一受试者在几次测验中所得成绩变化不大，便说明该测验工具性能稳定，信度高。

（三）常模

为了对个别测验结果进行正确的评定，必须与客观的标准比较后才能作出判断，这种标准称为常模。常模是正常样本的平均值水平。

由于人的心理现象较生理活动更为复杂，所受影响因素更多，所以每一心理测验工具都要建立自己的常模，甚至同一量表在不同国家、地区应用或随着时代的变迁，都要重新修订、建立新的常模。

（四）标准化

心理测验的目的是为了准确估计受试者的心理特征，这就需要控制测量误差。控制测量误差的重要手段是测验情境对所有人都是相似的。这种控制的方法称为标准化。标准化有很多方面，其中最重要的是要求每一个受试者给予相同的题目、相同的实测条件、相同的记分方法。如果测验是非标准化的，受试者的测验分数将不能相互比较。

三、心理测验的种类

现在国内外流行的各种心理测验量表很多。据统计，仅以英语发表的就已超过 5000 种之多。而且每年几乎都有新的量表出现，其中，有许多因过时而废弃不用；有许多本来就流行不广，鲜为人知；有一部分测验因应用广泛经过一再修改，并为许多国家译制使用。尽管心理测验的种类繁多，但可以从不同的角度将其归纳为几种类型。

（一）以测验功能归类

1. 智力测验：智力测验以评估智力水平为目的，应用于儿童智力发育情况的鉴定及脑器质性损害及退行性病变的诊断参考；还可用于某些精神疾病的诊断参考；此外也有作为特殊教育或择业时的咨询参考。临床常用的有比奈（A.Binet）-西蒙（T.Simon）智力量表；韦克斯勒（D.Wechsler）（幼儿、儿童、成人）三套智力量表。

2. 人格测验：人格测验以检测人格为目的。常用的明尼苏达多项人格调查（MMPI）；艾森克（H. J. Eysenck）人格问卷（EPQ）；卡特尔（R. B. Cattell）16 种个性因素（16PF）；洛夏（H. Rorschach）墨迹测验；主题统觉测验等。这些测验在临床上应用非常广泛，多用于某些心理障碍病人的诊断和病情预后的参考，也用于科研和心理咨询对人的评价等。

3. 神经心理学测验：神经心理学测验主要包括一些能力测验，如感知运动测验、记忆测验、联想思维测验等。还有一些成套测验，以 H-R 神经心理学测验为代表。这些测验可用于脑器质性损害的辅助诊断和对脑与行为的关系的研究。

4. 临床评定量表：临床评定量表为一大类的心理测量，其目的是评定临床症状，为精神病学家、心理学家、医生以及其他专业人员使用。这类量表数量很多，用途很广。由于采用了计算机软件，使用更简便，分析迅速准确。我国目前常用的有：90 项症状量表（SCL-

90)、焦虑、抑郁情绪测定量表、心身健康调查表等。可作为一些疾病的诊断参考和科研的因素指标。

（二）以测验材料的方法归类

1. 问卷法：此类测验一般采用文字材料，以回答问题的形式让受试者作出倾向性的答案。这种方法的结果评分容易，常用的有明尼苏达多项人格调查（MMPI）；艾森克人格问卷（EPQ）；卡特尔16种个性因素（16PF）等。

2. 作业法：测验形式是非文字材料，让受试者在规定时间内进行实际操作。多用于测验感知觉和运动等操作能力。对于婴幼儿和受文化教育因素限制的受试者。

3. 投射法：将一些无严谨的结构，如无主题的墨迹、图画或一句不完整的句子，要求受试者根据自己的理解、想象或感受加以填补，使之有结构、有意义。在此过程受试者将其思想、感情和经验投射到他叙述的内容中，测试者借以分析，归纳出受试者的主观体验、情绪倾向、内心冲突。投射法常用于测量人格，如洛夏墨迹测验（图5-1）；主题统觉测验等。

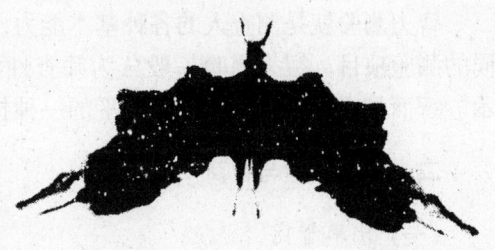

图 5-1　洛夏测验墨迹图

（三）其他分类

根据一次测验的人数，可分为个别测验和团体测验。根据沟通方式，可分为言语测验和非言语测验（或称操作测验）等。

四、正确对待心理测验

心理测验是心理学的一种方法，一个测验包括三个过程：慎重选择测验工具，规范化的实测和记分，正确解释测验结果。这三个环节都必须由合格的测试者进行，才能取得科学的结果。因此在使用中应注意：

（一）实事求是对待测验技术

心理测验技术是一门正在发展中的技术。在这个领域中的某些分支确已比较成熟，但总的来说，发展还是不平衡。在使用心理测验技术时，既要严肃认真，又不能求全责备。

（二）正确使用心理测验提供的信息

心理测验可为临床工作提供一些有用的信息，但不能机械地依赖这些信息、测验结果。多么有效的测验提供的信息也是有限的，所以要强调全面评估。

第三节　智力评估

智力评估在临床工作中最为常用。有一般智力评估和特殊才能评估，正常时的智力评估和病理时的智力评估。临床上多用个别评估，教育和某些研究可用团体评估。

一、智力的定义

智力一词应用广泛,但因不同的心理学家对智力的认识有很大出入,到目前尚无一个公认的标准定义,所以智力测量的编制在结构方面也不相同。目前许多学者认为智力是一种潜在的、非单一的能力,它是一种知觉、记忆、分析、推理和理解信息以及应付新情况和解决问题的复杂的综合能力。其核心是人的抽象思维能力和创造性解决问题的能力。智力与人的先天遗传因素有关,它在发展过程中可由于环境和学习的影响而促进和延缓,它也与人的生长、发育以及成熟、衰老等生理状况关系密切。

智力测验就是测查人的各种基本能力,它是由编制者根据智力概念和智力理论来选择不同的测验项目。智力测验一般分为筛查性测验和诊断性测验。测验的结果往往以智商来表示。智商是衡量个体智力发展水平的一种指标。

二、智力测验与智商

(一) 比率智商

1916年美国斯坦福大学的特曼(L.M.Terman)修订了比奈-西蒙量表,称为斯坦福-比奈量表。其量表最大的改变是采用智力商数简称智商(IQ),以 IQ 表示智力的相对水平。IQ 是一个人心理年龄与实际年龄的比值,是比率智商。

比率智商的计算公式:**IQ = MA/CA × 100**

公式中 MA 为智力年龄,指某一儿童智力所达到的水平,或者说,他在这一智力测验上取得的成绩。CA 为实际年龄,是这儿童从出生到测验时的年龄。

一个人的智力越是优秀(与他年龄相比),他的 IQ 就越高。例如,某一儿童 MA 为 8,CA 为 9,那么他的 IQ 为 88.9,说明该儿童比同龄儿童的平均智力低。而另一儿童 MA 为 9,CA 为 8,那么他的 IQ 为 112.5,说明该儿童比同龄儿童的平均智力高。

比率智商是建立于智力水平与年龄成正比的假说基础上。这在一定范围内是合适的,但智力年龄并不是与年俱增,特别是到了一定年龄便停止发展,呈平台状态。年龄再加大,智力便下降,这样就会降低智力商数,而不能正确地反映出实际的智力水平。所以有学者提出将公式中的实际年龄限制在15~16岁。为了解决上述问题,韦克斯勒提出另一种智商计算法。这一智商的计算特点是放弃了智力年龄的概念,仍保留着智商的概念,不过已不是比率智商而是采用离差智商。

(二) 离差智商

离差智商是用统计的标准分来计算智商。是将一个人的智力成绩与同年龄组被试的成绩比较而得出相对分数。

离差智商的公式为:**离差智商 = 100 + 15(X - M)/SD**

公式中 X - M/SD 是标准分(Z)公式。M 为样本成绩的均数,SD 为样本成绩的标准差,X 为该受试者的成绩。如 M = X,那么 Z = 0。为了不让平均智力为 0,故升值到 100,所以在 Z 分上加了 100,同时使每一个 Z 分都升值为 15,于是成了上述离差智商公式。这一智商计算方法克服了上述比率智商计算方法受年龄限制的缺点,所以成为现在通用的智商计算方法。

三、智商分级及其意义

智力水平如用智力量表测出的智商值来分级,与样本均数相比,智商在平均数(100)左右一个标准差(15)范围内(85～115分)的,为平常智力。高于平常1～2个标准差,范围为(115～130分)的,为高常智力。高2个标准差以上(130分以上)的,为超常智力。在平均数以下1～2个标准差(70～85分)的称边界。在2个标准差以下(70分以下)的称为智力低下。智力低下这一范围又分轻度(70～55分)、中度(55～40分)、重度(40～25分)和极重度(25分以下)四级(表5-1)。

表5-1　　　　　　　　　　　　韦氏智商的分等和百分数表

智商	分等	理论百分数	实际百分数
130以上	非常优秀	2.2	2.3
120～129	优秀	6.7	7.4
110～119	中上(聪明)	16.1	16.5
90～109	中等	50.0	49.4
80～89	中下(迟钝)	16.1	16.2
70～79	临界状态	6.7	
69以下	智力缺陷	2.2	

从大量的测验统计分析来看,人们的智商是按照常态曲线分布的(图5-2)。大多数人的智商是在90～110,110～120的也比较多,120～130的比较少,130以上的很少。同样,80～90的也比较多,70～80的也比较少,70以下的很少。

四、智力量表

韦克斯勒智力量表(韦氏智力量表)与

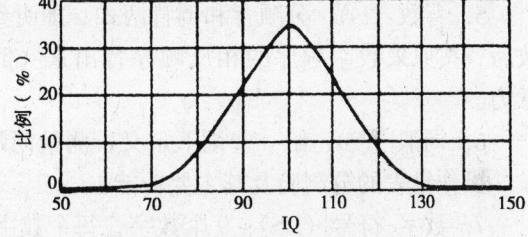

图5-2　智商常态分布曲线

比奈量表是代表智力评估中的两种主要类型。韦克斯勒量表的主要特点是在一个量表中包括若干智力测验,称为分测验,并经标准化,为个别测验。每一个分测验集中测量一种智力功能。而比奈量表则是将测查各智力功能的测验项目混合排列。两种类型各有所长。国际通用的智力量表,有比奈智力量表(Binet Scale,B-S)、韦克斯勒智力量表(Wechsler Scale,W-S)和Kaufman儿童能力成套智力测验(K-ABC)等,在临床医学中用得最多的是韦克斯勒智力量表。因此也重点介绍韦克斯勒智力量表,对比奈智力量表和儿童能力成套智力测验只做简单介绍。

(一)韦克斯勒智力量表

韦克斯勒把智力定义为"智力是个人行为有目的、思维合理、应付环境有效的一种聚集的或全面的才能。所以说全面,是因为人类行为是以整体为特征;所以说聚集,是因为是由诸要素或诸能力所构成。这些诸要素或诸能力虽非完全独立,但彼此之间有质的区别"(1939年)。因此,他在设计测验结构时,分成一些分测验来测量各种智力能力。

韦克斯勒智力量表是以1939年发表的韦克斯勒-贝勒维智力量表为基础,经多次修订而成。由于韦氏智力量表的某些内容不适合我国的社会文化背景，我国心理工作者付出了辛勤的劳动。除测验原则、程序、方法按照原量表精神外，在某些分测验和项目上作了必要的修改，各修订本的修改幅度不同。目前，我国修订的韦氏智力量表并具有全国常模的有：韦氏成人智力量表（WAIS-R，分城市版和农村版，适用于16岁以上成人）；韦氏儿童智力量表（WISC-R，适用于6～16岁儿童），韦氏学前和初级小学儿童智力量表（WPPSI，分城市版和农村版，适用于4～6岁的幼儿）。在此只以韦氏成人智力量表（WAIS）为例作些介绍。

韦氏成人智力量表，中国修订本称"中国修订韦氏成人智力量表"（WAIS-RC）。该量表的结构：全量表含11个分测验，其中6个分测验组成言语量表，5个分测验组成操作量表。根据测验结果，按常模换算出三个智商，即全量表智商（FIQ）、言语智商（VIQ）和操作智商（PIQ）。WISC及WPPSI的结构除分量表所包括的分测验有数目不同外，其余均相同。

言语量表的分测验及其主要功能：

1. 知识（I）：由一些常识问题（包括历史、天文、地理、文学、自然等）组成，可测量知识及兴趣范围和长时记忆。

2. 领悟（C）：由一些有关社会价值观念、社会习俗和法规理由等问题所组成，可测量对社会适应程度，尤其是对伦理道德的判断能力。

3. 算术（A）：由一些心算题组成。可测量对数的概念和操作（加、减、乘、除）能力，同时可测量注意力，以及解决问题的能力。

4. 相似性（S）：找出两物（名词）的共性。用来测量抽象和概括能力。

5. 背数（D）：分顺背和倒背两式。即听到一读数后立即照样背出来（顺背）和听到读数后，按原来数字顺序的相反顺序背出来（倒背）。根据背数的长度可测量短时记忆和注意力。

6. 词汇（V）：给一些词下定义，测量词语理解和表达能力。

操作量表的分测验及其主要功能：

7. 数字-符号（DS）：9个数字，每个数字下面有一个规定的符号（图5-3）。要求按此规定填一些数字下面所缺的符号。可测量"手-眼"协调、注意集中和操作速度能力。

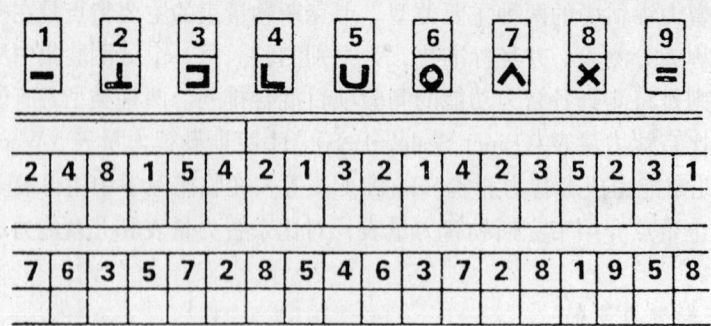

图5-3 数字-符号测验图例

8. 填图（PC）：设计一系列图片，每图缺一个不可少的部件，要求说明所缺部件名称和指出所缺部件（图5-4）。可测量视觉辨别力，对构成物体要素的认识能力，以及扫视后迅速抓住缺点的能力。

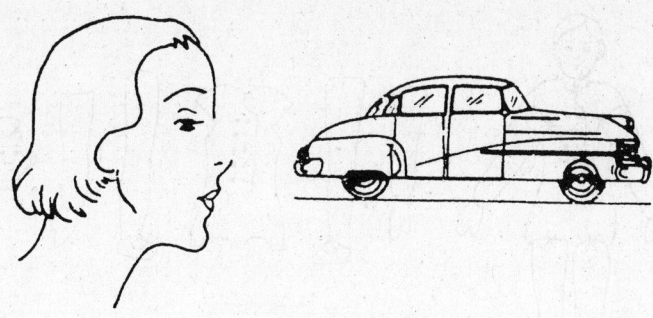

图 5-4 填图测验图例

9. 积木图案（BD）：用红白两色的立方体复制平面图案（图 5-5）。可测量空间知觉、视觉分析综合能力。

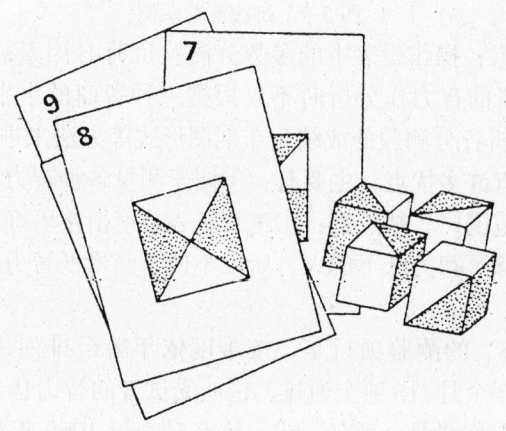

图 5-5 积木图案测验图例

10. 图片排列（PA）：调整无秩序的图片成有意义的系列（图 5-6）。测量逻辑联想、部分与整体关系观念、以及思维的灵活性。

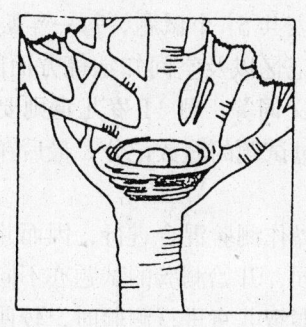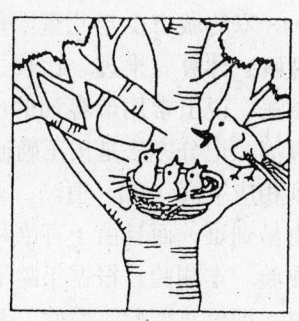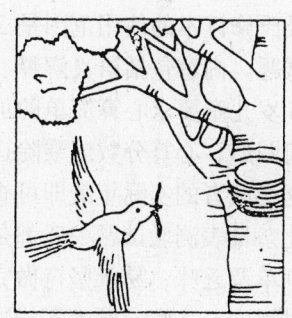

图 5-6 图片排列测验图例

11. 拼物（OA）：将一物的碎片复原（图 5-7）。测量想像力、抓住线索的能力以及"手-眼"协调能力。

从各分量表和分测验得到的三种智商，其中 FIQ 可代表受试者的总智力水平，VIQ 代表言语智力水平，PIQ 代表操作智力水平。因素分析结果，这些分测验负荷三种主要智力因素，即 A（言语理解）因素，B（知觉组织）因素和 C（记忆／注意）因素。在言语量表中

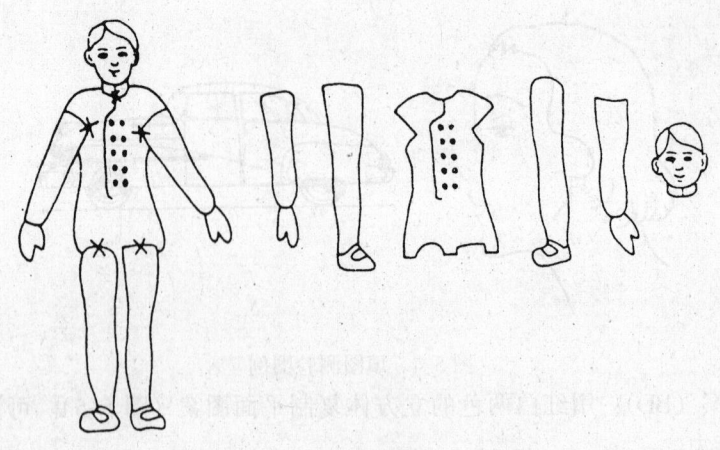

图 5-7 拼物测验图例

的多数分测验负荷 A 因素；操作量表中的多数分测验负荷 B 因素；C 因素则为 A、D 和 DS 分测验所负荷。对受试者的智力作分析时不仅根据三种智商的水平，而且还要用比较 VIQ 与 PIQ 的关系，以及分析各分测验的成绩分布剖图形式等方法来进行。

韦克斯勒智力量表有许多优点，主要有：①便于测量各种智力因素；②测验的年龄覆盖范围大；③测量的智力范围广。缺点是：①三套量表难度衔接不好；②分测验中有些起点偏高，可能由于取样时排除了智力低下的人，所以不便于测量低智力的受试者。

（二）比奈智力量表

比奈智力量表（B-S）的测验项目是，按难度依年龄组排列，每一年龄组包括 6 个项目，每通过一项计月龄 2 个月，6 项全通过，说明受试者的智力达到了这个年龄水平。这种项目排列法心理测量学上称"混合列车"式。比奈量表于 1960 年将比率智商计算法改为离差智商计算法，同时也将项目的混合列车排列，改为"专列"式排列，即仿 W-S 方式，将功能相同的项目集中成分测验。我国不少地区应用的"中国-比奈量表"由吴天敏 1981 年第三次修订。

吴氏修订本的使用范围是 2~18 岁的城市少年儿童。量表共 51 个试题，每一年龄段有三个试题。内容包括语义解释、理解、计算、推理、比较、记忆以及空间知觉等方面能力，如测 6 岁儿童要求心算简单的加减法、说出常用形容词的反义词等；测 11 岁儿童则要求分割几何图形、心算分数或乘除运算等，记分方法是按正确通过试题的题数记分，最后在附表中根据受试者的实际年龄即可查到相应智商（IQ）值。

比奈量表测验试题一般都是由易到难，而且由于言语和操作测验混合进行，因而儿童不易感到单调乏味，易于坚持做完测验。本测验是根据年龄不同，开始测验的试题亦不同。在测验过程中，连续 5 题都不能通过，即停止测验。因此，对弱智儿童进行测验时，较使用韦氏量表省时。此量表在教育上使用较多，临床使用较少。

第四节 人格评估

一、人格评估的概念

人格评估是对人格特点的揭示和描述，主要涉及情感或行为的非智力方面，通常包括气质或性格类型的特点、情绪状态、人际关系、动机、兴趣和态度等。

人格一词迄今没有统一的定义，有人将其等同于个性，也有人从道德意义上评价人格。大多心理学的书籍将其定义为"个体独特的，持久的心理或行为特征的综合"。由于不同学派关于人格结构的分类不同，因此人格测验和评估的方法各异。目前最常用的人格测验是问卷法和投射法。明尼苏达多项人格调查表、艾森克人格问卷和卡特尔16种个性因素测验等属于问卷法；洛夏墨迹测验和主题统觉测验等属于投射法。

人格测验不仅用于临床医学方面，而且广泛用于其他领域，如教育学、人类学、社会学和司法等。临床上的应用主要在以下三个方面：

1. 协助诊断：常用于精神病学和心理学临床。
2. 咨询或心理治疗：常用来获得来访者或病人的人格信息，有针对性咨询或心理治疗。
3. 科学研究：如研究人格与疾病的关系。

二、艾森克人格问卷（EPQ）

艾森克人格问卷是由英国心理学家艾森克教授及其夫人于1952年编制的。该量表是目前国际上广泛采用的个性量表之一，测试时让被试根据自己的情况回答，然后分别纳入四个量表即P、E、N、L统计得分，P、E、N分别为艾森克人格理论中关于人格结构的三个维度，L是一个附加量表，分别叙述如下：

P. 精神质：精神病倾向量表，它在所有人身上都存在，只是程度不同。分数高者孤独、不关心他人，社会适应差，行为古怪，常寻衅搅扰。P分低的无上述情况。

E. 外向-内向：分数越高表示人格越外向，好交际、喜欢热闹的场合、渴望刺激和冒险、情绪易冲动。分数越低越内向，沉静、不合群、富于内省、生活和工作严谨而有规律。

N. 神经质：情绪稳定量表，分数高表示焦虑、紧张、易怒，可伴有抑郁、情绪易激惹而不稳定，甚至出现不理智的行为。分数低表示情绪反应缓慢而平稳，不易激惹。

L. 掩饰量表：测定掩饰、自我保护程度及纯朴性社会成熟水平。同时，它本身也代表一种稳定的人格倾向。如果L分过高，提示测量的可靠性较差。

三、洛夏墨迹测验

洛夏测验是人格投射法，由瑞士精神病学家Rorschach于1921年以心理诊断学为标题出版。在他偶然将滴上墨迹纸对折再打开时，纸上就有浓淡不同、完全对称、但都毫无意义与内容的墨迹图。当他把图给病人看后，发现其反映不一。于是设想用它作为了解精神病本质的一种手段。

洛夏测验是从成千张墨迹图选定 10 张图片，作为刺激材料沿用至今（图 5-1）。测验时给被试依次看每张图，问：你看到什么？这可能是什么？这使你想起了什么？让他自由回答，最后依记分系统评分和解释。

四、主题统觉测验

主题统觉测验在临床上不能作为诊断测验，只能用来研究人的动机和人格。统觉意味着知觉和个人经验加以解释。主题统觉测验就是运用统觉的特点，选择 30 张人物图片，其中一张为空白片，让受试者以图片的内容为主题，凭个人的想象编故事。图片上的人物关系及其所处背景的含义都十分模糊、隐晦，致使被试在编故事时，不自觉地把自己内心的冲突和欲望等穿插在故事的情节中宣泄出来，即把个人的心理历程投射在故事之中。主试从分析故事情节，对被试的人格进行定性研究，是一种人格投射法。

第五节 临床心理评定量表

心理评定是对自己主观感受和对他人行为的客观观察作出分级或量化评定的过程。心理评定用的工具是评定量表。心理评定量表一般内容较短，条目简单，回答采用有或无（是或否）或等级，等级一般分为 3~5 级，少数可分为 7、8 级。因此结果分析很简便，对评定人的要求一般不如做某些心理测验那样的严格训练和资格限制。然而评定量表的编制要求仍然非常严格，特别是量表中的用词（包括科学术语）要概念明确，答卷中用作选择的等级描述清楚易懂，等级差异鲜明。

临床评定量表的用途很广，主要用于病理现象的筛查（流行病学调查）、症状程度的描述、协助诊断、疗效观察和追踪观察等一些方面。据统计，目前临床评定量表已有数百种，在我国临床常用的有：抑郁自评量表（SDS）、焦虑自评量表（SAS）、90 项症状自评量表（SCL-90）、临床疗效总评量表、A 型行为类型评定量表等。在此我们主要介绍常用的 SDS、SAS。

一、Zung 抑郁自评量表（SDS）

（一）简介

SDS 于 1965 年编制。量表包含 20 个项目，分四级评分，其中有 10 项反评题，适合用于有抑郁症的成年人。特点是使用简便，能相当直观地反映病人抑郁的主观感受。使用者也不需经特殊训练。特别适用于综合医院以发现抑郁症病人。目前多用于病人的筛选、情绪状态评定以及流行病学调查、科研等。

（二）内容（见表 5-2）

（三）评分方法

每个项目均按 1、2、3、4 四级评分，在开始评定前工作人员告诉病人仔细阅读每一条项目，把意思弄明白，然后根据最近一星期的实际情况，在适当的数字划一个（√）。

病人自评完后计算各项目累计分。抑郁严重度指数按下列公式计算：**抑郁严重度指数 = 各**

项目累计分/80（最高总分）。指数范围为 0.25～1.0，指数越高，抑郁程度越重。

表 5-2　　　　　　　　　　　　Zung 抑郁自评量表（SDS）

姓名　　　　性别　　　　年龄　　　　文化　　　　职业
编号　　　　诊断　　　　评定日期　　　　　　　第　　次评定

填表注意事项：下面有 20 条文字，请仔细阅读每一条，把意思弄明白。然后根据您最近一星期的实际情况在右侧相对应的适当数字上划一个√。

	没有或很少时间	少部分时间	相当多时间	绝大部分或全部时间
1. 我感到情绪沮丧，郁闷	1	2	3	4
2. 我觉得一天之中早晨最好	4	3	2	1
3. 我要哭或想哭	1	2	3	4
4. 我晚上睡眠不好	1	2	3	4
5. 我吃饭跟平常一样多	4	3	2	1
6. 我与异性密切接触时和以往一样感到愉快	4	3	2	1
7. 我发觉我的体重在下降	1	2	3	4
8. 我有便秘的苦恼	1	2	3	4
9. 我心跳比平时快	1	2	3	4
10. 我无缘无故地感到疲乏	1	2	3	4
11. 我的头脑跟往常一样清楚	4	3	2	1
12. 我做事情像往常一样不感到困难	4	3	2	1
13. 我觉得不安而平静不下来	1	2	3	4
14. 我对将来抱有希望	4	3	2	1
15. 我比平常容易生气激动	1	2	3	4
16. 我觉得作出决定是容易的	4	3	2	1
17. 我觉得自己是个有用的人，有人需要我	4	3	2	1
18. 我的生活过得很有意思	4	3	2	1
19. 我认为如果我死了别人会生活得好些	1	2	3	4
20. 平常感兴趣的事我仍然照样感兴趣	4	3	2	1

备注：　　　　　　　　　　　　　　　　　　　　　　　　　　　　总分：

（四）测试结果

SDS 评分指数在 0.5 以下者为无抑郁，0.50～0.59 为轻度抑郁，0.60～0.69 为中至重度抑郁，0.70 以上为重度抑郁。

二、Zung 焦虑自评量表（SAS）

SAS 于 1971 年编制。此量表的构造形式、具体评定方法和测试结果都与 SDS 十分相似，也是 20 个项目，分四级评分的自评量表，其中有 5 项反评题，适用于有焦虑症的成年人，能相当直观地反映病人焦虑的主观感受。它与 SDS 一样具有广泛的应用性（表 5-3）。

表 5-3　　　　　　　　　　　　Zung 焦虑自评量表（SAS）

| 姓名 | 性别 | 年龄 | 文化 | 职业 |
| 编号 | 诊断 | 评定日期 | | 第　次评定 |

填表注意事项：下面有 20 条文字，请仔细阅读每一条，把意思弄明白。然后根据您最近一星期的实际情况在右侧相对应的适当数字上划一个√。

	很少有	有时有	大部分时间有	绝大多数时间有
1. 我感到比往常更加神经过敏和焦虑	1	2	3	4
2. 我无缘无故感到担心	1	2	3	4
3. 我容易心烦意乱或感到恐慌	1	2	3	4
4. 我感到我的身体好像被分成几块，支离破碎	1	2	3	4
5. 我感到事事都很顺利，不会有倒霉的事情发生	4	3	2	1
6. 我的四肢抖动和震颤	1	2	3	4
7. 我因头痛、颈痛和背痛而烦恼	1	2	3	4
8. 我感到无力且容易疲劳	1	2	3	4
9. 我感到很平静，能安静坐下来	4	3	2	1
10. 我感觉到我的心跳较快	1	2	3	4
11. 我因阵阵的眩晕而不舒服	1	2	3	4
12. 我有阵阵要昏倒的感觉	1	2	3	4
13. 我呼吸进气和出气都不费力	4	3	2	1
14. 我的手指和脚趾感到麻木和刺痛	1	2	3	4
15. 我因胃痛和消化不良所苦恼	1	2	3	4
16. 我必须时常排尿	1	2	3	4
17. 我的手总是温暖而干燥	4	3	2	1
18. 我觉得脸发热发红	1	2	3	4
19. 我容易入睡、晚上休息很好	4	3	2	1
20. 我做噩梦	1	2	3	4

备注：　　　　　　　　　　　　　　　　　　　　　　　　　总分：

自学指导

【重点难点】

1. 临床心理评估的概念、目的、评估者的条件及职业道德。

（1）概念：当心理评估技术为临床医学目的所用时，称为临床心理评估。

（2）目的：①心理或医学诊断；②提供病人的基础信息；③计划和指导心理治疗；④指导就业和选拔人才；⑤人格、能力及精神鉴定；⑥优生优育提高人口素质。

(3) 评估者的条件：①必备的专业知识；②健全的心理素质；③协调的医患关系；④良好的职业道德。

(4) 评估者的职业道德：①严肃对待心理评估工作；②保护评估和测验内容；③保护评估者的利益。

2．心理测验的概念，基本要求及种类。

(1) 心理测验是根据客观的标准化了的程序来测量个体的某种行为，以判定个别差异的工具。

(2) 心理测验的基本要求（必备条件）：①效度，即真实程度；②信度，即可靠性和稳定性；③常模，即比较的标准；④标准化，即控制测量误差的手段和方法。

(3) 心理测验的种类：以测验功能分为：智力测验、人格测验、神经心理学测验、临床评定量表。以测验材料的方法分为：问卷法、作业法、投射法。其中智力测验和人格测验为重点了解内容。

3．离差智商：离差智商是用统计的标准分来计算智商。是将一个人的成绩和同年龄组被试的成绩比较而得出的相对分数。应区别离差智商和比率智商的概念、计算公式及用途。

【复习思考题】

1．什么是临床心理评估、心理测验、投射测验？
2．临床心理评估的目的是什么？合格的测验者必须具备什么条件？
3．为什么对心理测验内容要加以保护？如何正确对待心理测验？
4．什么是心理测验的效度、信度、常模、标准化？
5．什么是离差智商？离差智商与比率智商有什么不同？
6．智商分别是125、100、75，它们各自代表什么意义？
7．艾森克人格问卷所得结果：P、E、N、L量表分别代表什么意义？
8．说明临床评定量表——抑郁自评量表（SDS）、焦虑自评量表（SAS）的评分方法和测试结果。

（谢海燕　朱志珍）

第六章 心理治疗

【目的要求】
1. 了解心理治疗的原则、形式、程序及适用范围。
2. 了解精神分析法的理论及应用。
3. 了解并尝试运用几种行为疗法及生物反馈疗法。
4. 了解认知、心理支持、询者中心疗法、音乐疗法的临床应用。
5. 理解森田疗法理论并尝试临床应用。
6. 理解中医心理治疗的理论与方法,并能临床应用。

【自学时数】
10学时。

医学服务的对象是病人。临床上无论是诊断、处方、手术、理疗、护理,或是鼓励、安慰都是为病人做治疗。虽然治疗的方法多种多样,但概括起来不外乎躯体治疗和心理治疗两大方面。前者是通过物理、化学和生物的种种手段直接作用于躯体,改善其生理功能,达到治病目的;后者则是运用心理学的理论和技术作用于人的心理活动,依据心理与生理相互作用的机制,改善其心身状态,达到治病之目的。本章主要介绍心理治疗。

第一节 概 述

一、心理治疗的概念

心理治疗又称精神治疗。由于科学心理学的历史很短,以及心理治疗的理论和学派较多,因此,心理治疗尚未有确切的定义。一般认为:心理治疗是指医务人员在密切医患关系的基础上,通过语言和非语言的交往,影响或改变病人的感受、认识、情绪、态度和行为,以减轻或消除致病性精神因素和由此引起的各种躯体症状的过程。

给出定义的目的在于指导实践和应用。因此,心理治疗应该突出以下几方面的特点:

第一,心理治疗主要应由具有丰富的医学心理学专业知识和技能的医务人员来实施,它与其他治疗方法一样,具有医学专业的科学性。虽然有些心理治疗方法看起来很简单,但并不说明它是什么人都可以运用的简单技术。

第二,心理治疗要在密切医患关系的基础上进行,即使在心理治疗中使用了某些仪器和技术,也要由医患双方共同参与进行。心理治疗是"人"的要素在起作用,只有密切了医患关系，才能发挥病人在治疗中的能动作用，这常是治疗成败的关键。

第三，心理治疗的机制是通过改变病人的心理活动来达到治病的目的，具体地说，通过影响或改变病人的认知、情感、行为方式等达到治疗目的。

第四，强调语言和非语言交往。一方面说明语言和非语言活动的治疗作用；另一方面提醒医务人员注意自己的言行对病人产生的积极和消极影响。

第五，心理治疗对心身疾病或躯体疾病产生的心理问题同样很有作用。因为任何心身疾病都有心理社会因素参与，而任何躯体疾病又都可能对患病者产生不同程度的心理影响。

另外，实施心理治疗不应绝对排斥药物治疗，因为药物有时可以迅速改变症状，尤其是对文化较低的病人还能起到心理治疗不可替代的效果。

二、心理治疗的原则

为了确保治疗效果，任何治疗措施都必须遵循一定的治疗原则，心理治疗也不例外。各种心理治疗虽然有着不同的理论和方法，但必须服从于人的心理活动的规律，因此必须遵循以下基本原则。

（一）良好的医患关系原则

有效的心理治疗必须建立在良好的医患关系基础上。"良好"，意指坦诚、信任、和谐与融洽。要想达到这种人际关系氛围，治疗者首先要接纳病人，对所有前来求治的病人，不论其年龄、性别、职务，都要一视同仁，耐心倾听。治疗者应成为病人的朋友，尊重、信任病人，理解病人提供的信息及其所包含的情感，乐于助人，宽以待人。忌冷眼、猎奇，甚至讥笑、鄙视，更不可将私利带入医患关系中。如此，才能在治疗过程中始终保持良好的医患关系。

（二）保密原则

心理治疗中，为了找到症结，治疗者往往要进入病人的内心世界，有时会涉及病人的隐私。治疗者必须为病人保密，包括对病人的姓名、职业、病情及治疗过程进行保密，不得将其隐私公之于众，需要进行交流时也必须回避病人的真实姓名。这是心理治疗者必须遵循的职业道德原则。

（三）支持原则

许多心理障碍患者已是久经病痛折磨，有的可能在几所医院辗转再三但仍疗效不好，有的病人已到失望或绝望的程度才来心理治疗门诊就医。病人常常向医生询问：我得了什么病？能治好吗？为此，治疗者要不断向病人传递支持信息，暗示或讲明疾病的可治性，以解除他们因缺乏有关知识而产生的焦虑情绪。可以列举、讲述成功病例；有条件的治疗室也可利用多媒体设备，演播支持性心理治疗课程，坚定病人的治疗信心。

（四）科学性原则

进行心理治疗，一定要遵循心理学规律，要以科学的心理学理论为指导。因此，治疗者必须具备坚实的专业基础和治病救人的良好职业道德。而目前的情况是心理医生队伍成员混杂，对心理治疗技术的应用很不规范，有的甚至以惑众和赢利为目的，装腔作势、故弄玄虚，大大降低了心理治疗的科学性和人们对心理治疗技术的信赖程度。因此，提高心理治疗技术的严肃性和科学性是当务之急。

（五）整体与综合原则

由于人的身心相互影响,许多疾病兼有身心两方面的问题。因此,治疗中必须坚持心身兼顾的整体原则。在心理治疗的同时不应排斥药物等躯体治疗。实施心理治疗也要考虑各种心理疗法的综合应用。心理治疗的经验证明,许多病人都是通过综合治疗才收到较好的疗效。

三、心理治疗的适用范围

心理治疗的方法虽然很多,但是任何一种心理治疗方法都有其适应证。因此,心理疗法有其一定的适用范围。

(一) 各种神经症性障碍

这是心理治疗应用最多的一个领域。神经症性心理障碍主要由心理因素所引起,因此,心理治疗应成为这组疾病的主要治疗方法。

(二) 心身疾病

心理治疗可作为心身疾病综合性治疗措施的一类治疗方法。心理治疗的目的是:①识别、消除或削弱致病的心理因素及影响,如改变 A 型行为,减轻心理应激等;②直接缓解躯体症状,可通过松弛训练、生物反馈、系统脱敏等方法实现。

(三) 各种心因性障碍

包括反应性精神障碍、感应性精神障碍和与文化相关的精神障碍等。

(四) 人格障碍、性功能障碍和性变态

心理治疗对人格障碍、性功能障碍和性变态是不可缺少的方法。因为这些障碍都无器质性病变。

(五) 精神分裂症

适用于精神分裂症恢复期和隐匿性精神病患者。心理治疗主要被用来促进病人自知力的恢复和对社会、生活环境的适应,以巩固疗效、防止复发。

(六) 不良行为、习惯的矫正

矫正吸烟、酗酒、吸毒、药物依赖、性滥、少动和不合理饮食等问题,已成为 21 世纪医学所面临的重大挑战,心理治疗将发挥积极的作用。

(七) 其他

还有一些障碍,如睡眠障碍、进食障碍以及儿童的某些心理障碍,如多动症、遗尿症、口吃、情绪障碍等,都是心理治疗的适应证。

四、心理治疗的形式

目前,心理治疗形式繁多,尚未达到完善和成熟。常用的治疗形式有以下几种:

(一) 按治疗对象可分为个别心理治疗和集体心理治疗

1. 个别心理治疗:是指医生与单个的治疗对象进行的治疗。目的是要了解病人特殊的心理矛盾,触及其隐私,通过分析、解释、诱导、劝说和支持,解除其心理痛苦;或利用某种心理治疗技术,矫正不良行为,重建健康行为等。此种治疗形式的优点是可以深入交谈,发现症结所在,使治疗过程有的放矢地进行。缺点是时间拖得较长,治疗效果也很不一致。

2. 集体心理治疗:是将病种、病情大体相同的病人组织在一起,通过医生深入浅出地讲解疾病的知识、病理情况和治疗方法,或通过讲座、座谈、讨论和示范方式,使病人了解

疾病的性质，掌握疾病的规律，端正态度，积极主动地参与治疗过程。这是借助病人个体之间的相互作用、相互影响，达到治疗目的，是一种群体效应。实践证明，集体心理治疗可以发挥集体在人际关系中的积极作用，对加深认识和消除各种不正确的观点、提高适应能力都有良好的影响。集体心理治疗一般以2～3周为一疗程，每周活动2～3次，每次时间不宜过长，门诊及住院病人适用。与个别心理治疗相比，可以节省时间；缺点是只能解决共性问题，对特殊性问题无法深入了解。

（二）按治疗内容方法可分为语言、非语言和行为治疗

1. 语言治疗：是通过医患双方的语言交谈，直接或间接取得疗效的形式。如精神分析、心理支持疗法都属于语言治疗。

2. 非语言治疗：是通过形象或抽象的非语言方式帮助病人摆脱心身症状，达到治疗目的的形式。如音乐疗法、绘画疗法、雕塑疗法、心理戏剧疗法等都属于非语言心理治疗。

3. 行为疗法：这种形式是在心理医生的直接指导下，病人通过学习和训练，学会调整自己的心身功能，依靠自己的健康行为、动作来改变不良心理状态及不良行为。这种形式是用新的训练和正确的应对方法来改造和替代旧的病态行为，逐步恢复健康行为的治疗方法。

五、心理治疗的程序

心理治疗的程序一般分4个阶段：

（一）问题探索阶段

此阶段是初始阶段，主要应注意以下几个问题：

1. 建立良好的医患关系：良好的医患关系是治疗成功的关键，已被临床所证实。
2. 收集资料：了解病人的心理社会背景，评定症状的严重程度。
3. 巩固求助动机：治疗师对治疗的意义与效果向病人进行解释，并运用成功的病例以鼓舞病人的信心。病人渴望心理治疗的帮助，是治疗成功的有利因素。

（二）分析认识阶段

此阶段是将占有的资料经过分析比较，找出关键问题，制定治疗目标。治疗目标要与病人协商确定，借此可以调动病人的积极性。

（三）治疗行动阶段

此阶段是心理治疗中最有影响的环节。在这一阶段，治疗师根据诊断和方案，以一种或几种心理治疗理论为指导，通过分析、解释、指导、训练等方式来影响患者。使患者积极参与这一活动，产生出理解、领悟、模仿、学习等新的认知方式、行为方式，向目标方向积极靠拢。

（四）结束巩固阶段

经过行动阶段之后，取得的疗效需要进一步巩固，要确定继续训练的目标，布置适当的任务或家庭作业，鼓励病人将已学得的经验或应对技巧不断付诸实践。如果患者的症状减轻，认知、情绪和行为有了一定的改善，患者和医生都认为可以先告一阶段，那么就可以终止治疗。此时对疗效进行适当评估，并对患者今后的生活进行适当的指导。

总之，心理治疗是一个解决问题的动态过程，它是以"发现问题→分析问题→解决问题→结束"的模式进行的。

第二节 精神分析疗法

精神分析疗法又称心理分析，是由弗洛伊德所创立的、以心理动力学派理论指导的治疗方法。这种理论认为，很多疾病，特别是神经症、心身疾病都与病人经历的矛盾冲突、情感挫折在潜意识里的反映有关，或由其转化而来。精神分析法是要把压抑在潜意识里的矛盾症结，用内省的方法挖掘，回到意识领域来，用现实主义原则予以彻底解决。这种治疗采用的方法主要有以下内容：

一、自由联想

自由联想采取晤谈的方式进行。在了解病人基本情况的基础上，让病人舒适而放松地躺在床上，医生坐在病人旁边，鼓励病人不加选择地或毫无顾忌地把潜意识里的全部想法自由地说出来，要求病人不必考虑这些想法之间是否有关联，是否正确，想说什么就说什么。可以讲他个人的经历，童年的回忆，也可讲他发病的经过。随着一次次治疗的深入，患者由开始的顾虑、拘谨，渐渐打开内心深处的闸门，沉浸于往事的回忆，说出带有较强感情色彩的事件。治疗过程中病人往往突然停止叙述，或不愿谈细节，推说想不起来，或绕过某个话题；有时还伴有不适当的冲动行为，甚至不能按时前来治疗乃至表示要中止治疗。这种情况称为"抗拒"。病人所回避的内容，常常是病人心理症结所在。抗拒的表现是在意识水平上，但根源却是由于潜意识中有阻止被压抑的心理冲突重新进入意识的倾向。自由联想中，病人不可以把事先准备好的发言稿照本宣科，这被认为是一种以伪装形式出现的抗拒，其目的是不愿意吐露那些怪癖的想法。沉默不语，被认为是另外一种形式的抗拒，治疗者要善于识别病人的抗拒，根据病人当时的心理状态，用同情的语调引导病人将早年的精神创伤倾诉出来，发泄压抑的情绪。一旦病人所有的抗拒被逐一克服，病人在意识水平上实际已认识自己，正如弗洛伊德所说的"有一种脱胎换骨的感受"。此时，病人的心理困扰和各种症状便会消失，治疗也就成功结束。精神分析疗法一般需要较长时间，主要是因为病人潜意识的抗拒作用阻碍对其心理症结的顺利挖掘。自由联想有时可采取对病人催眠的形式进行。

二、移情

移情被认为是心理治疗的重要内容之一。在会谈中病人往往把治疗者当作其心理倾诉或发泄的某种对象，也就是将治疗者看作是与其早年心理冲突有关的某一人物，而将自己的情绪转移到治疗者身上，从而重复病人在早年、如幼年时与父母或兄弟姐妹之间的爱或憎的关系。这样，治疗者作为移情的对象，可能成为被热爱的人，也可能成为被憎恶的人。前者称为"正移情"，后者称为"负移情"。移情的发生是治疗过程中的正常现象。这有利于医生认识病人的心理症结，提示病人早期创伤的内容和性质。医生一定要超脱自己，甘做替身，从而诱导病人正确认识自我及正常的人际关系。当潜意识中暴露的幼稚情感或病态及相应的人际关系成为意识内容时，病人的困扰和移情问题便会同时消失。

在病人移情的情况下，医生切忌感情用事、超过正常的医患关系，进入医患关系之外的角色。同时对负移情要恰当处理，最好能够将其引导为正移情。

三、释梦

释梦是精神分析疗法中挖掘病人心理症结的重要手段。弗洛伊德在《梦的解释》一书中写道："梦乃是做梦者潜意识冲突或欲望的象征；做梦的人为了避免被人觉察，所以用象征的方式以避免焦虑的产生。分析者对患者梦的内容加以分析，以期发现追求象征的真谛。"梦实际上是代表个人的愿望及所追求愿望的不满足，这种欲望在觉醒状态下受到人们自我的压抑。通过对梦的分析可以有助于捕捉到压抑情绪的症结。通常在病人叙述梦的内容后，要鼓励病人就梦的情境加以自由联想，医生根据梦的内容所产生的联想进行分析，直到弄清这场梦的欲望和冲突的真意。由于梦境仅是潜意识冲突与自我监察力量对抗的一种妥协形式，并不直接反映现实情况，这就需要根据经验对梦境做出解释，以便发掘梦的真正含义。

四、阐释

在治疗过程中，医生的工作就是要向病人阐释他所叙述的心理问题的潜意识含义。帮助病人克服抗拒，使被压抑的心理问题不断暴露出来。阐释应该逐步深入，根据每次会谈的内容，以既往资料为依据，用病人能理解的言语告诉其心理症结的所在。通过阐释帮助病人重新认识自己，认识自己与他人的关系，从而达到解除病人心理障碍的目的。

精神分析疗法多适用于神经症病人及某些心身疾病或心因性的躯体障碍。通常为每周2～3次，每次约50分钟。该疗法曾在西方国家风行一时，终因疗程长，花费大，缺乏统一标准，结果难以重复等因素而日趋冷落。但其基本原理和经典的心理分析技术仍在各种改良的心理分析疗法中应用。

第三节　行为疗法

行为疗法又称行为矫正疗法，是行为主义学派将来自实验心理学的资料及有关学习的理论在临床上的运用。现代解释学习的原理（理论）有两种，即巴甫洛夫的经典条件反射与斯金纳等的操作性条件反射。而对行为的定义，目前亦已大为发展，不仅指个体外部可观察的行为及动作，而且内心的活动，诸如动机、思维等也包含在行为之内。甚至认为，在潜意识中的欲望、恐惧等无法进行自述的过程，亦属于行为范围。而在经验中改变行为的过程，或通过训练而引起较持久的行为改变，或通过刺激和反应建立起新的联系、获得新的行为的过程，都是学习的范畴。行为疗法就是学习原理在临床的实际应用，所以也称为学习疗法或行为矫正疗法。

行为疗法主要有下列几种：

一、系统脱敏法

系统脱敏是由Joseph Wolpe所创立，用于治疗焦虑病人。

（一）系统脱敏的步骤

系统脱敏包含三个步骤：放松训练，等级脱敏表，脱敏（前两者的配合训练）。

1. 放松训练：在系统脱敏中最常用的是 Jacobson 最先描述的一种渐进性放松技术，即让病人身体上的肌肉按照固定的顺序先紧张后放松的过程进行。通常由头顶开始，逐步放松。有些临床医师应用催眠对某些病人进行放松，也可用录音磁带让病人自己练习放松。

2. 等级脱敏表：在这一步骤里，治疗医师需要确定引起病人焦虑的所有诱因（刺激源），并将这些诱发条件列出来，按照产生焦虑严重程度的顺序列一份 10~20 个有关场景的等级表。表 6-1 显示了一名考试焦虑病人的等级脱敏表。

表 6-1　　　　　　　　　　　等级脱敏表

①教师宣布下星期考试	⑤站在考场外等候进去
②考试前一天晚上复习功课	⑥进入考场
③考试当天正在吃早饭	⑦坐在考试的位置上
④走在去考场的路上	⑧教师发放考卷

3. 脱敏：让病人在深度放松的状态下，生动逼真地想象自己身临等级表上的每一个场合，从而完成对接触每一组情景产生焦虑的去条件化。去条件化的过程是从轻到重一步一步进行的。一般来说，在进入下一场景想象以前，病人对现在给予的场景应该只有很轻微的焦虑，而每一场景的想象可能需要重复数次才能使焦虑降到轻微水平。预期的结果是，当病人能够生动地想象其身临等级表中诱发焦虑程度最高或最重的场景时仍旧很镇静，那么他们在身临现实生活中的情境时，就可以很少再发生焦虑。然后，在治疗过程中，让病人实际进入一些在想象中已经克服恐惧的现实场合，会有助于治疗过程进一步深入。但是，不应该强迫病人过早地进入高焦虑的场景，因为这样做可能会造成病人逃避，并且产生更严重的恐怖症状，反而会强化了回避行为和失去已经取得的疗效。

（二）适应证

一个常见的错误看法是，系统脱敏只适用于典型的恐怖症病人。实际上，系统脱敏可用于治疗许多行为障碍，如口吃、强迫症、心理生理障碍以及某些性问题等。一般来说，如果能够确定引起焦虑的诱因，而这种焦虑可引起适应不良行为的话，就可以采用系统脱敏。

二、厌恶疗法

厌恶疗法亦称厌恶制约法或惩罚法，主要是应用负性的强烈刺激，以惩罚来消除不良的行为。此法常用戒除烟、酒或药瘾、革除同性恋或其他性变态，亦可用于强迫症或恐怖症等治疗。这是把烟、酒、性变态对象看作条件刺激，把饮酒、吸烟、性变态行为看作是习得的条件反应，然后安排一些较强烈的负性刺激，引起病人产生痛苦或厌恶的非条件反应，以抑制已习得的条件反应，从而戒除烟、酒嗜好与药瘾，革除性变态。由于作为负性刺激的物品或方法的不同，而可分为如下几种：

1. 化学性厌恶疗法：应用化学药物，如能引起恶心、呕吐的药物阿朴吗啡（apomorphine）、戒酒硫等，或引起强烈恶臭的氨水等。

2. 橡皮圈厌恶疗法：使被治疗者拉弹预先套在手腕上的橡皮圈，并引起轻微疼痛作为负性刺激，拉弹时同时计数，直至见效为止。

3. 羞耻厌恶疗法：即命患者在大庭广众、众目睽睽之下，表现变态性行为，从而使患者自己感到羞耻，由此作为负性刺激，而改变不良行为。

化学性厌恶疗法较痛苦，故施用几次后，应训练患者自己应用"想象厌恶法"，一旦遇到烟酒或性兴奋对象时，立刻想象到痛苦的惩罚感受，从而产生厌恶反应。此外，想象厌恶法亦可一开始即应用于某些性变态者，如异装癖、露阴癖等。使患者想象在进行异常性行为时被人发现、当场抓获、送公安部门、受严厉处罚等，从而用想象中的负性刺激来克制异常性行为。这种方法有人也称之为"隐闭性敏感法"。

三、条件操作法

条件操作法又称奖励法，主要是使已有的异常反应在得不到增强而消退时，适应另一个正性的增强物，以加强病人自发的正常反应，并配合正常化造型技术，最后是新建立的正常反应代替了旧有的变态反应。具体应用时常把增强物抽象化，亦即使用代币或筹码。例如：向一个孤独、忧郁、被动的病人讲明，如果他主动接触别人，与人亲切交谈时，就给予若干代币，病人可用此代币换取她所希望得到和喜欢的物品。这样病人就能逐渐地改变其症状，变得较为正常。代币亦可改用记分法，当病人行为改善达到一定分数时，可给一定的奖品，但奖品必须是对病人有价值或有兴趣的东西。

四、满灌疗法

逃避诱发焦虑的境遇实际上是条件反射加强了焦虑。根据这一假设，满灌法是让病人面临能产生强烈焦虑的环境或想象之中，并保持相当时间，不允许病人逃避，从而消除焦虑和预防条件性回避行为发生。因为焦虑症状不可能持续高水平地发展下去，它是波动变化的，即有一个开始、高峰和下降的过程。整个治疗一般约 5 次左右，每次 1~2 小时，很少有超过 20 次的。其疗效取决于每次练习时病人能坚持到心情平静和感到能自制为止，不能坚持到底实际上就等于回避治疗。

五、逐级暴露法

不管满灌疗法的疗效如何，许多病人拒绝接受，另外，它对于有强烈焦虑反应的病人是禁忌的。例如：冠状动脉硬化的病人，在高焦虑情境下发生心律失常的病人，以及心理素质过于脆弱的病人，对于这些病人可用逐级暴露法，它可避免突然发生强烈的焦虑反应。基本过程与满灌法相似，不同的是焦虑场景是通过由轻到重逐渐进行的，但又不像系统脱敏，它没有特别的放松训练，且治疗往往是在实际生活环境中进行，而非想象训练。

六、示范法

示范法即通过电影、幻灯和实地学习，使具有异常行为者模仿、学习正常的良好行为来改变其固有的不正常行为，从而达到治疗的目的。这对儿童孤独、恐怖等异常表现有较好的效果。

第四节 生物反馈疗法

一、生物反馈疗法的定义

20世纪60年代,随着控制论、系统论和信息论的兴起,出现了一种被称为"生物反馈"的认知行为疗法。该疗法是利用现代电子仪器,把与心理、生理过程有关的人体功能活动的生物学信息(如肌电活动、皮肤温度、血压、心率、脑电活动等)加以处理和放大,以人们易于感受和理解的信息方式(如视觉的或听觉的)显示给其本人(即信息的反馈),训练人们对这些信息的识别能力,使人有意识地控制自身的心理活动,达到调整机体功能和防病治病的目的。

二、生物反馈的训练要求及治疗程序

(一)治疗的要求

为了达到最佳治疗效果,在进行生物反馈训练时应注意以下几方面的要求:

1. 对治疗室的要求:治疗室应整洁、安静,温度、湿度要适中,最好单人单间以免相互干扰。不能满足单间时,应配戴声反馈耳机。

2. 对病人的要求:明确生物反馈治疗的机制,主动配合训练。训练前不应饮用酒、浓茶和咖啡,进食后30分钟才能训练。摆脱心理和生理干扰,排除杂念及饥、渴、尿、便等。

3. 对治疗者的要求:要特别向病人讲明注意事项及生物反馈是一种操作性学习,仪器是一种帮助学习的工具,成败的关键是自己能否掌握要领,主动积极地进行训练。

(二)生物反馈治疗的程序

1. 选择体位:训练的体位可取卧位或半卧位,取坐位时,头、背、上肢要有依托,最好坐在沙发上,以保证训练舒适。

2. 确定主观症状等级:要求病人在有10个等级的症状表上确定即刻的症状程度,以作检查训练效果的主观指标。

3. 安放传感电极:电极安放位置可选择额肌或前臂肌肉。两个记录电极和参考电极要等距排列,参考电极置于两个记录电极的中点。

4. 测量基线值:在病人放松状态下首先测量基线值,并做记录。

5. 选择反馈形式:训练中既可选择声反馈又可选择光反馈,一般选择声反馈为多,因卧位时光反馈受限。

6. 确定本次训练目标:预置值是训练目标,要确定在适中的点上。电极如固定在额肌时,预置值一般比基线值低 $0.3\mu V$ 左右;电极若固定在前臂肌肉时,预置值的大小应以基线值的高低而定,一般应小于基线值 $1\sim 2\ \mu V$ 为宜。不可将目标定得过高,以免难以使病人看到治疗效果。

7. 引导放松训练:引导的方式可以口述也可播放放松录音磁带。

8. 记录肌电值:为了观察动态变化,在一次训练中应每隔几分钟记录一次肌电值,直

到训练结束。

9. 训练结束：结束时，应让病人再确定此时的症状等级并做好记录。然后让病人谈训练感受。

每10次为一疗程，每次30～40分钟，每周2～4次。如果病人经2个以上疗程训练后能掌握训练要领，体验到了放松的感觉，可摆脱仪器，自行在家中训练，并定期复查。

三、生物反馈疗法的临床应用

生物反馈应用于临床虽然时间较短，但在治疗躯体和心身疾病方面积累了一定的经验，证明是一种有价值的治疗方法，近年来临床应用较多。

（一）易化放松训练

易化放松训练的生物反馈通常有两种：肌电生物反馈和皮肤温度生物反馈。前者对放松训练的易化作用是很容易理解的，肌电生物反馈所提供的肌电信息精确度越高，人们就越容易获得放松的能力。后者则是由于降低交感神经系统的紧张度，皮肤温度的上升表明了交感神经中枢活动的抑制，以缓解紧张而达到放松目的。

（二）心身疾病的治疗

心身疾病的发病是由于紧张性刺激（应激源）→紧张性情绪反应→器官功能障碍→细胞的结构、功能改变。放松训练对心身疾病的治疗作用机制有两个方面：其一，缓解紧张性情绪反应，因为骨骼肌放松有利于情绪的稳定，这就阻断了情绪反应在心身疾病发病中的作用；其二，根据行为主义的理论，某些器官的疾病实际上是一种病态的条件反射，根据条件反射的对抗原理，可以通过建立一个良性的条件反射，即放松的条件反射来对抗它。

生物反馈疗法对心身疾病的治疗常用于高血压、冠心病、糖尿病、血管紧张性头痛、心律失常等。

（三）治疗神经症

生物反馈疗法对于各种神经症，尤其是焦虑性神经症的治疗有较好的效果。

孙钟贤等（1986年）比较了肌电和皮温反馈及反馈与自我训练结合等方法对改善考试焦虑的有效性，结果表明，生物反馈训练对考试焦虑的消除是有效的，两种训练的效果相当，与自我训练结合效果更好。初始状态焦虑程度越高，经过训练，焦虑水平下降的程度就越大。

生物反馈治疗用于恐怖性神经症的系统脱敏训练，也收到较好的效果。

（四）疾病康复期训练

国内外有许多报道，把生物反馈训练应用于脑卒中所致的偏瘫及周围神经损伤的病人，病人的随意运动大多可以得到一定程度的恢复。但其机制尚待进一步研究。

另外，临床上有些病人不适合做生物反馈治疗。如对生物反馈疗法不信任、不想做的人；另有智力缺陷或年龄太大、或不能理解反馈信息意义的患者也不能进行此项治疗；急、重症精神病患者以及诊断不明确者也不宜实行此种治疗，以免贻误病情。

四、生物反馈疗法疗效判定

对生物反馈疗效的判定有以下几个方面：

1. 症状改善程度：可以从主观和客观两方面判定。如根据病人主诉头痛的严重程度划分成若干等级进行判定；也可以用病人用药量的改变来反映症状改变的程度；还可以从病人所损失的功能得到不同程度的恢复来判定。

2. 心理行为指标的改变：可以通过有关的心理测验或客观观察来判定。

3. 生理、生化指标改变。

第五节 森田疗法

森田疗法是由日本东京慈惠医科大学第一代教授森田正马博士（1874~1938年）于1920年创立的以治疗神经症为特点、以东方文化为背景的心理治疗方法。森田疗法冲破了当时盛行的西方心理疗法的束缚，提出了自己独特的见解，其本质是通过亲自体验去理解，以达到治疗的目的。

关于森田疗法的命名，是在他谢世之后，他的弟子以他的姓来命名的。随着时代的发展，森田的继承者对该方法进行了不断地修改和多方面的研究。修改后的森田疗法被称为新森田疗法。由于森田疗法是通过亲自体验去理解，同时为自我实现所必须的不断创造性疗法，因此，新森田疗法的代表者之一日本大原健士郎提议取名为"创造性的提议疗法"。还有人把森田疗法叫做"不问疗法"、"顺其自然疗法"等，但目前仍沿用森田疗法这一名称。

一、森田疗法的理论

（一）（森田）神经质

森田在表达神经症时不用神经症这一概念，而采用神经质（后改为森田神经质）。森田的神经质理论简单地说是一种素质论，神经质的倾向任何人都有，他把这种倾向强烈者称为神经质。森田的神经质包括普通神经质（神经衰弱）、强迫观念（恐怖症）、发作性神经症（焦虑症）。

（二）疑病性素质

森田把神经质发生的基础称为疑病性素质，具有这种素质的人对自己的心身过分地担心，在某种情况下，把任何人都常有的感受、情绪、想法过分的认为是病态，并对之倾注、苦恼，实际上什么病也没有，却主观上渐渐地构成病，也就是说自然的生理、心理现象都人为地认为是病态，并将注意力集中于此种感觉上，使此感觉更加敏感，进一步导致注意力的更加集中。

（三）生的欲望和死的恐怖

森田认为神经质的人"生的欲望"过分强烈，他所指的生的欲望包括从自我保存、食欲等本能的、到想获得被人们的承认、向上发展的那种社会心理的欲望。而死的恐怖中包含了在对欲望追求的同时，怕引起失败，对死及疾病的恐怖，怕种种具有心理价值的东西失去等等。这种恐怖可以称为焦虑，死的恐怖与这种焦虑具有相同的意义。

生的欲望和死的恐怖两者平衡时，则身心健康，两者对立即死的恐怖便会占优势成为引起神经质病态的根源。

（四）心理机制——精神交互作用和思想矛盾

森田认为神经质发病最重要的是疑病性素质，对症状发展起重要作用的是精神交互作用。所谓精神交互作用是指在疑病基础上所产生的某种感觉，由于注意力的集中使此种感觉更加敏感，过敏的感觉进一步使注意力更加集中并逐渐固定，从而形成症状，形成疾病。而人的主观、客观，情感与理智，理解与体验之间常有矛盾，森田称之为思想矛盾；如用理智去解决这些矛盾就会导致精神交互作用。精神交互作用是一种心理机制的表现，而思想矛盾是促使精神交互作用发生、持续下去的动力学机制，这在神经质的发病中占重要地位。

以上是森田的主要理论。森田的继承者对他的理论继承的同时，又进行了不断的修改，被称之为新森田疗法。其中森田的高徒日本的高良武久是新森田疗法的先驱者。他指出神经质者由于疑病情绪使之对事实的判断失去真实性或歪曲之，所以患者的主诉与事实有很大的差距，高良把它称之为"神经质者的虚构性"。高良的学说更易理解。

大原健士郎论述了森田理论中最主要的概念，诸如疑病性素质与生的欲望、死的恐怖的关系。他认为疑病性是精神能量的源泉，这种精神能量如果指向建设性的人生目标，发挥出来形成生的欲望就是健康人的状态。如果因某种情况受到挫折，精神能量仅仅指向自己的心身变化，就会由于精神交互作用或思想矛盾等等的心理机制产生焦虑，使之注意固定于自己的心身变化，而不再指向外界。森田疗法是把自己心身的精神能量转变成指向外界的操作方法。

田代信维也是新森田疗法的代表之一，他从精神生理学焦点区探讨新森田疗法，把森田疗法的各个治疗期与人类的社会自我发育相比较如下表：

表6-2　　　　　　　森田疗法各个治疗期与人类的社会自我发育的比较

治疗的各期	发育过程	社会的自我发育
一	乳儿期	活动性
二	幼儿期	自发性
三	学龄期	自主性
四	青春期以后	协调性

另外，田代还引用了马斯洛（A. Maslow）的欲望阶段理论来说明森田疗法使神经症患者烦恼变化的经过，他认为神经症患者由于从认知的评价到意志的过程被心理冲突所中断，加重了不安，促使欲望变成对死的恐怖；由于意志的作用，使注意指向情绪影响的行为和症状，通过精神交互作用使患者被症状所束缚，不得不逃避现实问题。森田疗法可影响精神功能的多方面，使之形成良好的认知评价、意志情感，精神活动不再陷于恶性循环中。

二、森田疗法的实施

（一）原方法的操作

1. 住院式森田疗法的基本方法是住院治疗。对住院患者的实施步骤：
（1）简单说明疾病的状况、性质和预后。
（2）概要说明治疗经过：绝对卧床，轻作业，重作业直至出院。
（3）对患者的疑问，医生回答是：即使有疑问，也要按说明那样去做。
（4）住院期间断绝与外界联系。
森田把住院时间定为40天，分为四个期。
第一期：把患者隔离起来，禁止患者与他人会面、谈话、读书、吸烟及其他消遣的活动。除进食、大小便外几乎绝对卧床。其主要目的是从根本上解除患者的精神烦闷，使其产生解脱烦闷的体验，其次是使心身疲劳得到调整。使患者体验，让苦闷任其自然，那么烦闷和痛苦就会通过情感的自然规律逐渐消失。

绝对卧床期为4天，而后改为1周；1周没有效果者，可延长至10天或2周。森田认为绝对卧床期对失眠、焦虑和苦闷明显的病例有显效。

第二期：禁止交际、谈话、外出。卧床时间限制在7~8小时/日，白天一定到户外接触空气和阳光。此期开始写日记。此期主要是促进患者心身的自发活动，患者为了个人健康，越来越渴望参加较重的劳动，以此为标准转入第3期。此期大体上是4~7天为宜。

第三期：进入第三期让患者随意选择各种重体力劳动，如拉锯、田间劳动、庭院劳动、手工等等的工作，与此同时加上读书的内容。此期主要指导患者在不知不觉中养成对工作的持久耐力，有了自信心的同时，使患者反复体验对工作成功的喜悦，以培养其勇气，唤起对工作的兴趣。在此期，不同的病例，所需时间不同，以1~2周为宜。

第四期：此期进行适应外界变化的训练，为各自回到实际的日常生活中去做准备。至此，把自己看成病态，被病态者所束缚的患者，洞察到自己存在的顺其自然的常态，从根本上促发其自然治愈力。

住院式森田疗法中，病人书写以行动为准则的日记。同时，森田还定期召开讲座式的集体心理治疗。住院式森田疗法大体40天。

2. 门诊式：森田疗法的治疗原则"任其自然地接受情绪，把应该做的事作为真正的目的、行动的准则"，即所谓的"顺其自然"。就是说对情绪或症状任其自然，不管怎样都要像健康人那样去行动是最重要的。

用上述原则进行门诊治疗、通信治疗、生活指导，都得到充分的效果。还有仅读森田疗法的科普书籍而愈的患者。

门诊治疗也让患者写日记，医生用评语进行指导。日记上不要诉说主观的苦恼，仅仅具体地叙述每天的生活。

（二）新森田疗法的操作

目前在日本进行森田疗法的医院已经不是所谓的经典形式，可以说是新森田疗法的操作。森田把住院治疗时间规定为40天，而现在，森田治疗的实施者根据自己的经验，公认40天时间过短，现代住院时间大致为3个月。森田的继承者们，把森田疗法的原则，根据自己的经验，作了各种修改，努力创造出了所谓新的森田疗法。

在现代化社会中，让患者接受治疗的方法，去忍受痛苦常常必须增加解释的次数，甚至并用抗焦虑药。在作业的内容上，也多数把绘画疗法、音乐疗法、体育疗法等应用到作业中去，使之与现代生活相适应。

森田把第2期至第4期严格区分开，新森田疗法的多数人采用森田疗法的理论，但各期没有严格的界限，仍然有明显效果。

森田提倡"日日是好日"、"日新又日新"。对此，森田解释为"工作和学习的一天则是好日，否则就是不好的一天"。不被情绪所束缚，过着对人生有目的的生活。"日新又日新"是说今日比昨日，明日比今日更有意义的人生。今日是新的一天，它包含着无止境的创造性。

新森田疗法不仅限于治疗神经症，而适应证在不断地扩大。例如，药物依赖、酒依赖、精神分裂症、抑郁症等等，都得到治疗效果（对于后2种疾病的患者，主要是进入缓解期以后）。这些患者采用森田疗法，不是正规地由绝对卧床开始，而是从作业期开始。

住院式新森田疗法，首先由单人病室内的绝对卧床开始，在此期的7天中，一个人卧床，除进食、洗漱、大小便之外应安静地躺着，禁止一切消遣的活动。由护士对患者进行监护，每天主管医生有一次短暂的查房。

绝对卧床后进入轻作业期，此间仍禁止使用肌肉的活动，主要是对外界的观察及小组活动的见闻以及诸如扫地、散步等轻体力活动，同时由主管医生指导写日记。轻作业期间为3~7天。此期一结束，即进入重作业期。从这时参加全部的活动安排。

在采用新森田疗法的过程中，还应用家庭治疗，在调整家庭成员的关系上下工夫。因为新森田疗法学派认为，神经症的病因与家庭内动力有关，这样既提高了疗效，又扩大了森田疗法的应用范围。

新森田疗法住院式的四期为：

第一期：绝对卧床期

第二期：轻作业期

第三期：重作业期

第四期：社会康复期

三、森田疗法的特点

1. 不问过去：森田疗法与精神分析疗法有许多不同，但最大的不同是不追溯过去，而是重视现实生活。通过现实生活去获得体验性认识，启发病人"从现在开始"，让现实生活充满活力，"像健康人一样生活就会变得健康"，回到现实中去追求健康人的生活态度。

2. 强调症状只不过是情绪变化的一种表现：森田的理论强调，神经症的症状只不过是由于情绪变化，把正常心身状态的变化视为病态而已。

3. 不问情绪只重视行动：森田理论认为人的情绪不可能由自己的力量所左右，而行动则由自己的意志所支配，强调通过改变患者的行动，促使情绪的恢复，用"顺其自然"、"事实唯真"、"照健康人那样做，便成为健康人"等原则来指导治疗。

4. 患者在现实生活中接受治疗：森田疗法不用特殊设施，在现实环境中，一方面让患者做为正常人过普通人的生活，一方面给他们生活指导似的治疗，通过现实生活中的活动，使患者从症状的束缚中解放出来。

5. 性格修养：通过治疗中的生活方式训练，指导患者努力发扬性格的长处，避免短处，逐步陶冶其性格。

6. 身教重于言教：森田疗法要求病人做的，不仅仅是用头脑去理解，而要他们去身体力行，所以医生的示范作用尤为重要。在传统的森田疗法医院里，在医生们与患者共同的生活中，给患者以生活上的指导，因此容易形成独特、健全的人际关系。

四、森田疗法的适应证与禁忌证

(一) 适应证

高良博士在《推荐森田疗法》一书中谈到，在神经症中特别是有神经质性格的人，如带有以下的特征即可作为森田疗法的适应证：

1. 有克服自己症状的欲望（与精神异常，意志薄弱者不同）。
2. 针对自己的病态有反省及批判的能力（有强烈的检查自己心身状态的病识感）。
3. 症状的发生动机在心理学范围内能充分得到理解，而在这过程中从心理学的角度来看没有出现不能理解的飞跃。
4. 有适应焦虑（疑病性基调），有在某种动机存在的状况下被某种体验所诱发，经过精神相互作用、自我暗示、精神抵抗、思想的矛盾或防御单纯化等机制的作用下发展、被固定下来的心因性症状。
5. 症状带有主观虚构性：是指主观的成分过重、与客观的事实不符。

如上所述，森田疗法不适合于那种抑制情绪过强，或是歇斯底里类型的神经症，或是近似于精神分裂症的边缘性障碍的病例。应是在某种程度上有了自我概念，多少能面对自己的症状，否则，森田疗法的效果是不会好的。

［注］疑病性基调的表现是强烈的自卑感、自我否定倾向：

(1) 在观念上带有理想主义色彩，很难适应变化。
(2) 对自己的缺点易做扩大化解释，易自我否定。常用别人的长处与自己的短处相比，专为复杂的事、不好理解的事烦恼。
(3) 神经质症者只为"生的欲望"一事就可烦恼不已。做事不按照自己的情绪去完美地解决就放不下心来，并且无理地对人也这样要求。
(4) 强烈的理想主义色彩使得这种人极易陷入"不这样做就不行"的教条主义上去。追求与现实分离的思想（追求的不是自己能做的事，而是自己做不到的事。并且为了缺乏社会体验的理想，做事都是自我中心）。

（二）禁忌证

1. 精神分裂症（特别是急性期）、情感性障碍（特别是急性期）、精神药物滥用等疾病，原则上不能用森田疗法治疗。
2. 在导入森田疗法时应注意的是对冲动性行为的控制能力差的情况。有必要留意攻击性冲动行为的有无及程度。对部分年轻的病人，即使他们有冲动行为但并非强烈的暴力及器物破坏行为，而且仅仅是一过性的话，仍可用森田疗法治疗。然而当暴力行为明朗化或持续存在时，要么保留导入森田疗法、要么明确地告诉患者不适合于森田疗法。
3. 如发现饮食行为异常（拒食）、恐吓人的行为（通过自杀威胁、大量服药、切腕等手段来吸引周围人的注意）、他罚性行为（他罚——自己觉得困难的问题把责任推给别人并给以非难、要求赔礼、或不惜令人心烦地强行将自己的要求施加于人）同样应放弃森田疗法。

第六节 认知及其他心理疗法

一、认知疗法

认知治疗是基于认知学理论发展起来的心理治疗。顾名思义，它的要旨是强调认知在行为中具有决定性的意义，认为认知过程是影响人情感和行为的最主要、直接的原因，认为心理障碍多是由不良的认知造成的结果。在治疗过程中，心理医生的任务是帮助病人找出那些适应不良性认知，并通过一些具体矫正方法矫正这些不良认知，从而使病人的认知更现实、更有效地应付现实生活。

认知治疗是一组疗法的总称，常用的认知疗法有：①理性情绪疗法；②自我指导训练；③应对技巧训练；④隐匿示范；⑤解决问题的技术；⑥认知转变法等。

一般而言，认知治疗以会谈方式为主，其中包括讨论、完成认知作业、自我监控。我国佛教禅宗所倡导的"会心即道，睹物皆禅"的原型启示方法通过"禅悟"而改变人的认知，是值得探究的认知治疗方法。

二、心理支持疗法

心理支持疗法是我国目前使用很广的一种心理治疗。支持疗法的内涵非常丰富，一般是医生合理地采用劝导、启发、同情、支持、消除疑虑、提高信心，从而促进心身康复过程。这类疗法多是在病人暂时蒙受巨大灾难或强烈刺激、心身难以应付时，医生给予权威性的支持，使之增强抵御能力，进而适应环境。此疗法还可以协助病人进行疏导以消除对某些问题的敏感（如对致残、死亡等的突然袭击）。有时还可通过"发泄"或公开讨论心中的不满、委屈等，讲出来，即发泄出来，使焦虑情绪得以缓解或消除。

三、询者中心疗法

询者中心疗法也称非指导疗法。它与上述介绍的心理治疗方法明显不同，以上方法是医生主动地引导病人，此方法则是以病人为中心，不加任何劝说和指导。

询者中心疗法是美国心理学家罗杰斯于1942年提出的。其基本观点认为，心理失常是由于个人的感受和认识与环境不一致，失去协调，因而不能正常地适应环境，只好以自欺或逃避的方式去适应，故形成病态。询者中心疗法就是要创造一个良好的、适宜的环境，让患者无所顾忌，在不需要防卫的气氛中畅所欲言。治疗者处于被动的听众地位。但是，治疗者不仅仅是听，还要表示出对病人谈话的兴趣、理解、支持、同情等。谈话时间由病人自定，来去自由，由病人主动安排。最后，终于在医生协助下，对环境建立起更好的自知力，对自己与环境的关系取得深刻而又现实的理解，改善适应能力，达到治病目的。

四、音乐疗法

音乐自古以来就被认为可以影响人们的身心和行为。我国《礼记》中就有"乐者音之所由生也，其本在人心感于物也"的论述。音乐用于治病，早在公元1世纪就已经开始。之后，也积极提倡音乐治疗。

据近几年的报道，悦耳的音乐对神经系统是良性刺激，由于音乐的速度、旋律、音调和音色的不同，就能使人表现出兴奋、抑制、或起到降低血压及镇痛作用。有人将408名严重头痛和神经痛的病人分两组进行实验，一组经常听交响乐，另一组为对照组，结果6个月后听音乐组所消耗的止痛剂和镇静剂较对照组少。也有人用音乐代替麻醉剂进行拔牙术，病人不感到疼痛。还有人用音乐疗法治疗脱发，使秃顶病人焕发青春。

近半个世纪，人们对音乐的心理治疗作用有了进一步的认识，音乐疗法在国际上受到重视，得到了较大的发展。

音乐疗法有以下五种：

背景性音乐治疗：为治病环境播放适当的乐曲，制造一个音乐的背景。

聆听性音乐治疗：根据病人的性格特征和病情播放适当的乐曲。

联合性音乐治疗：与其他疗法配合进行，如放松疗法、按摩疗法等。

表演性音乐治疗：通过学习演奏、演唱使病人思想开朗，情绪活跃，达到治疗目的。

创作性音乐治疗：通过训练病人作曲来达到治疗的目的。

音乐影响心身的机制，有人认为音乐可使病人易于疏泄潜意识的心理内容。另有人认为音乐可降低兴奋水平，增进机体内部稳定状态，可以解除应激对人所起的心身反应，使人恢复正常功能。

第七节 中医心理治疗

中医学十分重视心理治疗在治疗疾病中的作用，心理治疗历来是中医治疗学的组成部分之一，长期的医疗实践不仅使中医心理治疗在理论上得到了丰富发展，而且总结了一套切实可行的具体方法，大致可归纳为以下六种：

一、情志相胜疗法

情志相胜疗法的理论依据为五行相克相胜，用一种情志有效地纠正另一种过激的情志。肝木志为怒，脾土志为思，肾水志为恐，心火志为喜，肺金志为悲，它们依次相胜。即怒胜思，思胜恐，恐胜喜，喜胜悲，悲胜怒。现举一例：《儒门事亲》记"庄先生者，治以喜乐之极而病者。庄切其脉，为之失声，佯曰：'汝不久矣'。数日更不来。病者悲泣，辞其亲友曰：'吾不久矣'。庄知其将愈，慰之。诘其故，庄引《素问》曰：'惧胜喜'。"病人喜气过旺，喜属火，按五行相克相胜原理，水能克火，恐胜惧属水，故庄先生诈称取药去而不回，使病人认为自己是不治之症而生恐惧，恐以胜喜，喜气消散，病得以转愈。由此可见，这种疗法正确的认识了精神因素与形体内脏及精神情志之间在生理、病理上相互影响的辩证关系，巧妙地运用了以偏纠偏的原理，这已为后世诸多医家的治验所证明，成为中医最基本、最常用的心理疗法。

二、暗示疗法

暗示疗法主要是用含蓄、间接的方式，对病人的心理状态产生影响，以诱导病人"无形中"接受医生的治疗意见，或产生某种信念，或改变其情绪和行为，甚或影响人体的生理功能，从而达到治疗疾病的目的。暗示一般多采用语言，也可用手势、表情，或用暗号及暗示性药物来进行。这种心理影响表现为使人按一定的行动方式，或接受一定的意见及信念。《素问·调经论》说："刺微奈何？岐伯曰：按摩勿释，出针视之，曰我将深之，适人必革，精气自伏，邪气散乱，无所休息，气泄腠理，真气乃相得。"此段叙述颇为具体，通过医者说，我将要深刺，使病人集中注意力，从而提高针刺效果，其他如《素问·针解》篇也提到："必正其神者，欲瞻病人目制其神，令气易行也。"这种针刺时先从心理上调整使容易得气而获得较好疗效的方法，均是暗示疗法的适用实例。

三、转移注意法

就是通过语言、行为等形式,把病人的注意力从疾病转移到其他方面,以减轻病情或使疾病转向痊愈,这种方法相当于现代心理学所说的行为矫正疗法。现代心理学认为,异常的行为或生理功能,是个体在其过去的生活经历中,通过条件反射,即"学习"过程而固定下来的。可以设计某些特殊的治疗程序,使已建立的条件反射消失,来消除或纠正病人异常行为和生理功能,这种方法即称之为行为矫正疗法。在《灵枢·杂病》篇所记载的治疗之法,无论在理论还是在实践方面,均与此有很多相同的地方。《灵枢·杂病》篇说:"哕……大惊之亦可已。"这是利用刺激来转移病人的注意力,用一个更强烈的刺激在瞬间转移病人大脑皮质上的兴奋灶,以达调整功能失调的目的。从中医本身的理论来看,"惊则气乱",正可破坏(疏通)已经紊乱的气机,而使之恢复协调,此种方法之设计很有特点和科学性。

四、从欲顺志法

从欲顺志,是指要顺从病人的欲望、情志、情绪,包括满足病人必要的心身需求。因为人的一切活动都是为了满足其生理或心理的需求,如果正常的需求得不到满足,势必会影响人的情绪与行为,甚至影响正常的生理活动而导致疾病。本法就是针对病者意有不遂,所求不得的心理,通过满足其积虑甚久的意愿,达到消除病人心因,治愈疾病的目的。如张景岳说:"以情病者,非情不解,其女子,必得愿遂而后可释。"《灵枢·师传》篇说:"未有逆而能治之也,夫唯顺而矣。……百姓人民,皆欲顺其志也。"对于此类患者,仅用针药治疗或劝说开导、强行压制等办法,是难以解除病者疾苦的,故当顺之。《素问·移精变气论》篇亦说:"闭户塞牖,系之病者,数问其情,以从其意。"吴昆注曰:"从,顺也。盖七情之病,有非针砭药石可愈者,故问其实情,以顺其意,则病者情态舒畅而得愈也。"《素问·举痛论》篇亦说:"喜则气和志达。"但也应注意,顺从满足应当是必要的、合理的、客观条件允许的需求。

五、移情易性法

移情易性法,是一种以排遣情思、改易心志等为主要内容的心理疗法。移情,指分散病人的注意力,或改变环境、避免不良刺激,或改变内心指向而移至他人他物等。易性,指排除病人杂念,或改变其不正确的认识,或改变其不良习惯等。《续名医类案》指出:"矢志不遂之病,非排遣性情不可","投其所好以移之,则自愈"。因此,移情易性是中医心理治疗的主要方法之一。

移情易性疗法适用范围较广,具体方法也较多。如音乐、戏剧、舞蹈、琴、棋、书、画、养花、垂钓等。都有培养情趣、陶冶性情、寄托思想、调神去病的作用。但必须注意移情不是压抑感情,而是改变其指向性;易性也非不要个性,而是更易(改变)不良情绪而已。另外,在选择具体方法时,还必须注意周围环境。如烦躁失眠者不宜处于红色环境,避免噪声、危险画面和恶性刺激等。

六、劝说开导法

是以语言劝说开导为主的一种心理疗法。其主要内容在于医生根据患者客观表现,分析病情，对患者说病之由来，用以改变病人的精神状态，而达到调整病人气机，使精神内守以愈病的方法，所以又称"移精变气"。这一方法的论述，主要出于《素问·移精变气论》，文中指出："……古之治病，唯其移精变气，可祝由而已。……故毒药不能治其内，针石不能治其外，故可移精祝由而已。"此外，《灵枢·贼风》篇中也提到："……其祝而已者，其故何也？……先巫者，因知百病之胜，先知其病之所从生者，可祝而已也。"至于具体的劝说开导，在《灵枢·师传》篇中也有所论述："且夫王公大人，血食之君，骄恣纵欲，轻人而无能禁之，禁之则逆其志，顺之则加其病，使之奈何？治之何先？岐伯曰：人之情，莫不恶死而乐生，告之以其败，语之以其善，导之以其所便，开之以其所苦，虽有无道之人，恶有不听者乎。"由此可见，劝说开导法运用对象有三种：一是某些患情志疾病者，应与病人实事求是地分析病因及发病机制，提出一些观点，启发患者自我分析，来解除或缓解其心理压力，调整情绪，从而达到治疗目的。二是不配合治疗者，应抓住"人之情莫不恶死而乐生"这一心理状态而"告之以其败"，向病人指出疾病危害性，使其重视疾病，认真对待之，以达到积极主动配合治疗的目的。三是对所患疾病缺乏正确认识者，医者应"导之以其所便，开之以其所苦"，即帮助其正确对待疾病，增强信心，清除紧张、消极、忧虑的心理因素，并指导病人如何进行调养及治疗具体措施。这种针对病人的不同思想实际和个性特征，有的放矢，耐心细致地实施劝说开导的方法，与现代心理治疗中的精神支持疗法相似。

自学指导

【重点难点】

1. 本章重点：了解心理治疗的原则、适用范围和治疗程序；熟悉几种行为疗法；掌握中医心理治疗的理论与方法。

重点解析：

（1）心理治疗的原则：心理治疗是特殊的治疗技术，必须掌握其治疗原则：良好医患关系原则、保密原则、支持原则、科学性原则、整体与综合原则。

（2）心理治疗的适用范围：各种神经症性障碍；心身疾病；各种心因性障碍；人格障碍；性功能障碍和性变态；精神分裂症；不良行为、习惯的矫正；其他如睡眠障碍、进食障碍以及儿童的某些心理障碍，如多动症、遗尿症、口吃、情绪障碍等，都是心理治疗的适应证。

（3）心理治疗的程序一般分四个阶段：问题探索阶段→分析认识阶段→治疗行动阶段→结束巩固阶段。

（4）行为疗法有系统脱敏法、厌恶疗法、条件操作法、满灌疗法、逐级暴露法、示范法等。

（5）中医心理疗法是中国独特的治疗方法，已被几千年临床沿用有效的方法有：情志相胜法、暗示法、转移注意法、从欲顺志法、移情易性法、劝说开导法等。

2. 本章疑难点：精神分析疗法、生物反馈疗法、森田疗法的理论与方法及评价。

疑难点解析：

(1) 精神分析疗法：该疗法是在精神分析理论的指导下，通过自由联想、释梦、阐释、移情、宣泄等方法挖掘出压抑在患者潜意识中的欲望、冲动和体验，使患者领悟到心理障碍的症结所在。一旦患者洞悉了自己的潜意识动机和需要，就能以更现实的方式处理和适应各种情况，从而达到消除症状，提高自知力，并产生深刻的人格变化。

该疗法近20年来被我国心理治疗界应用，因为该方法理论深、疗程长及操作方法不易被医患双方掌握等特点，其疗效仍在探讨之中。（精神分析理论参见绪论第三节，医学心理学的基本理论及疑难点解析）。

(2) 生物反馈疗法：该疗法是于20世纪60年代，随着控制论、系统论和信息论的兴起而产生的心理疗法，属于认知行为疗法范畴，在我国应用仅有十余年的历史。治疗手段须借助于生物反馈仪器。治疗方法是通过易化放松训练达到抗应激目的，从而治疗各种心身疾病、神经症及焦虑引起的失眠、头痛等。

注：生物反馈疗法与其他心理疗法相比，无论从理论上还是从临床应用上都还很不成熟。其疗效和适用范围受到仪器研制、治疗人员水平、适应证的选择等因素的影响。许多研究报告例数较少，缺乏严格的对照，没有排除安慰剂的作用。若干有疗效的病例也缺乏长期追踪观察的资料等。就目前已有的资料和对控制论、信息论等基本知识的认识，把生物反馈治疗作为一种补充心理疗法来使用还是有依据的和可行的。

(3) 森田疗法：森田疗法是源于日本文化的一种独特的精神疗法。其理论基础是东洋医学和哲学中的"顺应自然"和"事实唯真"理论。森田把神经质倾向强烈者称为神经质，把神经质发生的基础称为疑病素质。具有这种素质的人由于"生的欲望"和"死的恐怖"过分强烈，而产生焦虑。生的欲望和死的恐怖两者平衡时，则身心健康；两者对立时则死的恐怖会占优势成为引起神经质病态的根源。这种神经质病态会通过精神交互作用持续下去，森田疗法是阻断精神交互作用的动力机制来治疗神经症。

注：森田疗法在国外已被70多年的临床实践所证明是一种有效的心理治疗，对它的临床及实验室研究在不断扩大和深入。中国的森田疗法治疗者们在方法上多采取整合的方法，即在森田疗法过程中或之后并用其他心理治疗方法，如认知疗法、行为疗法、精神分析疗法等。精神科医生多数还在其不同阶段使用少量相应的药物。据统计，其疗效住院式好转以上可达80%以上，门诊式可达70%。我国对森田疗法生物学方面的研究尚少，心理学方面的研究临床上已经进行，并进一步证实了其疗效。

【复习思考题】

1. 简答心理治疗的概念、特点和原则。
2. 列举心理治疗的适用范围。
3. 试述心理治疗的程序。
4. 简述精神分析疗法的理论与方法。
5. 列举几种行为治疗方法，说明系统脱敏法的步骤。
6. 说明生物反馈疗法的操作方法、适应证和禁忌证。
7. 简述森田疗法的理论。住院森田疗法分几个期？如何操作？
8. 简述几种中医心理治疗方法。

(朱志珍　高长玉)

第七章 医学心理咨询

【目的要求】
1. 了解医学心理咨询的概念、范围、形式及效果。
2. 掌握医学心理咨询的原则与咨询模式。
3. 熟悉医学心理咨询的程序，理解医学心理咨询的技巧。

【自学时数】
6学时。

当前，人们生活在一个变革的时代，生活的节奏愈来愈快，紧张度愈来愈高。这些纷至沓来的社会、文化应激源不断地冲击着人们的精神生活，造成了大量的心身障碍及行为方面的问题，人们称它们为现代"文明病"、"都市病"。在工业化程度高、都市化规模大的地区，这种"病"正在迅速蔓延。据统计，世界上有焦虑症状者竟高达2.04%。另一方面，随着物质生活的改善，受教育水平的提高，人们对生活质量的要求也在不断提高，这将带来大量社会适应问题，情绪障碍、心理困扰、心理疾患等严重影响着人们的正常生活和健康。现代人的这一切问题，可以寻求心理咨询而得以解决。

第一节 概　述

一、医学心理咨询的概念

心理咨询是咨询师就来访者提出的问题在心理学与医学理论指导下，运用心理学的技能，与来访者共同分析、讨论，找出问题的症结，经过咨询指导者启发、指导，双方磋商，找出摆脱困境的办法，以纠正错误认识、克服情绪障碍、矫正不良行为、恢复社会适应能力、维护心身健康。这是一种特殊的助人方式。

医学心理咨询是指医学心理工作者在健康心理咨询、临床心理咨询、康复心理咨询过程中，为解决来访者及病人的各种心理问题而进行的咨询活动。咨询中为了改变病人的不良行为，常常实施一些行为治疗技术，如指导焦虑症病人作放松训练，实际上已经具有心理治疗作用。为了提高咨询效果，还可以配合药物治疗。可见，心理咨询、医学心理咨询、心理治疗三者的界限很难划定。医学心理咨询乃是集三者于一体的一种助人手段。现将有关要素列表如下（表7-1）。

表 7-1　　　　　　　　心理咨询、医学心理咨询与心理治疗要素比较

要素	心理咨询	医学心理咨询	心理治疗
实施者	咨询心理学家、教师、社会工作者，思想政治工作者	医生，医学心理学家	医生、心理治疗学家、医学心理学家
对象	来访者（有各种心理困扰）	寻求医学帮助或指导的人，往往不以病人角色出现	病人
范围	就业、婚姻、升学、人际关系、职业应激	疾病引起的心理问题；心理应激引起的躯体症状；影响健康的不良行为、情绪或心理困扰；康复问题	各种心理障碍、心身疾病及部分神经症
主要手段	晤谈	晤谈、教育、行为指导、部分心理治疗技术	专门而系统的各种心理治疗技术
目的	对心理困扰共商对策，引导个体面对现实，渡过危机，克服困难	人格、认知、行为的全面帮助，促进心理健康	消除心理障碍，涉及内在人格、意识及潜意识的矫正

二、医学心理咨询的范围

医学心理咨询的范围涉及整个医学领域，临床各科的病人都可能需要心理咨询，但我国近年来各综合医院心理门诊所接待的病人以非精神病性心理障碍为主。非精神病性心理障碍有3个特点：①保持一定的现实检验能力，能够依据现实检验自己认识的是非；②一般都认识到自己有心理问题或有病，为患病感到苦恼急切地要求治疗；③保持着相对较好的社会功能，其行为除部分过度反常外，大部分能为一般人所理解和接受。而精神病性心理障碍不是医学心理咨询对象，因为没有求助动机，失去对现实的检验能力，没有自知力，失去正常社会功能。一般来说，医学心理咨询的范围应包括以下方面：

1. 各种情绪障碍：如焦虑、抑郁、恐怖、紧张等情绪问题的原因分析，诊断的确立，防治的对策。
2. 各种心身疾病：如冠心病、高血压、溃疡病、支气管哮喘等心理社会因素的探讨与心理治疗。
3. 各种躯体疾病的心身障碍：这些疾病不是主要由心理社会因素引起，但在此类疾病的发展、转归、预后中，心理因素起重要作用。
4. 心理疾患：这是一类由心理因素或适应不良引起的疾患，无器质性损害的躯体症状，多由病人的主观感受而增减，如疼痛、眩晕、胸闷、乏力等。
5. 对神经症的诊断和治疗咨询。
6. 鉴别精神病与心理障碍：许多来访者或家长不了解自己或其亲人的疾病性质，常将精神疾病作为心理障碍指导；另有些早期精神疾病患者不愿去精神病院诊治而求助心理咨询。指导者可对来访者鉴别，及时做出正确诊断，并指导其正确的求医行为及治疗方法。
7. 性心理、生理障碍：各种性功能障碍如阳痿、早泄、性冷淡及性知识缺乏等。
8. 计划生育中的心理问题：如施行计划生育手术、服用避孕药引起的心理困扰及障碍。
9. 接受各种心理测量者：如临床心理咨询接受智力、个性、情绪等心理测验，并对结

果进行分析、指导。

10. 心理健康与心理卫生咨询：这类人不是临床意义上的病人。他们所求助的是预防疾病、保持健康的知识和方法。如为矫正不健康的行为（酗酒、吸烟、多食等）寻求正确指导。

另外，医学心理咨询与心理治疗的对象不尽相同，前者是健康人和病人，后者只是病人。在西方国家，医学心理咨询所接待的大量来访者为健康人，他们因情绪困扰、适应不良以及这些心理行为因素所带来的心理或躯体症状而前来寻求帮助。我国的情况据调查显示，医学心理咨询接待的来访者以病人为主，主要疾病为：神经症、心身疾病、性心理障碍、躯体疾病伴发的心理障碍、早期精神分裂症等，而健康人的心理咨询不足5%。

三、医学心理咨询的形式

医学心理咨询有多种形式，以咨询对象的数量划分，可分为个别心理咨询和团体心理咨询。以咨询途径划分，主要有以下5种形式。

（一）门诊咨询

开设心理咨询门诊，这是临床心理咨询的主要方式。心理咨询门诊一般有两种，一种是设在专科医院，如精神病院的心理咨询，主要对象是康复或出院的精神病人和病人家属。咨询内容主要是精神病防治知识，故这种咨询比较局限。另一种是综合医院的门诊心理咨询，这里往往配备有威望较高、经验较丰富、有较全面医学知识的医学心理工作者及护士，定期开诊。心理咨询门诊着重解决病人或健康人所提出的有关心理卫生、心身疾病、精神疾病等多方面的问题。门诊咨询由于指导者和来访者可以直接见面，因此可以详细地询问病情，能够发现问题，及时地解释疏导，给予必要的帮助，因此是一种比较有效的形式。

（二）信函咨询

信函咨询又称书信咨询。这种咨询形式往往由于交通不便，不能亲临或暂时不愿暴露身份而被选择。病人对自己的心理问题，要求提出解决的办法。它的优点是可以克服交通方面的问题使权威的心理咨询机构为更广泛的人群服务。在书信咨询中，信访者还可以披露门诊咨询难以启齿的隐衷，便于使主持者发现其心理症结。但书信咨询由于不能直接对话而有其不足之处。有些咨询者，由于受文化程度及医学知识的影响，来信中对症状、体征叙述不全面或欠准确，故诊断较难，疗效可能较差。

（三）专题咨询

针对大众所关心的一些较为普遍的心理问题，在报刊、杂志、电台、电视台等进行专题指导和答疑，统称为专题咨询。这种形式对普及医学心理学知识和心理健康常识起着很大作用，受到群众的欢迎和喜爱。这种形式类似于团体咨询，由于阐述共性的问题较多，对咨询者个体来说针对性较差，不能解决个别的、特殊的心理问题。

（四）现场心理咨询

到某一心理问题较多或较集中的单位或部门进行现场心理指导，根据医学心理学的原则提出切合实际的处理意见，或对当事者进行集体或个别的心理咨询，常可收到较好的效果。现场心理咨询包括进行某一医疗措施前的心理咨询，通过这一心理咨询常可使受术者消除术前的心理紧张状态，减轻术中与术后的不良反应，提高这一医疗措施的效果。他们按照各种心理顾虑内容，制定出心理咨询方法。将受术者分为咨询与未咨询组，于绝育术后1年分别随访，研究术后不良心理反应的发病率及类型，结果未经咨询的绝育组术后1年内即发生不良心理反应者占19.4%，主要是神经症样反应，以癔症样反应为多；而咨询组术前的心理顾虑经咨询后大部分解除或明显减轻，术后1年无一例发生不良心理反应。这充分地说明女性绝育术前心理咨询不但能解除心理顾虑而且能预防或减少术后不良心理反应。

（五）电话咨询

许多心理咨询机构设有专门处理心理危机（自杀）的专线电话咨询。当病人由于情绪极度紧张、忧郁、焦虑，自觉走投无路企图自杀时，就可以拨通这个称之为"生命线"或"希望线"的咨询电话，自杀防治人员就会立即前去抢救，使轻生者及时脱险。此外也可以利用电话咨询向青少年提供各种科学的心理卫生知识，对他们的健康成长可以起到良好的作用。

四、心理咨询效果评价

心理咨询对于保障人们身心健康，解决心理冲突与心理矛盾及减轻综合医院的压力，促进我国心理学的发展，均有重要作用。我国广州、西安、上海、哈尔滨等地的经验说明心理咨询工作搞得好，可以达到如下效果。

（一）防止某些重大的社会事故和负性生活事件

有些重大的社会事故萌发于人的心理上的不平衡。如果能及时发现苗头，消除心理上的不平衡，完全可以防止。另外，许多负性生活事件是由于心理矛盾冲突或心理超负荷引起，如恋爱失败、夫妻分居、离婚、子女出走、人际关系紧张、考试失败以及某些意外伤亡等。心理医生可以通过心理咨询，及时解除来访者的心理困境和心理负担，避免上述事件发生，防患于未然。

（二）治愈心理疾病，提高心身疾病的疗效

常见的心理疾病主要是各种神经症，经常被当作神经衰弱处理，疗效很差。心理咨询医生在详细诊断后分别处理，疗效大大提高。如焦虑症、神经性抑郁症的解释、认知和行为矫正；强迫性思维的森田疗法；恐怖症的行为治疗；都收到良效。溃疡病、慢性结肠炎，在躯体治疗的基础上，加用抗焦虑药物治疗，效果较理想。上述这些被称为老大难的神经症、心身疾病，在心理咨询门诊得到了较好的诊断和治疗，大大减轻了综合医院的压力。

（三）防止心理疾病患者的自杀行为

有些心理疾病患者，由于长期得不到别人的有效帮助和及时的心理治疗，往往出现自杀观念或自杀行为。特别是神经性抑郁症患者，60%～70%有自杀观念或行为。经心理咨询后，心理问题及时得到解决，躯体症状明显改善，便能较快消除自杀观念，挽救这些人的生命。

（四）帮助纠正某些法律上的偏差

一些性变态患者，被当作"流氓"、"坏分子"处理，甚至触犯法律。当心理医生作出诊断后，可获得公正的处理。如一患窥阴癖男大学生，因几次到女厕所窗口向内窥视而被拘留，并因"流氓"罪被开除学籍。后来，经心理咨询，心理医生诊断他为"性变态"，从而解除了处分，采用心理疗法治愈，重回校园。

（五）促进医学心理学在我国的发展

医学心理咨询工作的开展可使我们了解我国心理疾病的发病情况，加速心理学与医学临床的结合，发展心理治疗的技术，丰富医学院校医学心理学的教学内容，大大加速我国心理卫生事业的发展。

第二节 医学心理咨询的原则与模式

一、医学心理咨询的原则

医学心理咨询是一种特殊的心理治疗技术，为了达到预期的咨询目的，应遵循以下原则：

1. 良好的咨询关系原则：心理咨询是针对人的工作，建立良好的咨询关系是使咨询工作顺利进行的基本条件。在咨询中，必须使来访者感到心理医生是可信、诚恳和有能力的，以便使其积极配合，主动进入角色。另一方面，要注意关系适度，防止来访者情感投射和角色错当。

2. 启发性原则：医学心理咨询大多通过晤谈进行。心理医生从晤谈中收集来访者病史，了解产生心理疾病的原因，从而作出诊断和提出咨询计划或治疗方案。计划与方案的实施，都必须化为病人自己的要求、认识和行为。否则，晤谈并不起什么作用。因此，晤谈中要善于用启发性语言来启发咨询对象认识自己的疾病与原因，变被动为主动，完成咨询计划。

3. 严谨性原则：心理医生在未确定问题性质之前，不要轻易回答问题。谈话时语言要审慎，要善于引导来访者自己寻求答案。解释要言之有理，分寸得当，切忌发表模棱两可、没有根据的咨询意见；也不要简单、草率地敷衍来访者；更不要主观武断，随意下结论。凡此种种，很可能给来访者带来伤害，增添他们的心理压力或损害对心理医生的信任，影响咨询效果。

4. 保密性原则：心理咨询常涉及来访者个人隐私、人际交往、夫妻感情等社会或家庭问题。因此，心理医生对咨询的内容一定要严守秘密，不可随便谈论或转告他人。非咨询人员不得参与晤谈。如果需要在专业报刊、杂志上引用和发表某些案例的内容，必须隐藏其真实姓名，并力求掩盖地点、单位等暗示信息。对咨询内容保密，应是咨询师最基本的职业道德。

5. 咨询与治疗相结合的原则：在心理咨询的晤谈中，心理医生一边耐心地听，一边鼓励咨询对象疏泄情感。咨询对象一旦倾诉了大量的痛苦体验，本身就起到治疗作用。加上医生表示同情和支持，对各种疑虑进行解释并加以消除，更加显示出咨询中的心理治疗优势。因此，心理咨询与心理治疗是密切结合的。

二、医学心理咨询师的必备条件

心理咨询是一项非常复杂而艰巨的工作。咨询指导者面对的是心理上乃至心身方面需要帮助的人。他们之中既有病人，也有健康者，他们来自社会各个阶层，其职业、文化水平、社会经历、性格特点、人生观和信仰各不相同，所提出的问题和需要也千差万别，提出问题的性质和程度也轻重不等。这就对心理咨询师提出了严格的要求。一般来说，医学心理咨询工作者从业应具备以下条件：

1. 具备丰富而扎实的医学知识、心理学知识；掌握医学心理学的基本知识、基本理论、基本技能；一般应受过专门训练。

2. 良好的个性心理素质，热情、开朗、坦诚、友善，善于与人交流思想与情感，易于取得来访者的信任。

3. 有较丰富的社会科学知识和自然科学知识。对社会流行的文化与常识也要有所了解，这有助于与不同的来访者沟通和对话。

4. 有较丰富的社会阅历，能够深刻理解来访者的痛苦、挫折，从而迅速取得来访者的认同。

5. 高尚的职业道德。有高度的责任感和同情心，用平等的、朋友式的态度与来访者进行情感交流，并能始终在来访者面前保持自己的角色和身份。

三、医学心理咨询模式

目前我国医学心理咨询有三种模式（徐俊冕，1995年），即健康心理咨询、临床心理咨询和康复心理咨询。

（一）健康心理咨询

健康心理咨询也称心理卫生咨询或心理健康咨询。

1. 咨询对象：主要是有心理问题的正常人。
2. 咨询目标：发展和培养健康人格，提高个体和群体的心理健康水平。
3. 健康心理咨询工作者：心理学家、健康教育家、教师、社会工作者。
4. 健康心理咨询的任务：预防心理疾病；侧重于咨询对象的心理成长和发展；开发心理潜能，引导咨询对象走向"自我实现"。
5. 健康心理咨询的地点：可设在社区、工厂和学校。

（二）临床心理咨询

1. 咨询对象：有心理障碍的病人。此类咨询多为非精神病性心理障碍及心理生理障碍患者。
2. 咨询目标：帮助患者减轻痛苦症状；增强患者的自尊心、自信心；发展患者的应对能力，预防再发生类似问题。
3. 咨询模式：临床心理咨询应采取共同参与的"协作模式"。因为心理问题不能由咨询医生包办代替的方式解决，应强调病人的主动参与和主观能动性的发挥，坚持"解铃还需系铃人"的原则。
4. 临床心理咨询工作者：临床心理咨询工作者应由医生、护士及从事临床心理研究的专业人员担任。他们应接受充分的临床心理训练，包括心理评估、心理咨询、心理治疗，而且具有丰富的医疗经验。
5. 咨询地点：主要在综合医院、医学院校及心理研究机构的心理门诊进行。

（三）康复心理咨询

康复心理咨询是整体康复措施的一部分。

1. 咨询对象：身体、精神、语言、智力、感官和肢体有残疾的病人。
2. 咨询目标：康复心理咨询的目标与康复的总目标一致，着眼于整体功能最大限度的恢复，使患者达到最满意的生活质量。通过康复心理咨询和康复训练，使患者不是被动地适应伤残而生活，而是最大限度地发挥其能力，以满足其生理、心理与社会的需要。

在康复的功能训练、开发患者的潜能方面，心理咨询可以起到重要的作用。

3．康复心理咨询的任务：①全面评估残疾患者的功能水平；②衡量身心残疾对心理和行为的影响；③调动患者自身的积极因素和应对潜能；④组织有效的社会支持系统；⑤通过综合的康复措施使残疾患者获得满意的社会生活，重返社会。

4．康复心理咨询的地点：主要在康复医学机构、医院或残疾人学校。

第三节 医学心理咨询的程序与技巧

一、医学心理咨询的程序

医学心理咨询工作包括下述几个阶段。

（一）了解情况

这是咨询工作的开始阶段。指导者可以通过咨询记录首页及听取来访者的叙述，达到了解来访者及其动机和需求的目的。

1．填写首页：咨询记录的首页可以设计固定的项目，由来访者与指导者分别填写。这些项目除姓名、性别、年龄、文化水平、工作单位外，还应包括简要的学历、生活经历、重大的生活事件（尤其是受到的挫折）、工作环境（条件、人际关系）、家庭环境（同居人口、经济条件、亲属关系）、健康状况、需要咨询的问题以及临床诊断、人格与情绪特征及心理测验的结果等多项内容。通过这些项目对来访者能有一个概括的了解。

2．专心倾听：指导者要善于"听"来访者的叙述，并应用咨询技巧鼓励其倾诉与内心痛苦有关的内容。在"听"的过程中指导者要善于通过具体事件、具体情节以及来访者的言语、表情，了解来访者是如何认识自己；如何认识与客观环境的关系；如何认识事物之间的特点和关系；如何认识自己行为所产生的结果；如何评价改变客观环境的能力。

（二）查明疾病原因做出心理诊断

将来访者反映的情况初步归纳，得出大致属于某方面问题的印象。对于诉说有躯体不适的来访者，要作躯体检查，排除单纯器质性病变。必要时对来访者作心理测量，如使用个性测验量表、智力量表、病态情绪量表等，对来访者心理问题作出鉴别和诊断。尽可能确定来访者心理或心身问题的性质。

（三）分析讨论

这是咨询的深入阶段，常常要经过数次咨询之后才具备条件。来访者一再倾诉其内心痛苦后，情绪得以疏泄而趋向平复。指导者也越来越多地了解来访者的问题症结。此时晤谈可进一步深入。可引导来访者围绕主题提出更多的事实、想法和感受以帮助来访者进一步了解自己，发现自己的问题。而指导者可利用自己的理论和技巧，深入地分析所存在的问题，有时在分析研究之后，可讨论出新的问题，这种情况下，常常需要继续剖析新的问题。

（四）制定并实施指导方案

在明确诊断及了解主次病因基础上，心理医生要为来访者制定一个切实可行的、具体的指导计划。由于这一指导方案的实施者是来访者，因此在制定计划时也要让来访者参与。可以初步设想多种可能的解决办法，并对这些办法可能引起的结果进行评价，让来访者通过对比，自己决定一个最为适合自己的解决办法，并在实际环境中试行。若出现问题或失败，则应返回第一、第二阶段，重新确定主题，剖析问题并且选择实施方案直到成功。

在此过程中，指导者通过有针对性的心理和行为指导，为来访者解决心理问题、解除其心理上的压力，引导来访者改变其认知结构，较好地调节自己的思想行动，树立对人、对己和对事的正确观点和态度，并为重新建立良好的人际关系和行为习惯给予必要的帮助，促进来访者与环境达到和谐一致。

（五）追踪检查、确定效果

咨询往往需要多次进行。为保证咨询的连续性，对每位来访者应有专人负责，并要有咨询记录，在每次咨询时，对晤谈的内容、解决问题的建议以及来访者的反应，均应有小结式的记录，定期观察总结效果。有的来访者不愿意暴露自己的真实姓名，不愿意有记录。这些都不应勉强，记录可在咨询后补记。当有的来访者要求更换指导者时，应尊重其意愿立即更换，否则继续咨询也不会取得好的效果。

二、医学心理咨询的技巧

心理咨询的主要形式是面谈，而面谈又是一个复杂的人际沟通过程，应该十分讲究沟通技巧，不然，难以使咨询成功。与其说心理咨询是一门学问，不如说心理咨询是一门艺术。

（一）心理安慰技巧

安慰是每个指导者常做的事情，而且是很讲究技巧的。有效的安慰不是简单地就事论事，而是就事论情，由情及理，使当事人能积极地面对现实，自我调节；有效的安慰就是要做被安慰者的听众；先做听众，后做参谋。

1. 善于倾听：指导者主要是用听开始咨询过程的。细心倾听是建立良好关系的基础。指导者给来访者以充分的时间和机会，让他把要说的话讲完。倾听本身就具有良好的安慰作用。心理学中有句名言："听是最好的说服"，听本身就是一种治疗，它使人得以宣泄自己的精神压抑与苦恼，并能增强诉说人与听话人之间的心理沟通，其结果可以使人获得心理平衡与安慰。如果指导者封了来访者的口，则是对来访者的不尊重和不理解。

2. 不武断评论：指导者对来访者的思想暴露和行为表现不给予任何批判和是非判断，而是鼓励来访者自己判断自己的行为表现。这对来访人员实施自我开放，加强自助能力培养是大有好处的。指导者不要以自己对事物的主观态度影响来访者的认知、情感与意向。指导者听别人诉苦时，应特别注意自己的反应与态度是否生硬，是否带有个人的偏见。我们必须明了，心理咨询的目的不在于使人做出聪明的决定，而在于帮助人学会自己去聪明地作出决定。着眼点应放在对来访者个人自助能力的培养。

3. 不淡化矛盾：在心理咨询过程中，不能随便淡化来访人的心理矛盾和心理冲突。如果在安慰中淡化矛盾或淡化当事人的内心痛苦，将无益于当事人的情绪宣泄及对总问题的客观认识。心理咨询的实践告诉我们，有效的安慰不能靠淡化矛盾或回避矛盾来实现，只有面对现实，并客观地、理智地加以认识，才能突破痛苦经历的自我防御，获得真正的心理平衡。接受痛苦往往是摆脱痛苦的开始。

4. 广提选择性建议：心理咨询指导者，不具有医生对病人的权威性，他对来访者的最大"疗效"是来自于他与对方的沟通。指导者要注意不要将自己对咨询问题的认识、情感反应强加给来访者。对来访者提出的咨询问题,咨询指导者要根据来访者的实际情况,从不同角度、不同方面启发来访者的思路,帮助其全面地、详细地分析问题,以便自己找到问题的答案。广提选择性建议,不同于给人直接提建议,目的在于使来访者自解"系铃"。这种技巧,促进了来访者的自我反省,也是对他的最大安慰和帮助。

5. 消除阻抗:涉及隐私或内心巨大的痛苦时,来访者常有迟疑、退缩、沉默等表现。此时不可急于追问,可换一个谈话角度,甚至话题,让来访者有内心斗争的过程,再设法了解有关症结。

(二) 通情技巧

通情是指一个人能够设身处地地体会到他人的某种情绪或情感体验。它的表现是将自身投射到他人的心理活动中去,分享其对外界事物的心理反应。它对于强化指导者与来访者之间的融洽关系以及来访人员的自我袒露起着重要的作用。通情的最终目的是情感协调。美国心理学家赫文斯(Harvens)认为,通情可分为主动通情和被动通情。主动通情是指指导者运用精神分析方法积极地体验来访人员因某种社会因素、环境因素而产生的情绪反应与精神刺激。它能有效地强化心理咨询过程中的自我袒露。被动的通情指指导者通过沉默和重复来访者的话来强化来访者某种认知、情感体验的过程。有时指导者的沉默反应可为来访者的感情宣泄提供充分的时间与空间,这也是通情的重要手段。

(三) 移情的消除

心理咨询的本质是人际心理活动的互相影响、相互作用的过程。其中,指导者和来访者各自的认知、情感、意向等对双方的思想认同和情感交流起着深刻的影响。在心理咨询活动中,这种相互作用是移情与反移情的表现。所谓移情是指来访者由于以往的活动经历和人际关系对指导者形成的心理反应倾向。它常以前者对后者无意识的强烈的爱或憎表现出来。

移情是指来访者一种无意识的心理反应倾向,在心理咨询活动中不可避免。因此,指导者对此应有充分地认识,并做必要的调整和纠正。指导者在心理咨询过程中,对来访者种种的异常的心理、细微表现,应做出敏锐的观察和积极的释义,并运用不同的心理疗法,对移情进行消除,取得最大的咨询效果。

(四) 反移情的消除

反移情是指心理咨询人员对受询人员的无意识反应倾向,它是移情的对立面。广义的反移情指咨询人员对受询人员的无意识认知、情感、意志反应倾向。狭义的反移情指咨询人员对受询人员移情表现的反应。

美国著名心理学家辛格(Singer)认为:反移情有三种表现形式:①治疗者对患者过分的热情和关怀;②治疗者对患者过分的敌视和厌恶;③治疗者对患者的紧张情绪。反移情再现了咨询人员自身的心理活动对受询人员心理和行为的影响。因此,反移情在客观上对心理咨询带来阻碍。它影响了咨询指导者对受询人员的客观态度,它还使咨询人员丧失中立立场;同时,还增强了受询人员对心理咨询的自我防御,从而影响双方的感情沟通。

一般说来,对反移情的认识和消除比移情的认识与消除困难得多。为此,弗洛伊德曾经建议,精神分析学家每隔一段时间就要做一次自我精神分析,以便清醒地认识反移情发生的条件与基础。所以,心理医生必须认真认识反移情并设法消除之。可以通过不断的自我反省,同事们的相互监督,不断地认识这个问题,防止它的出现,出现时及时加以纠正。

(五) 心理诊断技巧

在心理咨询的过程中，对受询者的心理疾病或心理问题要进行诊断，并给予辅导治疗。心理诊断一般应从来访者的心理发展状况、心理状态、工作情况、健康状况和人际关系5个方面进行诊断分析，以摸清心理问题或心理疾病形成的原因。

各种智力和人格测验技术常常用作诊断分析的辅助工具。通过测查搞清心理障碍的性质和程度，还可以探查受询者潜意识中的"症结"。

搞清问题是解决问题的前提，面谈中要善于抓住来访者的主要问题（最感困扰、急需解决的问题）。但并非来访者都能开门见山地讲出自己的主要问题。一旦涉及隐私，有的人羞于启齿，于是兜圈子；有的人问题较复杂，自己理不出头绪，说不清问题；有些人深藏于潜意识中的心理问题，可以说是一种难猜的"谜"。心理医生在面谈时，要进行"心理侦探"，抓住弦外之音，隐含的词义，觉察其心理问题；对其潜意识中的问题，进行"点化"，才能找到心病的"症结"，症结找到后，矫治就可有的放矢。

在心理咨询面谈时，心理医生要与受询者寻找、商谈治疗或解决问题的方案。在解决受询者心理问题时，咨询指导者应起教师和医生双重作用。前者的作用是提供有关知识和信息，摆事实、讲道理，帮助来访者纠正认知上的偏差，从而形成新的世界观和价值观，辅导来访者掌握应对挫折的方法和改善人际关系的技巧；后者的作用是针对来访者的心理障碍采取必要的矫正和治疗措施，例如认知疗法、行为疗法、精神分析疗法等。

自学指导

【重点难点】

1. 本章重点：医学心理咨询师的素质；医学心理咨询的原则、范围、模式及程序。

（1）医学心理咨询师的素质：①具备扎实的医学、心理学知识；②良好的个性心理素；③有较丰富的社会科学知识；④较丰富的社会阅历；⑤高尚的职业道德。

（2）原则：良好的医患关系原则；启发性原则；严谨性原则；保密性原则；咨询与治疗相结合的原则。

（3）医学心理咨询的适用范围：各种情绪障碍；各种心身疾病；各种躯体疾病的心身障碍；心理疾患；对神经症的诊断和治疗咨询；鉴别精神病与心理障碍；性心理、生理障碍；计划生育中的心理问题；为受询者心理测量；心理健康咨询。

（4）医学心理咨询有三种模式：①健康心理咨询；②临床心理咨询；③康复心理咨询。

2. 本章难点：医学心理咨询的程序与技巧。

（1）医学心理咨询的程序是：了解情况—查明原因—做出诊断—分析讨论—制定方案—确定效果。医学心理咨询师应掌握并按此程序进行心理咨询工作。

（2）医学心理咨询的技巧：心理安慰技巧；通情技巧；移情的消除；反移情的消除；心理诊断技巧。要求在理解的基础上灵活运用。

【复习思考题】

1. 什么是医学心理咨询?
2. 医学心理咨询的形式有哪几种?如何评价心理咨询的效果?
3. 医学心理咨询应遵循哪些原则?
4. 试述医学心理咨询的适用范围。
5. 医学心理咨询师应具备哪些条件?
6. 简述医学心理咨询的程序与技巧。

(朱志珍　王新本)

第八章 心理健康

【目的要求】
1. 了解健康与心理健康的概念及心理健康的研究范围。
2. 了解个体（发展不同阶段）及群体心理健康的内容。
3. 掌握心理健康的标准与评估原则。

【自学时数】
4学时。

当今时代，科学技术的飞速发展要求人们不仅要有健康的身体，而且还要有健康的心理素质，使之有接受教育、学习科学知识与技术的能力，发挥创造性，推动科学技术向前发展。此外，社会人口的健康状况也关系到未来人口的身心健康，这已为现代分子生物学、优生学、遗传学等所证实。因此，健康不仅是幸福的标志，也是造就幸福的基本条件。本章重点讨论心理健康的有关内容。

第一节 概 述

一、健康与心理健康的概念

（一）健康概念的发展

社会的发展，科学的进步，使得人们对健康的认识也在不断地深入、提高和更新。数百年来，生物医学的巨大成功为人类的健康作出了卓越的贡献。这种成功使人们对健康的认识过分沉溺于关注躯体的生物学变化，而忽视了人的心理活动及社会存在对健康的影响。20世纪初《简明不列颠百科全书》对健康下的定义为："没有疾病和营养不良以及虚弱状态。"这种解释只注重生物学的认识。

现代科技的飞跃与社会文化的迅猛发展，使现代社会生活中的人普遍面临着激烈的竞争、频繁的应激、快速的节奏，前所未有的巨大心理压力使人不堪重负，这对人类的健康产生了重大影响。人们逐渐认识到心理因素、社会因素在健康与疾病及其相互转化中的不容忽视的重要作用，因而逐步确立了心身统一的健康观，从更全面的角度诠释健康的生物心理社会医学模式应运而生。1948年世界卫生组织（WHO）在成立宪章中指出："健康乃是一种身体上、精神上和社会上的完满状态，而不仅仅是没有疾病的虚弱的现象。"这种认识是现代社会人们对健康概念的全面总结与更新，健康不再仅仅是躯体状况的反映，同时还必须是心理活动正常、社会适应完满的综合体现。

（二）心理健康的定义

心理健康是20世纪中叶以来，由科技、文化和社会发展所决定的，是以一种全新、多元的视角看待健康的产物。它反映了唯物主义心身统一的哲学观在健康观念上的确立。由于心理健康的研究迅速发展，其概念众说纷纭，难以界定。

1946年的第三届国际心理卫生大会就将心理健康定义为："在身体、智能及情感上与他人的心理健康不相矛盾的范围内，将个人的心境发展成最佳的状态。"世界心理卫生联合会则将心理健康定义为："身体、智力、情绪十分调和；适应环境，人际关系中彼此能谦让；有幸福感；在工作和职业中，能充分发挥自己的能力，过着有效率的生活。"精神病学家门宁格（K. Menninger）认为："心理健康是指人们对于环境及相互间具有最高效率及快乐的适应情况。不仅要有效率，也不只是要有满足感，或是愉快地接受生活的规范，而是需要三者兼备。心理健康的人应能保持平静的情绪，敏锐的智能，适于社会环境的行为和愉快的气质。"英格利希（H. B. English）提出："心理健康是一种持续的心理状况，当事者在那种状况下能作良好适应，具有生命的活力，并能充分发展其身心的潜能，这乃是一种积极的、丰富的生活，不仅仅是免于心理疾病而已。"王效道等认为心理健康具有如下特征："智力水平处在正常值范围内，并能正确反映事物；心理和行为特点与生理年龄基本相符；情绪稳定、积极与情境适应；心理与行为协调一致；社会适应，主要是人际关系的心理适应协调，行为反应适度，不过敏，不迟钝，与刺激情境相符；不背离社会行为规范，在一定程度上能实现个人动机并使合理要求获得满足；自我意识与自我实际基本相符，'理想我'和'现实我'之间的差距不大。"

综上所述，心理健康可定义为：个体能够适应当前的和发展着的环境，具有完善的个性特征。认知、情绪反应、意志行动处于积极状态，并保持正常的调控能力。

（三）心理健康的研究内容

人类对心理健康的呼唤日益迫切，人们需要身心的全面健康，享受高质量的社会生活。这些给研究心理健康的学科提出了明确的任务和研究内容。心理健康关注个体一生的完满发展。它的研究内容可从个体生命各个阶段的正常发展与各个年龄阶段的社会化与社会适应来认识。

如果以个体生命各阶段的发展为纵线，便有婴幼儿的心理健康、儿童少年心理健康、青春期心理健康、中年心理健康、更年期心理健康、老年心理健康等研究范畴；在此基础上即产生了与社会适应相对应的研究领域，如家庭生活的心理健康、幼儿园的心理健康、小学生的心理健康、中学生的心理健康、大学生的心理健康、工作与职业的心理健康、婚姻与家庭的心理健康、工作变更（失业升迁）的心理健康、退休后的心理健康等。此外，心理健康研究还注意培养个体心理健康的基础，提倡优生优育，研究择偶、受孕、胎儿生长等方面的最佳规律，提倡"胎教"。在职业心理健康中还关注特殊职业群体如海员、飞行员、矿工、军人等的心理健康研究。

在个体不同年龄阶段的心理健康研究中，尤须注重少儿期到青春期这个阶段。因为塑造完善的个性，培养正常的情绪调控能力和顽强的意志品质，以及树立正确的世界观，这个阶段是个体心理健康最重要的时期；它所奠定的良好基础，是个体一生顺利发展的保证。

二、心理卫生与心理健康

（一）心理卫生运动的历史

古代的东西方学者曾提出了丰富的心理健康思想，并进行了大量的实践研究。然而心理健康纳入现代科学的范畴，则得益于20世纪初的心理卫生运动。心理卫生运动的倡导者是美国的比尔斯（C. W. Beers），1908年比尔斯所著的《一颗失而复得的心》（A Mind That Found It Self）一书的出版使这一事业翻开了崭新的篇章。

比尔斯在书中叙述作为一个精神病人在精神病院中，身受种种粗暴残酷的待遇，目击病友们过着非人的生活。比尔斯出院后，立志将自己余生贡献给精神病患者。他向各有关方面呼吁，要求改善精神病患者的待遇，从事预防精神病的活动。比尔斯在得到各方面的赞助和鼓励后于1908年5月成立了"康乃狄克州心理卫生协会"，这就诞生了全世界第一个心理卫生组织。发起人除比尔斯本人外，还有大学教授、医生、心理学家、精神病学家、教会牧师、审判官、律师、社会工作者以及康复的精神病患者及其家属。此协会工作的目标，有下列5项：①保持心理健康；②防止精神疾病；③提高精神病患者的待遇；④普及关于医学疾病的知识；⑤开展与心理卫生有关单位的合作。该组织活动的对象扩展到了整个社会，从而奠定了心理卫生的坚实基础。

经比尔斯和同行们的继续努力，于1909年2月成立了"美国全国心理卫生委员会"。1917年全国总会出版了科普读物《心理卫生》季刊，宣传心理卫生常识，流传很广，影响极大。1930年5月5日，在华盛顿召开了第一届国际心理卫生大会，到会的有53个国家的3042名代表，中国也有代表参加。大会产生了国际心理卫生委员会。它的宗旨是："完全从事于慈善的、科学的、文艺的、教育的活动。尤其关心世界各国人民的心理健康的保持和增进，对心理疾病、心理缺陷的研究、治疗和预防以及全人类幸福的增进"。

自此，心理卫生运动在全世界范围内推广普及。我国于1936年4月在南京正式成立了"中国心理卫生协会"，后因战乱中断活动。直至1985年，中国心理卫生协会正式恢复。

（二）心理健康事业的崛起

20世纪50年代以来，随着心理卫生事业自身的发展，生物-心理-社会医学模式的逐步确立，以及对健康概念认识的深入，心理卫生的工作内容已经突破了原有的局限，涉及更为广阔的领域。心理健康的概念被提出并得到广泛公认，这是现代社会的发展对健康的内涵与外延提出更高要求的体现。心理健康着眼于个体心理保健与全社会人口的心身健康，注重从个体生命萌发之时及各年龄发展阶段来培养个体的健康心理，塑造完善的人格和良好的社会适应。从心理卫生（mental hygiene）到心理健康（mental health）是时代发展的要求，是一种观念的改变与层次的升级。

三、心理健康的标准与评估原则

（一）心理健康的标准

关于心理健康所包含的具体内容和标准，国内外不少专家学者都有过研究和论述。《简明不列颠百科全书》认为，心理健康是指个体心理活动在自身环境条件许可范围内所能达到的最佳状态，而不是指一种绝对的十全十美的状态。其具体标准为：①认知过程正常，智力正常；②情绪稳定、乐观，心情舒畅；③意志坚强，做事有目的；④人格健全，性格、能力、价值观等均正常；⑤养成健康习惯和行为，无不良行为；⑥精力充沛地适应社会，人际关系良好。马斯洛（A. Maslow）将心理健康的标准概括为10个方面：①有充分的自我安全感；②能充分了解自己，并有恰当估价自己的能力；③生活理想切合实际；④不脱离周围现实环境；⑤能保持人格的完整与和谐；⑥善于从经验中学习；⑦能保持良好的人际关系；⑧能适度地宣泄情绪和控制情绪；⑨在符合社会道德的前提下，能有限度的发挥个性；⑩在不违背社会道德的前提下，能适当地满足个人的基本要求。王效道、徐斌主编的《心理卫生》提出了心理健康水平的7条评估标准：适应能力、耐受力、控制力、意识水平、社会交往能力、康复力、道德愉快胜于道德痛苦等。

心理健康的标准众说纷纭，我们认为以下5个方面可以概括心理健康的内容：健全而统一的个性；坚强的意志，乐观的情绪及有效的情绪调控能力；正常的人际交往能力；现实地确认自己的社会角色，充分的社会适应及目标追求；精力充沛，自我感觉良好。

（二）心理健康的评估原则

1. 心理与环境的同一性。心理是客观现实的反应，任何正常的心理活动和行为，无论形式或内容均应与客观环境（自然环境与社会环境），特别是社会环境保持一致，即同一性。人的心理行为若与外界失去同一性，就难以为人理解；如果为环境氛围所迫，产生心理压力，就会造成心理的紧张和焦虑。

2. 心理与行为的整体性。一个人的认知、情感、意志行为是一个完整和协调一致的统一体。这种整体性是确保个体具有良好社会功能和有效地进行活动的心理基础。例如，遇到一件令人庆幸的事，个体在感知的同时，应有愉快的情绪体验及相应的表情，并以欢快的语调和行为来表达；如果一个人用低沉不快的语气诉说一件愉快的事件，或者对痛苦的事件做出愉快的反应，那就是异常的状态。

3. 人格的稳定性。人格即个性，是个体独特的、持久的心理或行为特征的综合。个性心理特征形成之后就具有相对的稳定性，并在一切生活中显示其区别于他人的独特性，在没有重大变故的情况下，一般是不易改变的。如果一个爽朗、乐观、外向的人，突然变得沉郁、悲观、内向，这就要考虑他是否出现异常。

第二节 个体心理健康

一、孕期心理健康

生命是从受精卵和胚胎发育开始，因此，个体的身心健康也应从胎儿期就予以重视。胎儿期的心理健康，应该从注重怀孕期心理健康和科学的"胎教"开始。

1. 孕妇营养要全面合理：孕妇的营养对胎儿身心发育影响甚大，特定营养素的不足与过剩均与胎儿的后天发育有关。所以，孕妇营养既要丰富充分，又要全面平衡，以保证胎儿身心的正常发育。孕妇不宜多吃脂肪含量较高的食物和刺激性强的食品，以免孕妇体内脂肪存积过多影响分娩和对胎儿产生不利影响。

2. 孕妇的情绪要乐观、稳定：孕妇的情绪波动可通过影响内分泌及血液成分进而影响胎儿发育。孕妇情绪过度紧张、不稳定，导致肾上腺髓质激素分泌增加，使孕妇心跳加快、血压升高，影响胎儿脑的发育，给孩子以后的性格和智力发育带来不良影响；同时还会使肾上腺皮质激素分泌增高，阻碍胎儿上颌骨的发育。另外，情绪不稳定的孕妇发生难产和子痫的比率较高。因此，孕妇一定要保持心情舒畅、情绪稳定、避免生气及过度狂欢等不良刺激。

3. 孕妇应避免烟、酒等有害物质：孕妇吸烟过度，可导致新生儿体重不足或致自然流产、死胎或胎儿畸形。不仅如此，就连孕妇配偶吸烟，对母体中胎儿健康同样有很大影响。孕妇过量饮酒可造成胎儿先天畸形和先天愚型以及脊髓膜膨出；可罹患胎儿酒精中毒综合征——发育迟缓、智力低下、小头、心脏、骨关节畸形等。孕妇使用某些药物可使胎儿致畸，如链霉素、卡那霉素、磺胺可致耳聋；四环素可致骨骼发育障碍、牙齿变黄；某些抗组织胺药、抗癫痫药、抗精神病药及激素等药都有可能使胎儿致畸。另外研究表明，妊娠早期2～6周受到X射线辐射的妇女会影响胚胎发育，可引起小头、脊椎裂、腭裂、颅骨缺损等畸形，故都应特别注意。

4. 孕妇要加强保健，减少疾病：妊娠头2～3个月易感染风疹、腮腺炎、流行性感冒等病毒。有时孕妇虽然只有一些感冒症状，但却能导致胎儿发育畸形，常见的有先天性白内障、小头、先天性心脏病、聋哑、弱智、脑积水、小眼等。因此，孕妇应加强保健，尽量减少疾病的发生。

5. 正确施行胎教：近10年来，我国关于胎教方法的研究发展十分迅速。其中通过音乐、语言、爱抚、漂浮、光照等方法的成功实例不胜枚举。为早期开发孩子的潜能作了有益的尝试。胎教训练应该在心理学家、早期教育专家指导下完成。以免盲目施行、操之过急，违背了身心发展规律。

二、婴幼儿心理健康

从出生到6岁是儿童神经系统迅速发育，兴奋抑制过程日趋完善的重要阶段，也是一个人认识世界、发展智力、形成情感与个性的最重要的时期。要不失时机地抓紧以下几方面工作：

1. 出生后立即开始教育：出生后新生儿对胎教还会留有"记忆"。此时若持续进行胎教时的内容（如胎教音乐、父母的呼唤或故事录音、母亲的心跳声等），都是给初来人世的小宝宝一种熟悉、亲切的安慰。动物实验和临床观察都证明，母亲的心率可促使新生儿安然入睡。因此，早期教育主张在胎儿一出生即生活在母亲身旁，与母亲有亲密接触，并开始生后的连续教育。目前各妇产医院的"母婴同室"正是基于对新生儿心理健康及生后连续教育的考虑。

2. 爱抚是婴幼儿心理健康的必要条件：从心理健康角度讲，如果婴幼儿期缺乏母爱与适宜刺激，对孩子将来的情感、认识和人格的形成，将埋下不可弥补的隐患。哈罗（Harlow）用两组刚出生的恒河猴做实验，研究母爱和心理发育的关系。一组剥夺母爱，一组在母猴照料下同样喂养。3年后比较发现，剥夺母爱组小猴瘦小、不安、不懂爱与被爱、性无能。提示心、身两方面发育都有障碍。进一步的动物研究认为，母爱因素如体温、皮毛等对缓解幼仔的皮肤饥饿是不可缺少的。母乳喂养可提供充足母爱，满足婴幼儿心理发展的需求。

3. 抓住关键期，促进全面健康发展：发展心理学研究表明，在儿童发展的连续过程中具有阶段性，每个阶段有特定的发展内容，即"关键期"。不同学派对于"关键期"有其特定的解释。弗洛伊德（S. Freud）按心理性欲发展阶段学说划分；皮亚杰（J. Piaget）根据儿童认知发展过程划分；埃里克森（Erikson）则从心理社会发展角度分析人格发展，认为人格的发展将贯穿人的一生。

一般认为，婴幼儿阶段是人一生认知功能发展，特别是感知、母语等智力因素发展最关键的时期。随着神经细胞的迅速发展及髓鞘化的进展，适时地给予孩子心理发展所需要的不同颜色、形象、声音及触摸觉、温度觉的相应刺激，也就给儿童一生认知功能发展奠定了较高的起点。而3～7岁是人格、情感和意志发展的关键期。这阶段注重培养孩子良好的生活习惯、自理能力、克服困难的勇气、坚韧的意志以及与人交往的技艺和诚实、善良的品质，这些都将使孩子受益终生。

家长与教师的身教作用，"父母是孩子的第一任教师"。我国多数孩子在入幼儿园之前，三年之内多是在家里成长的。这段时间孩子对书本教育的接受能力还很差，判别能力也不强。但已经高度发展的观察和模仿能力使他对父母的一举一动都感兴趣。言语、行为中也有许多模仿。因此父母一定要非常注意自己的言行，特别是身教的作用。父母教育的不一致，会令孩子无所适从，感到焦虑、困惑。只有父母共同创造一个民主、和睦的家庭气氛，才能使孩子无忧无虑地愉快生活、发展才华，形成良好个性。

老师的形象在幼儿心中是至高无上的。在入幼儿园和小学以后，孩子的心目中老师将逐渐取代父母的地位。因此老师的言行对孩子的影响是十分重要的。每位老师都应该懂得儿童心理，自觉地维护"教师"在孩子心目中神圣、高尚的形象。因老师对上课淘气、没答对问题的孩子随口羞辱，就使孩子对自己的评价一落千丈，自信心受到极大挫伤；甚至从此"破罐破摔"，或者导致对老师的敌对心理，这些情况应认真注意避免。

三、青少年心理健康

整个青少年期的心理发展，是伴随着孩子身体的发育、生理功能的改变而同时进行的。这一时期是以身心的巨大变化为主要特征的。青少年健康卫生主要涉及如下问题：

1. 认知功能的全面和均衡发展：青少年期是一个人的认知由较低水平向成熟发展的过渡。孩子在幼儿期就可能表现出某些特长，在后来教育中帮助孩子发展特长是重要的。但在基础教育中重要的是拓宽各类知识技能，单一的知识技能对将来发展是不利的。只有全面发展才有助于对客观世界完整的、系统的认识，对问题全面、正确的理解和创造性的解决。另外单一特长可能仅训练了大脑的某一部分，只有注重左右半球同时均衡发展，才能最大限度地开发青少年的潜能。目前的学校教育对优势半球的功能培训更为注重，因此家长、老师尤其应注重对孩子非优势半球的能力进行培训，以及对非智力因素的均衡发展。

2. 友谊与对异性情感的引导：青少年的社会交往在不断扩大。他们渴望真诚的友谊与爱，希望了解别人并知道别人对自己的评价。随着性生理功能发育、成熟，两性之间会出现关注和情感上的吸引。这种性意识的萌发是很美好也很敏感的，但有时也会令少男少女们感到焦虑、不安或恐慌。迅速变化的激素作用有时会在性吸引或某些刺激下出现性冲动甚至性进攻。因此，应该提早进行有关友谊、爱情及性的心理学、生理学、伦理学等方面的教育。使青少年对这些必然遇到的问题有一个理性的认识，正确对待这段时期的性幻想、手淫及交友过程中的各种困扰。正确处理友谊和与异性交往等问题，从容地应对各种冲突，使自己逐渐成熟起来。

3. 自我意识的建立和社会化：这是青少年时期人格成熟的必经阶段和标志。这段时期自我意识的发展使孩子逐渐由童年时代着重认识外部世界，转为关注内在的自我。知识经验的增加也使青少年对客观世界及他人形成了自己独立的认识。他们倾向逐渐摆脱家长、老师的管束而自作主张。这时如果家长、老师不能正确对待和充分尊重孩子们，会导致青少年心理上的闭锁甚至逆反。此阶段即心理"断乳"期（11、12岁～17、18岁）。若处理不当，可能导致心理障碍。因此在这段时期父母和老师应该成为孩子的知心朋友。任何居高临下的训斥或不信任态度、放纵态度，都会破坏这种良好关系。目前社会上出现的一些孩子自杀、离家出走、参加非法社会团伙甚至导致反社会行为，多是这个时期发展异常的结果。

现在许多家长惊异地发现孩子的价值观与自己的教育大相径庭，这很大程度上是社会教育的潜移默化作用。因此要使青少年顺利发展其蓬勃向上、追求真理、富有理想、勇于创新的特点，还需要全社会共同行动，去除不良的社会影响，净化社会环境和教育环境。

青少年时期常遇到的各种适应问题，需要甄别情况，通过心理咨询门诊、学校心理辅导等形式，进行恰当的处理。青少年期的心理问题一旦出现，要及时解决，以免积少成多，妨碍学习，影响身心健康。其中学习和适应问题较多见。青少年阶段要经历从小学、中学到大学、工作岗位等一系列变迁。每一次转换角色都需要一段时间来适应新的环境、新的人际关系。当这种转变适应尚未很好完成的时候，青少年就可能出现各种学习问题，以及不同程度人际或环境的适应问题。由此也可能导致一些临床心身症状，如失眠、食欲不振、头痛、注意力不集中；或一些心理反应，如自我评价下降、人际关系不融洽、敏感多疑、易怒或过度自我表现等。一般经过心理咨询或一定的心理治疗都会好转。一些程度较轻的困扰可通过自身调节，使症状自然消失。

四、中老年心理健康

当心理发展走过了青年期而跨入中老年阶段，这时人对社会与客观世界的认识也趋于成熟，人格与情感发展已逐步稳定。中年人是社会的中坚。他们积累了较为丰富的知识、经验。因此许多中年人承担着较重的社会责任。但是中年人同时还面临着许多家庭、社会、生活等问题。他们一般需要赡养老人、抚育子女。既要全力照顾父母的衣食住行、看病、心理安慰等问题，又要关心孩子的学习问题、安全、品行培养。还有自身的日常生活、个人的事业发展及处理亲友、同事、邻里间的人际关系等。所有这些使中年人承受着一生中最重的心理压力。调查表明，中年知识分子长期的低收入和高付出，使他们心身疾病的发病率较高。因此，中年期的心理保健是心理健康工作的重要方面。

更年期，由于机体内分泌、自主神经功能的紊乱及皮质兴奋和抑制过程的不均衡，有些人会出现较明显的情绪改变，如易烦躁、激动、失眠多梦、喜怒无常或情绪低落等；有些人还可能有敏感、多疑、恐惧、易怒等表现。这些更年期综合征的心理反应存在明显的个体差异。调查表明：更年期的心身症状女性比男性表现更明显，从事脑力劳动的职业妇女比从事体力劳动或家务劳动妇女更严重。

对此，中老年人群要注意如下几方面的心理保健：①认识更年期心身反应是自然规律。注意正确对待和自我保健，自我调适，多数人可以平稳渡过。②提高自我调控能力，保持良好生活习惯，学习自我保健方法，注意有规律的饮食起居和适度体育锻炼。有情绪问题可以去找心理医生。③保持良好的家庭关系、社会关系。家庭对更年期成员应给予充分的理解，工作上也应适当的照顾。

老年人的心理保健有其特殊性。老年人会明显觉察到自己生理功能的自然衰退，如听力减退、视敏度降低、脱发、掉牙等。每个老人都要经历离退休，离开自己熟悉并从事了几十年的工作岗位。还要看着自己从小带大的子女一个个成家立业、远走高飞，老年人的孤独与失落感是很自然的。伴随机体功能的衰退，老年人还存在记忆下降、反应时延长、思维的灵活性差、情绪不稳等心理问题。调查发现，虽然这些情况在老年人中是普遍的，但个体健康状况的好坏却存在较大差别。不难看出，不同的健康意识和心理健康水平是形成这些差别的主要原因。因此，如果老年人能够顺乎自然，注意调节情绪，保持社交的活跃与身体锻炼，就会心身健康、延缓衰老。

另外，性心理健康也应属于个体心理健康范畴。

第三节 群体心理健康

所谓群体是指在同一规范与目标的指引下协同活动的一群人。不同的群体有着不同的行为规范。群体有大小之分，有正式与非正式之分。人总是以各种角色出现在不同的群体中；一个人可以承担许多角色，因此一个人也可属于多个不同群体。群体对个体心理的影响是不可估量的。人们可能在群体压力下放弃自己的观点、意见而采取从众行为；也可能在群体压力下失去个性化，做出违反社会准则的行为。所以，除了应重视个体心理健康（如个人健全个性的培养），还必须注意群体心理健康。

一、家庭心理健康

家庭是社会的细胞，是组成社会群体的最基本单位。在家庭中首先要处理好各成员间的关系，否则便不利于家庭成员的心身健康。家庭教育的方式对子女的个性形成影响很大。要注意用科学的、民主协商方法教育子女。夫妻的关系对子女个性形成的影响不容忽视。而夫妻双方的世界观、人生观、价值观、认知水平、个性，各种思想上、道德上、经济上、政治上、文化上、家族性和性生活方面的因素都交织在一起影响着夫妻关系。

二、学校心理健康

学校教育对社会人才成长、心理素质培养、健康行为养成都是重要的场所。名牌学校出高级人才，名师出高徒，都说明学校在育人中的重要性和对社会的贡献。学校的人际关系主要是师生关系和同学间关系。处理好师生关系的原则是尊师爱生，处理好同学间关系的原则是团结友爱。学校的主要任务是教学，教学的实施如不符合教育学、心理学原则，便会影响教学质量，产生许多心理问题。对学校生活的适应不良可导致超负荷学习的应激状态——失眠、头疼、记忆力减退、食欲不振或多食、自卑、学习成绩下降等等，甚至影响学生今后的发展。学校环境必须以心理健康的原则去营造，以利于学生心身的发展。

三、工作单位心理健康

工作单位是社会劳动群体。人们在工作单位中的劳动一方面为社会提供生产资料和生活资料，直接或间接地创造财富；另一方面人们也从劳动中取得报酬，做出贡献，满足成就感和自我实现的需要。工作、劳动会消耗人的体力、脑力，带来疲劳、厌倦。所以如果工作或劳动的价值、贡献得不到社会和单位领导的承认，则会带来不满。人际关系紧张也会造成职工各种心理障碍，应注意处理好这些心理健康问题。注重工作中职工的心理健康问题，注意消除职工的疲劳、厌倦，努力改善劳动环境条件和劳动组织，减轻劳动强度，劳动安排注意劳逸结合，组织职工参加体育活动和文娱活动。消除职工因工作待遇、地位、人际关系不良而带来的心理障碍的方法是：加强职工对自己工作意义的认识，教育职工热爱本职工作，并坚决贯彻按劳分配及时给予应有的职称、地位、工资、福利的政策，关心职工生活，关心职工福利。在职工中开展心理咨询可起到引导、疏泄等作用，值得提倡。

其他，如部队、街道、村庄等都各有自己群体的特点及相应的心理健康问题，处理这些群体心理健康问题的原则，是从各自群体的特点和实际出发，使人们精力充沛地适应环境，更好地工作；努力协调好人际关系；热爱自己所处的职业和岗位，保持乐观情绪等。

四、特殊群体心理健康

特殊群体诸如矿工、勘探、航海、飞行、军事、交通及残疾群体（包括视残、听残、肢体残、智残等）。这些特殊群体除了有一般群体所涉及的心理健康问题外，还因为群体的特殊性而存在特殊的心理问题。如航海，由于经常远离家乡，又长期活动在狭窄的范围内，不断受噪声、振动、摇晃、高温等的影响及单一的男性群体特点，使海员易激惹，发生攻击、争吵、斗殴等；也容易出现抑郁症状，如情绪低落，消沉沮丧等。又如勘探工作，长期在野外生活，与社会隔离且生活无规律性，容易产生认知障碍及不合群、社会适应困难等问题。1987年中国心理卫生协会特殊职业群体心理卫生专业委员会已成立，这一领域已开始引起人们的注意和重视。

自学指导

【重点难点】

1. 本章重点：健康、心理健康的概念；心理健康的研究范围；个体发展不同阶段的健康心理。

（1）健康、心理健康的定义：健康乃是一种身体上、精神上和社会上的完满状态，而不仅仅是没有疾病和虚弱的现象。心理健康是个体能够适应当前的和发展着的环境，具有完善的个性特征；认知、情绪反应、意志行动处于积极状态，并保持正常的调控能力。

（2）心理健康的研究范围：包括个体生命发展各阶段的心理健康和与社会适应相对应的群体心理健康。

（3）个体发展不同阶段健康心理的培养，必须根据不同阶段的心身特点，采取不同措施。

2. 本章难点：心理健康的标准及评估原则。

（1）心理健康的标准：国内评估标准：从适应能力、耐受力、控制力、意识水平、社交能力、康复力及道德健康7个方面进行评估。马斯洛提出的10条标准是：①有充分的安全感；②能充分了解自己；③理想切合实际；④不脱离现实环境；⑤保持人格的完整与和谐；⑥善于从经验中学习；⑦保持良好的人际关系；⑧适度地宣泄情绪。

（2）评估原则：心理与环境的同一性，心理与行为的整体性，人格的稳定性。

【复习思考题】

1. 分别叙述健康和心理健康的定义。
2. 简述心理健康的研究范围。
3. 试述心理健康的标准及评估原则。
4. 分别说明个体发展不同阶段心理健康的特点。
5. 简述不同群体的心理健康及意义。

（杜文东　朱志珍）

第九章 病人心理

【目的要求】
1. 了解病人角色的转变和角色适应。
2. 了解病人的心理需要、心理问题及干预措施。
3. 掌握病人的情绪反应及解除方法。

【自学时数】
4学时。

医学模式转化不仅对健康赋予了新的概念,而且对疾病和病人赋予了新的内涵。新医学模式把患有躯体疾病、心身疾病和社会适应障碍的人统称为病人。要求不仅对人所患的疾病进行医学意义上的治疗,而且要对患病的人进行医学心理学方面的研究,对所存在的心理社会问题进行干预,以求整体治疗效果。因此,本章探讨病人的心理问题。

第一节 概 述

一、病人与病人角色

(一) 病人

"病人"一词不同的医学模式有不同的解释。生物医学模式把有求医行为的或正处在医疗中的人称为病人。患病通常使人去求医,但并非所有患病者都有求医行为而成为"病人",也并非所有有求医行为的人一定是医学上的病人。

在社会人群中,有些人患有某些躯体疾病,如龋齿、关节炎、皮肤病、痔疮以及各种慢性病,他们可以没有求医行为,仍同健康人一样照常工作,照常担负应有的社会责任。他们自己可能不认为自己有病,社会上也没有把他们列入"病人"行列,但事实上他们却患有这种或那种疾病。社会性的原因还会出现一类无病求医的诈病者,他们为了取得假条或达到其他不良目的(如法律纠纷中的赔偿)而前往求诊或住院,但不能成为医学上的病人。

随着物质文明和精神文明的提高,人类的疾病谱发生了很大的变化。综合医院门诊出现了许多患心理障碍的人,这些人大多被传统的各科门诊确定是没有病的人,但心理医生诊断他们患有心理疾病并给以治疗。显然,他们是新医学模式的病人。在患有心理疾病的人群中,还有一些人因医学心理学知识匮乏或经济条件所限等原因没有求医行为,这类人也应是事实上的病人。

因此，对"病人"概念较全面的理解应该是：患有各种躯体疾病、心身疾病、神经精神性疾病以及心理障碍和社会适应障碍的人，不论其求医与否，均统称病人。

（二）病人角色

病人角色又称病人身份，是与病人的行为有关的心理学概念。病人角色是以社会角色为基础的，社会角色是社会规定的用于表现社会地位的行为模式。人在社会中的一切行为都与各自特定的角色相联系，反过来，又可以期待其发生与角色相应的行为。一个人在社会生活中往往同时处于许多角色的状态，如可以同时是父母之子，弟妹之兄，大学生，班长，排球队员，实习医生等。在不同情况下充当不同角色，不能混淆，而在成为病人后这些角色的转换便会失常。

当医务人员宣称此人患病时，他就进入病人角色，引起角色转变和适应方面的问题，从而使其后继行为产生重大变化，常见的有如下几种：

1. 角色行为冲突：患病意味着从正常社会角色向病人角色转化。要承认病人身份，患者常因挫折感而发生心理冲突，冲突的程度随所患病症的种类及轻重而异，患者会感到茫然、愤怒、焦虑、烦躁。正常角色的重要性、紧迫性及个性特征等因素都会影响冲突的激烈程度，使患者顺利地或迟迟不能进入病人角色。

2. 角色行为缺如：虽然被医务人员确认有病，但患者没有意识到或根本不愿意承认自己有病，甚至缺乏正常的角色转化时的心理冲突。这常常是由于客观环境中重要因素的影响使患者不能接受病人角色；或是患者使用否认的心理防卫机制，以"视而不见"来减轻心理压力。这类患者即使入院治疗也不易与医护人员合作。

3. 角色行为适应：患者经过角色行为冲突后，开始进入病人角色，从而较为冷静，客观地对待患病现实，改变角色行为以适应病人这个新角色。有些病人正常社会角色和病人角色之间的冲突可能很激烈，导致迟迟不能进入病人角色。一般情况下，开始时，许多病人不安心扮演这样的角色，往往急于求成，不切实际地以为很快就能根除疾病，迅速恢复健康。在病情的演变和治疗过程中，病人才慢慢适应这一角色。

4. 角色行为强化：进入和适应了病人角色之后，随着病情的好转，病人角色也相应向正常角色行为转化，这样才能在疾病痊愈的同时，正常角色行为也得到恢复。如果这种转化发生障碍，病人角色行为与其躯体症状不相吻合，即病人角色行为较强，而躯体症状较轻。其表现是病人过分地对自我能力表示怀疑，失望和忧虑，行为上表现出较强的退缩和依赖性，这就是病人角色行为强化。进入病人角色后，因为体力和其客观存在能力的下降，病人理应得到治疗、护理、营养、休息、抚慰等多种权利和关照。这与正常社会角色所承担的重负相比，无疑是一种"解脱"；也有些患者惧怕很快回到充满矛盾和挫折的现实角色中去，以退化机制来应对心理上的不平衡，这些都可以使病人角色强化。医护人员在对病人进行治疗的同时，应注意创造条件使病人心身同步康复。

5. 角色行为异常：这是指病人角色适应中的一种变态类型。病人无法承受患病或不治之症的挫折和压力，表现出悲观、绝望、冷漠，常常对周围环境无动于衷，这种异常行为如不能有效地疏导，不仅对病情十分不利，而且还可能发生意外事件。

二、病人的求医行为

求医行为即寻求医务人员帮助。通常发端于感到患有某种疾病，或感到出现了某种症状或不适。然而病人感到自己有病时怎么办，取决于许多因素，如对疾病的知识水平及家庭、朋友们的建议。最重要的是对症状或不适的心理体验及其与生活经验相结合所得出的结论，还有疾病种类及社会因素、经济条件是否允许等情况。所以病人是否寻求医疗和照顾，医务人员是无法控制的。

病人有病或有某种症状的感受，既可能什么行动也不采取，也可能自己服用家庭常备药物。总之，并不一定导致求医行为。影响病人采取求医行为的因素有下列几种：

（一）对疾病或症状的主观感受

社会上存在的两种对疾病的认识观点，一种是医疗专业人员所共有的观点，另一种是非专业人员的观点。专业人员总是希望非专业人员的观点与自己保持一致，而实际情况是两方面的看法经常不相一致（表9-1）。

表9-1 两种疾病认识示意

非专业人员观点	专业人员观点	
	无病	有病
无病	A	B
有病	C	D

如表A，D两栏表示两种观点一致，所以对双方均不成问题。在寻求医疗照顾的人中，估计至少有50%落入C栏，这些人自认为有病，但医务人员没发现他们有什么病。落入B栏的人数也与C栏差不多，如高血压病人落入B栏，他们在年度的预防性体检中被告知有病，而自己可能毫无思想准备。总之，对疾病的认识不同而导致人们决定是否进一步采取求医行为。

（二）症状的质和量影响

症状的质和量对病人的影响，取决于该病症在特定人群中出现的频度（即常见或罕见）；该病症对一般人来说是否熟悉与重视；该病症或该疾病的预后如何，是否易于判断；该病症或该疾病给人的威胁有多大，由此带来的损失有多大；会不会干扰自己有价值的活动或日常生活工作等。例如，体力劳动者普遍存在的腰背痛自然认为不算病，因而不出现求医行为。而"咳血"的症状则是不常见、不熟悉、不明预后的症状，因此感到可怕，而常常导致求医行为。靠症状的体验决定求医行为并不可靠。许多慢性疾病早期毫无症状，待到发现症状时，常已到了某种严重程度或难以逆转。个体对症状的敏感性和耐受性不同，也可使一些人"无病呻吟"而另一些人忽视症状的危险性，这都可导致不同的求医行为。

（三）心理社会因素影响

求医行为与心理体验、社会经济状况等有关。美国Blum（1964年）估计，急症患病者75%求医，慢性病患者则只有20%求医，他列举有病不求医的10种原因：①没有钱；②医药费用太贵；③对疾病的症状未察觉；④对所患病的意义认识不足；⑤对医师诊断的恐惧心理（如对妇科、外科检查处理的恐惧）；⑥对健康态度冷漠；⑦自我处罚的信念（如认为患病是上帝的旨意）；⑧患病是羞耻的观念（怕失业，怕找不到对象）；⑨交通不方便；⑩没有时间去诊病。时至今日，上述原因与中国病人的求医情况仍十分相似。

第二节 病人的心理需要与情绪反应

一、病人的心理需要

病人不但有多种心理需要,而且在住院的病人中,这些心理需要有许多共同之处。主要归纳为以下4个方面:

(一) 需要被接纳和重视

病人一经住进医院,则置身于一个特殊的流动环境中,随着病人的更换,不断有人加入到这个小群体之中,他们中的每一个人都面临对新环境的适应,都希望在感情上被接纳,在心理上受到尊重。他们常常认为,被尊重会加深医务人员对自己的重视,从而得到较好的治疗待遇。有一定社会地位的病人可能有意无意地透露或表现自己的身份,而让别人知道他的重要性;另一些人则通过与医务人员亲切的感情交流来使自己被破格对待;那些不善交往的人则希望得到一视同仁的关照。因此,医务人员对待每一个病人必须和蔼而有礼貌,要称呼姓名而不要叫床号。当病人觉得自己只是医院中一个号码,或者是一个有趣的病例时,自尊心便会受到挫伤,这常会影响他治疗的信心和对医务人员产生不信任感。因此,使病人获得被尊重的感觉,对疾病的治疗效果有重要而积极的意义。

(二) 需要提供信息

病人进入医院,完全改变了自己的生活规律和特定习惯。对于初次住院的病人来说,更是进入一个完全陌生的环境。病人在适应新环境中需要了解大量信息,如不能及时得到这些信息,则产生茫然感和焦虑。因此医务人员要迅速使病人了解有关信息。如住院生活制度,有关诊断和治疗如何安排;自身疾病的进展和预后;如何配合治疗;有关嗜好、习惯是否对疾病有影响等信息。当病人对今后的治疗过程和预后有充分了解时,他们战胜疾病的自信心便会增强,对院方的信任也会增加,对医务人员的态度会更亲近与合作,从而为顺利地治疗奠定基础。

(三) 需要适当的活动与刺激

病人的需要是多方面的,在心理需要中,他们尤其需要刺激和新鲜感。病房是一个狭小的天地,病人的活动受到限制,与个人有关的工作和消遣都被不同程度地制止或干扰。他们对该环境初期的茫然感,之后,又被厌恶情绪所替代,觉得无事可干,度日如年,特别是那些事业心较强或担负一定职责的人,更会如此。根据病人的具体情况安排适当的活动和有新鲜感的刺激是很有必要的。

(四) 需要安全感和早日康复

除了特殊的情况外,没有人希望长期地住在医院里。为了早日康复出院,恢复正常的生活、工作,每一个病人都要把安全感视为最重要的需要,这是病人求医的最终目的。因此,医务人员对任何一个可能影响病人安全感的行为都要十分小心地加以避免。任何新的治疗手段和治疗措施,都应加以解释并在事前打消病人的顾虑,以增加病人的安全感。当病人感到医务人员了解、尊重、帮助、照顾他,并以最好的方法全力救治他时,他会感到安全,有希望，对治愈充满信心，精神稳定，愉快而少焦虑，并主动积极地配合医生的治疗。

病人的心理需要常以各种方式反映出来，若得不到满足便会导致一些"越轨"行为，或者经常表示不满，违反院规和医嘱。假如不从病人心理需要的角度去考虑，医务人员很可能对这类病人产生反感，把他们当成"坏病人"。甚至少数医务人员常用以下方法来对付他们：①给药处理；②出院；③转院；④转病房；⑤转精神科。这种对抗的处理方式对病人的身心健康非常不利。所以，认识和了解病人的心理需要，根据不同病人的身心特点加以引导和解决，是十分必要的。

二、病人的情绪反应

病人患病后，经常被某些负性情绪所控制。常见的负性情绪有焦虑和抑郁。

（一）焦虑

焦虑是病人由应激引起的矛盾冲突所产生的重要心理状态。它是一种紧张、恐惧、不安和忧虑兼而有之的情绪反应。病人的焦虑既可能是来自对本身患病或入院的不安，也可能是来自疾病本身的临床表现。

1. 焦虑的临床表现：焦虑主要表现为交感神经系统的功能亢进，如心跳加快，血压升高约 1.33kPa（10mmHg）以上；脸色发白或潮红，皮肤发冷，手掌及脚趾部位出汗增多；肌肉较紧张，有时脸部绷紧，有的握紧拳头；更有些人的姿势变为僵直，手发颤，甚至脸、手臂、肩或整个身体都出现颤抖；腹肌紧缩，胃呈翻动感；为了解除肌肉紧张而呈现咬指甲，用手敲桌子或来回踱步等不安的状态。焦虑反应的发展，也可能使副交感神经系统的活动增强，出现胃肠活动过频而导致腹泻。

2. 焦虑的心理和行为表现：焦虑反应心理状态很复杂，一般地说矛盾冲突的产生都导致心理活动的增强，以致出现失眠、头痛，并常有言语改变。例如，有些病人变得说话很快，不间断，有的人声音提高；也有些病人变得忧郁，显出很难找到他所要用的字眼的样子，故常表现口吃；精神很难集中，注意力短暂，甚至连简单的问题都不能回答；在对他人的关系（包括医护人员）上，有的病人坦白地表示自己害怕，或努力否认焦虑的存在；他们不问任何问题，也避免以自己的病作为谈话的主题；或故做谈笑自若来掩饰自己焦虑；或以反感和敌意来反应所受的威胁；许多患者对医护人员和诊疗过程百般挑剔及要求特殊对待。医护人员应该理解，这类病人的"攻击性"是焦虑反应的心理表现，应以同情的态度合理引导。很多情况下，让病人有哭泣和倾诉的机会，才有助于疏泄紧张和焦虑。

此外，还有些焦虑反应是与特定的疾病相伴产生的，如甲状腺功能亢进、绝经期综合征、经前紧张症、嗜铬细胞瘤、类癌综合征、中枢神经抑制药的停药反应等。

一定程度的焦虑反应可以调动机体的生理防御机制和心理防卫机制，使人进入警觉防卫状态而准备采取适当的行动；也可使人的心智活动增强，有利于摆脱困境。但是，过度的焦虑则导致心理平衡的破坏，并妨碍治疗的进程和身体的康复。减轻病人过度的焦虑，是促使病人痊愈和减少合并症的重要因素之一。

3. 消除焦虑的方法：病人所产生的焦虑原因各不相同，因此消除焦虑的方法也就不尽相同。可归纳为以下 5 点：

（1）使病人了解诊疗程序：有些病人对将要发生在自己身上的诊疗活动茫然无知，常会引起和加重焦虑。因此，要使病人知道各种检查治疗的必要性、可靠性、安全性等。医务人员良好的技能、充分的信心、亲切的态度，有助于消除此类病人的焦虑。

（2）尊重病人的人格：不管病人患病前的社会角色如何，住院后都是病人，重新适应这一新角色会导致焦虑。医务人员应尊重病人，使病人感到被尊重，以缩小社会角色之间的差距，冲淡这一消极心理。

（3）鼓励病人的操作运动：在许可范围内让病人做一些力所能及的活动，如照顾自己的生活等，可使病人满足操作的需要，觉得自己并不是一个完全依赖别人的病人，可减轻焦虑。在医院环境里，寂寞往往使他们过多考虑自己的疾病。医护人员主动与病人交往和鼓励病人之间交往，都可产生积极的效果。

（4）心理、药物综合治疗解除焦虑：在很多情况下，医学心理专家常能通过心理治疗调动病人的积极因素，帮助病人克服焦虑反应。对不易缓解的焦虑，必要时可给焦虑药物。合适的消遣活动可以减除焦虑。可以通过阅读、听收音机、看电视、下棋、打牌等分散病人对焦虑的注意力。

（5）治疗引起焦虑的疾病：前面提到有些焦虑反应是某些疾病的症状，要消除此类焦虑，当然要采取措施治疗原发疾病。

（二）抑郁

抑郁是有些病人把对疾病的愤怒转向内部所产生的心理状态。它是一种忧愁、压抑、悲观、孤独和自怜兼而有之的情绪反应。病人的抑郁情绪主要由治疗不顺利、不理想，缺乏治疗的信心和勇气所致，其他如年龄、家庭和与疾病有关的社会心理因素也可导致抑郁。

1. 抑郁的临床表现：患者常有面色苍白、失眠、头痛、头晕、心烦、胸闷、乏力、腹泻或便秘等表现。严重抑郁者男性多有性欲下降，女性多出现月经不调等症状。

2. 抑郁的心理和行为表现：患者表现情绪低落，表情阴郁，常感到心情压抑、消沉或沮丧。行为闷闷不乐，默默不语，整日无精打采，对生活失去信心，对前途悲观失望等，有的产生轻生念头。

一定程度的抑郁在许多严重疾病中都存在，抑郁可以使病人撤销一些动机而保存能量，具有保护性意义。但当它发生于康复期时，则被认为是有破坏性的。乳腺癌根治术的病人在回家头几天几乎都有抑郁，病人的抑郁和依赖性能够被家庭成员所接受者，其恢复要快于家庭成员不接受者。心肌梗死病人也有的出现这种情况。

3. 消除抑郁的方法

（1）提供信息：医护人员要给病人提供有希望的治疗信息，给病人更多的解释、开导，尽可能消除或减轻病人的躯体症状，逐渐树立治病的信心与勇气。

（2）增加娱乐活动：增加病人的娱乐活动内容，转移病人的注意，鼓励病友间的接触，支持参与治疗区的其他活动。

（3）认知评价指导及建立良好的医患关系：改变病人的认知是一项比较困难的工作，特别是对有抑郁情绪的病人难度更大，需持之以恒。对有轻生意念的病人，应通过建立良好的医患关系影响病人的情绪，建议病人与心理医生保持联系。

第三节 病人的心理社会问题及干预

一、门诊病人的心理问题

门诊是病人对医院产生第一印象的地方。医院诊查设备的现代化、过细的分科以及诊疗费的付出，使门诊病人产生许多心理问题。

(一) 需要及时就诊并得到良好的医护

来医院的初诊病人和复诊病人心理活动是有明显差异的。初诊病人面对医院陌生的环境，长长的挂号、候诊、交款、取药队伍茫然不知所措。自己是什么病，到哪科去就诊，往往楼上楼下各处询问。有的患者辗转几个科室被"踢皮球"而心烦意乱；有的因对现代化的诊查设备产生恐惧心理而造成部分诊查结果失真；还有的仅辅助诊断的费用已花费大半资金而产生沮丧和自卑心理。对此医护人员要创造条件，方便病人及早就医；要根据病人的心理行为反应特点，提供良好的服务，满足病人正当的要求；有条件的医院可以安排导诊护士，满足病人寻找可以信赖的医生为其诊治的要求。

(二) 需要明确诊断及妥善治疗

患者急切的心理需要是知道自己究竟患了什么病，病情及预后如何。他们需要明了疾病的诊断、检查的情况，要求特效的治疗措施，如住院、开好药、会诊等等。医务人员应向病人或家属说清楚，给病人以鼓励，消除或减轻其顾虑，使病人在良好的心境中配合治疗，以利病人尽快康复。

(三) 急诊病人的心理问题

急诊病人多起病急、病情重、生命危急，需要紧急抢救才有可能挽回其生命。急诊病人与普通门诊病人相比，有着不同的心理活动。

1. 需要得到快速的救治：急诊病人因缺乏心理准备，表现出焦虑、恐惧和不安，不时发出呻吟和呼救声；或由于突发事故造成伤害而发生"情绪性休克"，表现无主诉、冷淡平静，医务人员要发挥组织急救的协同功能，树立时间就是生命的观点，一旦听到急救的信息，主动迎接病人，快速积极抢救，以消除病人的紧张心理。

2. 需要细心热情救护：突然而降的伤病，对病人是个重大打击，常造成行为退化，感情幼稚。有些病人对病痛辗转呻吟、哭喊不宁、激惹性增高，对细小之事稍不遂意，可乱发脾气。对此要热情、细心、耐心地照护与安慰病人，正确引导，使之正确对待急性病症。

3. 需要保证生命安全：病人来到急诊室，在心理上开始有一定的安全感，但能否得到救治，还心有疑虑。病人总是希望有家属陪伴，以得到精神上的安慰。医务人员要有针对地向家属或病人作说服安慰工作。同时也要沉着、机智、果断积极救治病人，以增加病人和家属的安全感。对某些抢救无效者，医务人员要以人道主义的精神作妥善处理。

二、住院病人的心理问题

住院无疑对疾病的诊断、治疗会带来许多方便。然而，住院对于病人是一个很强的心理

—社会应激，会产生一系列的心理反应，而且不同病人有着不同的心理社会问题。

（一）环境突变的心理问题

病人住院时要离开他的家庭，进入陌生的病房环境。这种环境的突变会产生许多心理问题。在病房中不能随便会见亲人，也没有一个熟悉的朋友，只能独自默默忍受疾病的折磨或死亡的威胁。因此，病人常常发生恐惧不安，经常考虑自己的病能否治好，病程长短，预后如何，对今后工作生活会有什么影响等一系列心理问题。

（二）生活方式的不适应

不适应医院的生活方式，也是住院病人的心理问题之一。病人住院后，生活上被医护人员监视着，个人行为无法掩饰；必须接受医院的伙食；睡眠习惯受医院作息制度的管制；空气中散发着病房特有的气味，大病房里陪护、探望人员出进的走动声与病人发出痛苦的呻吟声等交杂在一起。这一切都使病人感到孤独、苦闷并增加不安全感。

（三）工作及家庭生活中断的心理问题

住院造成工作及家庭生活的中断，这种中断带来的影响也造成病人的心理压力。有的病人担心生病给家庭经济和生活带来困难。或配偶对子女照料不周而放不下心。有的病人对学习生活的中断可能导致的后果极为焦虑。一些工作负责、事业心强或担负领导工作的人，一旦被强迫性地整天躺在床上，靠别人安排自己的生活，心理上尤为焦虑烦闷。住院病人的这些心理问题，只要在住院期间得到医护人员的理解及良好的治疗和护理，一般在病愈出院后则迎刃而解。

三、手术病人的心理问题

手术往往被人们认为是重大的负性生活事件。病人的消极情绪如抑郁、焦虑、不安等，较之其他治疗都为严重，死亡的可能也随时在病人思想中缠扰。多数病人会想到事业、家庭、子女，考虑他们如何承受这一挫折。求生的欲望使他们对医务人员产生依赖心理，希望医务人员为拯救自己竭尽全力。同时渴望遇到一位技术高明的医生，他们关心主刀医生的职称、年龄。也有些病人因病情较重，或平时受到此类疾病难以治愈的认识影响，而产生绝望心理，拒绝治疗，想尽快结束难以忍受的痛苦。因此，对手术病人应进行术前教育。

（一）手术前病人的心理

随着手术日期的临近，病人的心理负担加剧，心情紧张，焦虑恐惧，甚至坐卧不安，食不甘味，夜不能眠。解放军第一医院杜小欧曾对100例将要手术的病人进行调查，发现76%的病人术前有诸如上述的严重心理问题。尽管在手术的前一天晚上给予安眠药，多数病人仍然难以入睡，有些病人还写了遗嘱。这样消极的心理对手术及其预后显然是不利的。有些病人手术前可因紧张而导致血压下降甚至休克，医护人员对此应引起高度注意。手术前、手术中医务人员应注意自己的言语及行为避免给病人造成不良暗示，从而导致术后的医源性疾患。解放军南京八一医院张桢先、郑青报道，在手术前指导病人消除紧张和焦虑，可取得了较满意的手术效果。

（二）手术后病人的心理问题

手术前的心理问题通过实施手术大都解决。然而，手术后的各种实际问题便在较长的恢复期内不时出现。如手术后的疼痛，约1/3的病人反映疼痛极为严重，1/4的人认为疼痛较轻，可以忍受。如果术后疼痛持续时间较长，则考虑是否因术后忧郁或心理退化所致。各种因素造成的术后忧郁心理会使伤口愈合减速，疼痛时间长。心理退化所造成的术后疼痛持续，是因为各种因素强化了"病人角色"。这需要医护人员通过正确的措施促使病人逐步摆脱这一角色。病人对手术后的不适及恢复情况很敏感，往往成为他们判断手术是否成功的主观标准。如果他们认为手术确实恢复不良，后果不好，则对心理的打击非常大。

还有一些病人因特殊的手术而产生心理问题。如：截肢、脏器的切除或部分切除生殖器官手术等，这会造成病人自我概念的模糊与缺陷心理、羞怯心理，使他们的心理负担格外加重，导致手术后长期抑郁。有的病人在心理上拒绝这一现实而使幻肢症和幻肢痛加重。巨大的精神痛苦使病人悲观失望，情绪低沉。此时，他们极需医护人员格外的劝慰、鼓励与具体指导。

(三) 普及术前教育

对于要实施手术的病人，术前教育要普遍进行宣传。其意义不仅是解决病人当前的问题，而且宣传的面越宽越具有社会意义。在病房（区）中也要普遍宣传。因为同病房的病人是相互影响的，一位术后病人的临床表现可能影响其他术前病人的心理活动。如果医务人员教育措施得当，术前病人和术后病人可以通过相互鼓励、慰藉而进入积极的心理状态。此外，强调术前教育并不是说术后教育不那么重要。术后教育同样是重要的、需要普及。应当指出，良好的术前教育是术后教育的基础。忽视术前教育仅靠术后的解释往往不易奏效。

四、危重病人及濒死病人的心理问题

(一) 特别监护状态的心理问题

危重病人入院，只要意识清醒，一般都有明显的恐惧和焦虑。如冠心病监护病房的病人在发病初期全部呈不同程度的焦虑状态，多数因持续剧痛而产生濒死心理恐惧。焦虑的原因据分析主要是环境所致。如不分昼夜地受监护；身体的各种导管造成的刺激和压迫感；活动受限制，被迫长期处于一定强迫体位；同室病人的抢救、死亡等。

(二) 濒死的心理学问题

濒死，即趋向于死亡但尚未死亡。它的概念与心理学有些关系。死亡是客观规律，是人们生活中的自然进程。人们在一生中也许可以不止一次地濒临死亡，但是真正的死亡只有一次。随着医疗事业的发展，抢救技术的日益提高，有不少人意外地"绝处逢生"。也有不少的"不治之症"者生命得以长期延长。医学心理学对这方面的研究，有助于我们对晚期危重病人的照顾。Kufler-Ross将晚期病人的心理反应分成5个阶段：否认阶段→愤怒阶段→讨价还价阶段→抑郁阶段→接受阶段。当病人成功地渡过这几个阶段后，已为死亡做好了准备，进入濒临死亡过程。

(三) 对濒死者的帮助——临终关怀

据研究，许多人特别是老年人最害怕孤独地死去，害怕对自己死亡所造成的后果无所知；还有的病人害怕自己被作为"植物人"长期治疗。对此类病人应尽可能使其亲人留在床边，为病人提供讨论后事安排和留下遗嘱的机会，体现亲人和医护人员对病人的临终关怀。

自学指导

【重点难点】

病人的心理需要及情绪反应，各类病人的心理问题及干预措施。

1. 病人的心理需要：患病者一旦进入病人角色，会产生各种心理需要，如需要被接纳；需要提供信息；需要适当的活动刺激；需要安全和早日康复。了解这些需要并加以引导和解决，是十分必要的。

2. 病人的情绪反应：病人患病后会出现不良的情绪反应，如焦虑、恐惧、抑郁、孤独感等，临床上应根据不同的情绪反应采取相应的护理和治疗措施。

3. 各类病人的心理问题及干预：病人因所患疾病的病情、病程及性质不同，会产生许多心理问题。如：门诊病人的心理问题；住院病人的心理问题；手术病人的心理问题；危重病人及濒临死亡病人的心理问题等。及时发现和解决这些问题对病程转归和愈后有积极影响。

【复习思考题】

1. 什么是病人和病人角色？病人角色适应存在哪些问题？
2. 哪些因素影响病人的求医行为？
3. 病人有哪些心理需要？如何满足？
4. 病人有哪些不良情绪反应？如何解除？
5. 手术前病人有哪些特殊的心理反应？如何普及术前教育？
6. 试述急症病人的心理问题及干预措施。
7. 试述慢性病人的心理问题及干预措施。

（朱志珍　关立峰）

第十章 医患关系

【目的要求】
1. 了解医患关系与人际关系，人际知觉与人际吸引。
2. 熟悉语言交往和非语言交往技巧。
3. 理解三种基本医患关系模式及内涵。
4. 了解影响医患关系的有关因素。

【自学时数】
4学时。

在医疗活动中，医患关系的重要性早在现代医学诞生之前就已被人们所认识，并成为医生治疗手段的一个重要组成部分。然而随着医学的技术革命，大批技术设备的引用，加之临床分科越来越细，导致医生过分注意局部而忽视人的整体的现象发生，即"医学的非人性化倾向"。一些医务人员忽视了医患关系的重要意义，因此，医患关系问题成为医学临床的一个不容忽视的重要方面。

第一节 概 述

一、医患关系的概念

（一）医患关系与人际关系

医患关系是指以医务人员为一方，以病人为另一方的人与人之间的心理关系，是人际关系在医疗情景中的具体化形式，是诸多人际关系中的一种。它既属于医学伦理学的研究范畴，也属于医学心理学的研究范畴。

人际关系是人们在物质与精神交往中发生、发展和建立起来的人与人之间的心理关系。人际关系是社会关系的一个侧面，受社会关系的制约，既影响团体凝聚力，又影响心理社会环境，因而在人的心理健康中起重要作用。

（二）医患关系的重要性

医患关系的重要性至少可以从两方面加以说明。

1. 良好的医患关系是医疗活动顺利开展的必要基础：现代医学临床大量引进了新技术和新设备为病人提供辅助检查，这些检查往往需要病人的密切配合，需要医患合作，否则，难以发挥先进设备的作用，而且易造成结果误差。此外，在广泛的治疗活动中，病人是否遵医嘱是治疗成功的关键。而病人的"遵医"行为及顺从与合作来自对医务人员的信任,来自良好的医患关系。

2. 融洽的医患关系会营造良好的心理氛围:临床实践证明,融洽的医患关系不仅是一种治疗手段,而且可以使医患双方都获得心理需要的满足。对于病人来说,不仅可以消除疾病所造成的心理应激,而且可以从良好的情绪反应所致的躯体效应中获益。对于医生来说,可以从这种友好的医疗活动中得到更多的心理上的慰藉。如此,不仅可以促进病人康复,而且对医生的心理健康也是必需的。因而,有些国家的医学院对刚进入临床实习的医学生,并不是让他们先接触疾病,而是让他们首先要学会接触自己的病人,学会怎样才能与病人建立起良好的关系。此举措是生物-心理-社会医学模式观点在医患关系中的具体体现。

二、人际知觉与人际吸引

(一) 人际知觉

人际知觉是对人、对己、对人际关系的认识与了解。人际知觉建立在人际关系基础之上,不仅要认识其外部特征,还要了解其内心世界。在对人的认识过程中,由于心理学的原因常会引起一些偏见,而成为影响人际交往质量的重要因素。这些因素包括:

1. 第一印象:是指对不熟悉的社会知觉对象第一次接触后产生的印象。初次见面时,对方的仪表、风度给人的印象往往会成为日后交往的依据,影响着人际关系的建立与发展。因此,在交往中,一方面要努力完善自我形象,给对方以良好的第一印象;另一方面,又要力求自己不受第一印象的片面影响。

2. 首因效应:首因效应与第一印象有关,指人们在交往中更注重最先得到的信息,据此对人作出类别判断,形成印象后对后来的信息便不重视。

3. 近因效应:近因效应与首因效应相反,指交往过程中新近得到的信息比先得到的信息对整个印象有更强烈的影响。鲁钦斯(L. S. Luchins)的实验表明,在某些场合,当先后呈现两种或两种以上不同的刺激材料时,印象形成的决定因素是后呈现的刺激材料。比如介绍一个人,先介绍他的优点,过一段时间后又介绍他的缺点。在认知主体的印象中,缺点的一面将会起到重要作用。这种由后面的话所产生的效果就属于近因效应。

4. 晕轮效应:是由于某一突出特点而掩盖了其他的特征。这种突出的特点如同佛像的光环一样,成为被注意的中心。如果突出的一点是优点,则可以掩盖其缺点;反之,则优点可被掩盖掉。

5. 定型作用:又称刻板印象。根据个人经验,形成对某类人的固定印象,在认识与了解某一对象时,常把其归入固定印象,并以此类印象的特征作结论。如年轻人常认为老年人保守,而老年人多半认为年轻人轻浮等。

(二) 人际吸引

人际吸引指人与人之间在情感上表现相互喜欢与亲和的现象,它是人际关系深度、稳定性和亲密性的重要调节因素。人际吸引主要包括:

1. 仪表性吸引:一个人的仪表在一定程度上反映了一个人的内心世界。仪表的某些内容如身材、容貌等是先天遗传素质形成的;也有些则与个人的文化、知识、教养有关,如衣着、打扮、神态、姿势等。但是由先天及后天因素所综合而成的仪表,在人际交往中就构成了"先入为主"的作用。这在判断人时是一种难以消除的心理影响。有研究认为,外表与希望下次能相见的相关性；外表的相关要比个性、兴趣相同等的相关为高。

2. 相似性吸引：这是以双方的态度、信念及价值观、年龄、社会地位和个性特征的相似为基础的人际吸引，即人们常说的"物以类聚，人以群分"。在实际交往中，我们常以自己对交往对象的角色期待，与对象实际的角色行为相比较，来判定其类似与相符程度，从而产生人际吸引。

3. 接近性吸引：经常接触容易产生相互吸引。这里包括时间（接触频率）及空间（距离远近）上的接近。这是由于时空的因素促进相互了解，发现共同之处或相容之处。心理上的距离越近，吸引程度也越高。

4. 奖励性吸引：人际交往常涉及双方需要的满足，这种满足就是一种奖励。奖励愈大则吸引力愈强，奖励不限于物质，也包括心理社会方面（精神鼓励，社会舆论的赞扬等）。这种吸引又称为需求的互补性，即通过交往获得相互满足的心理状态，包括彼此的社会增强作用的满足与心理特性相反者的互补。

5. 敬仰性吸引：有才华、名气或具有特长者因受人敬仰而具有人际吸引力。实验表明，受人敬仰者即使发生意外的差错也不影响人们对他的评价及人际吸引。

另外，人际吸引客观上存在着性别吸引。需要引起注意的是，医生应严肃对待医患关系中的性别吸引，恪守职业道德，才有利于建立健康、科学的医患关系。

第二节 医患交往

医患交往是医务人员与病人之间的信息交流或沟通过程，是医患关系的基础和发生医患关系的必要过程；而医患关系又总是体现在医患交往和相互作用之中。医患交往可在两种形式和两个水平上发生。

一、医患交往的两种形式和两个水平

（一）医患交往的两种形式

1. 语言交往：语言交往是人与人之间进行信息交流的最有效的工具，是沟通不同个体的重要桥梁，因此，也是不同个体的心理活动发生相互作用或影响的最有效的工具。

语言交往以口头信息交流为主，当然也包括使用书面语言。在医疗过程中，语言交往不仅具有信息传递功能，还可激励和抑制交往对象的情绪。如在口头语言沟通中，除了所用词汇外，声音的音调、音量、节奏与语气等辅助性语言因素也能传递大量信息。因此，医务人员简练的话语，坚定有力的语气，充满同情的声调都可向病人传递有益的信息，坚定其治疗的信心和对医务人员的信赖。反之，不耐烦和充满失望的语调和话语，会使病人丧失与疾病斗争的信心甚至绝望。在这种情况下，也就不能建立起良好的医患关系。

2. 非语言交往：在医疗情景中，医患间非语言形式的沟通也是不容忽视的一个方面，在某些情况下，甚至可以成为医患沟通的惟一形式。因为事实上有许多无法以语言表达的情况，如某些疾病造成的语言沟通障碍；病人不愿向医生述说隐私方面的症状；病人对医生分析病情时非语言形式的揣摩和推测等，主要是通过非语言信息传递方式来表达的。

非语言交往可区分为静态和动态两种。静态非语言交往包括容貌修饰、衣着打扮、风度仪表等。动态非语言交往又称"体态语言"交往，常通过动态系统（手势、体态、面部表情等），时控系统（时间、空间、距离等），视觉交往系统（目光接触的频度、时间、眼神等）进行。

（二）医患交往的两个水平

医患交往和相互作用还可以在两个水平上发生，即技术水平和非技术水平。前者是指实际医疗措施的决定与执行中医生和病人的相互关系；后者则是指技术性医疗实施以外的属于求医过程中医患双方在心理、社会方面的关系，包括服务态度、医德、医疗作风等。从医学心理学角度看，非技术性的医患关系显得更为重要。

1. 技术水平：在技术水平上，医务人员凭借自己的医学知识和医疗技能，为病人作出诊断和治疗，包括采集病史，躯体和心理的特殊检查和实验室检查，治疗方案的制定和实施等。在这个水平上，医务人员的语言指导和解释虽然是运用非技术的语言把医治信息传递给病人，但这种医患交往的实质仍然是医生对医学知识的应用，仍属技术性交往。另外，医生高超的治疗技术和与之相应的理想的治疗效果，无疑会有利于医患交往的顺利进行。

2. 非技术水平：在非技术水平上，医患交往如同社会人际交往一样，相互联系，相互影响。在实际医疗活动中，非技术水平上交往的成功，从医生方面看，会有利于医生技术水平的发挥；从病人方面看，会促进病人对检查和治疗的依从性，从而有利于技术水平上的交往。反之，如果技术水平上交往的失败，例如医生的误诊和护士的处置不当等，也会损害非技术水平的交往。由此可见，对于建立良好的医患关系来说，两种水平上的交往和相互作用都是重要的。

二、医患交往中的问题

医患在实际的交往中，往往会发生一些妨碍交往的问题。

（一）心理应激

心理应激，作为一种心理上的紧张状态，是影响医患交往的重要因素之一。在医疗活动中医患双方都会经常处于心理应激的影响下。对于医护人员来说，工作、生活等应激源导致过强的心理应激会干扰他们的业务能力和服务质量，致使有的医护人员更加不能满足需要，造成更强的心理应激，加剧医患关系的紧张局面，甚至形成恶性循环。

从病人方面看，患病本身就可以引起心理应激，特别是急症病人。在治疗活动中，病人对于那些不得不作的检查与治疗，对生疏的环境与规章制度等，都可能产生强烈的情绪反应。例如，焦虑、恐惧、失望、失助、愤怒、抑郁等。这些情绪反应显然会影响医患间的交往和关系。此外，处于强烈心理应激下的病人也可能作出充满情绪性的冲动反应，而直接造成影响医患关系的紧张局面。

（二）医患冲突

冲突往往发生于有两个竞争的目标出现之时。从理论上讲，在医疗情景中，医患双方具有共同的目标：病愈或康复，不应该存在冲突。而实际上，医患间的冲突是十分常见的，并成为妨碍医患交往的重要因素之一。

医患间冲突的原因有两方面，一是医患双方在医疗事务中的地位不相当。医生拥有更多的权力，病人处于支配地位，当病人不接受支配时，就会造成医患冲突。第二个原因是医患双方对对方的期望不能作出适当的反应。如病人希望医生具有高超的技术,医护人员希望病人无条件地履行医嘱等。因此,医护人员不能适当地满足病人的要求,或病人不能按照医护人员的要求去做,均会妨碍医患交往;而医患关系的受阻又会加剧医患冲突。

(三) 信息沟通障碍

交往的目的是要增加相互了解,但由于信息传递与理解的问题,使医患双方在交往中存在信息沟通障碍,影响良好的医患关系的建立与巩固。

1. 信息缺乏或不足:病人就医的动机主要是需要从医生那里了解到,患的什么病,会引起什么变化,用什么治疗手段,效果如何,预后怎样等,但往往不能从医生处获得确切的有关上述答案的信息。Korsch 及 Negnete 指出,有 1/5 的母亲未能在儿科医生处获得有关孩子患什么病的信息,有 1/2 的人不知道病程长短。研究表明,这与交谈的时间长短无关,是由于医生根本没有认识到应该传递这类信息。因此直接影响到治疗效果,导致医患交往受阻。

2. 交往空隙:这是指医患之间虽有信息往来,但是未被对方所理解或理解错误。病人常不能了解或错误领会医务人员的"行话"。例如,病人常把"胸穿"理解为向"肺"内注射的一种手术;也有人把"潜伏期"当作是把孩子放在"床上"的时间。他们不愿意因无知而惹起麻烦,因此力求去理解与应用,但往往出现领会和应用上的错误。

3. 回忆不良:据研究,病人离开诊所 5 分钟约有一半的信息记不起来。因为,人类的短时记忆容量有限,若要长期保存记忆则需要以对个体有意义的方式来编码。而在门诊给予的信息,大部分均不易被病人编码。因此在给病人医嘱时就应考虑帮助其记忆的方法。

(四) 交往障碍

1. 主动性未能充分发挥:把向医生诉说病情看作是在医患交往中病人主动性发挥的重要方面,但传统的以医生为中心的医患关系往往使医生忽视在医疗行为中他人的作用。Korsch 及 Negnete 对医疗交往的录音带进行分析后发现,尽管医生感到他们对待病人的方式是"民主的",但由于他们过于主动,病人实际上是处于一个被动的地位,病人的主动性未得到充分发挥而影响交往。

2. 顺从性差:顺从性又称为遵医行为,是指病人的执行医嘱率。顺从性差与交往不良互为因果。顺从性的重要性有人提出如下公式来理解。

治疗效果 = 医生的临床知识与技能 × 病人的顺从性

病人顺从性差是医患交往中的最大障碍,它的后果是交往的受阻甚至中止。医务人员应及时查找原因,提高病人的顺从性。否则即使有一流的医疗技术,也不能取得满意的临床效果。

第三节 医患关系模式及影响因素

一、医患关系模式

医患关系模式是医学模式在医患关系中的具体体现。随着医学模式的转化,医患关系已形成三种基本模式：主动-被动模式；指导-合作模式；共同参与模式（表10-3）。

（一）主动-被动模式

主动-被动模式是把病人置于被动地位，而医生处于主导地位的一种模式。对半昏迷、休克、某些精神疾病、智力严重低下者这种模式是适合的。对于一般患者，由于这种模式是单向作用而不是相互作用的模式；虽然医生确实在为病人努力，而病人则是消极被动的，病人的主观能动作用没有发挥出来，仅仅是医务人员医疗活动的被动接受者，没有真正体现医患双方的相互作用。因此，不适用于一般病人。

（二）指导-合作模式

指导-合作模式是以医生为指导、病人相配合的模式。按照这种模式，在医疗实践中，医生的作用占优势，同时又有限度地调动病人的主动性，使其配合。此模式是病人有自己的意志，但寻求医生的指导，并乐于合作。病人尊重医生的权威，医生也利用这种权威向病人提出一些有时甚至是强制性的要求。常见于手术前后、理疗病人的治疗等。目前临床上的医患关系多属于此种模式。

（三）共同参与模式

共同参与模式是以医患双方治疗疾病的共同愿望为基础，其特点是：①双方有近似同等的权力；②彼此互相依存（相互需要）；③从事对双方均满意的活动。此模式适合于慢性病人并愿意和能够在自己的医疗中起积极作用的病人。如糖尿病、溃疡病、慢性心血管病以及神智清楚的非急症病人等。

在实际的医疗活动中，医务人员与特定病人的医患关系类型不是固定不变的。随着病人病情的变化，可以由一种模式转向另一种模式。例如，对于一个因昏迷入院治疗的病人，首先应按主动-被动模式加以处理；随着他病情的好转和意识的恢复，就可以逐渐转入指导-合作模式；最后，随着病情的稳定或进入康复期，适宜的模式即转为共同参与型。

表10-3　　　　　　　　　　医患关系的三种基本模式

1. 主动-被动型	医护人员的作用：	为病人做某事
	病人的作用：	接受（不能反对或无作用）
	临床应用：	麻醉、外伤、昏迷、谵妄等病人
	模式原型：	父母-婴儿
2. 指导-合作型	医护人员的作用：	告诉病人做某事
	病人的作用：	合作者（服从）
	临床应用：	急症病人等
	模式原型：	父母-儿童
3. 共同参与型	医护人员的作用：	帮助病人自助
	病人的作用：	合作关系的参加者（利用医生的帮助）
	临床应用：	大多数慢性疾病
	模式原型：	成人-成人

二、影响医患关系的因素

许多因素可以影响医患间的沟通与相互作用而影响医患关系。例如，病人所患疾病的性质、严重程度等即是一类常见的因素。下面简要分析影响医患关系的心理社会因素。

（一）心理因素

1. 性格特征：从医生方面看，一个具有平易近人、热情开朗性格特征的医务人员自然易于同病人建立起良好的医患关系，因为病人易于同这样的医生进行较密切的沟通。从病人方面看，病人的性格特征也会影响他们与医务人员的沟通。例如，一个孤僻多疑、抑郁寡言的病人不可能向医务人员表露自己真实的思想和情感，难以建立和谐的医患关系。社会心理学研究表明，人们愿意同与自己性格相似的人交往，而不愿意与自己性格相反的人来往。医务人员必须善于与自己性格不同和相同的病人沟通，才能建立和谐的医患关系。

2. 移情与反移情的影响：人们有一种倾向，即将他们所接触到的权威人物的印象同自己在早年生活中遇到的这类人身上所见到的品质相联系。临床上，病人借以将对医生的评价归之于早年生活中所接触到的权威人物身上所具有的品质的过程，叫做"移情"。移情现象在医患沟通和医患关系中常常起重要作用，因为病人患病后，心理上往往感到压抑，由此可能产生某些不现实的情感和预期，从而可能对医生表达出过分热情、迷惑、不满、猜疑或敌意。

另一方面，医生也常常基于过去与他人的关系，将某些不符合实际的属性归之于病人。这个过程叫做"反移情"。例如，在同病人接触中，病人在容貌、性格方面的某些特征可能使医生想到自己过去所熟悉的一个人，从而同这个病人的沟通和联系产生积极或消极的影响。

3. 兴趣、信念与世界观：医患双方在兴趣、信念和世界观等方面不可能完全一致，如果医护人员不能很好地调整，就会影响医患关系。在生物医学模式的影响下，一些医护人员可能对疾病比对病人更感兴趣，只关心疾病的体征而忽视症状；而由生物-心理-社会医学模式培养出来的医生，把治疗疾病和消除令病人痛苦的症状（包括心理痛苦）看得同等重要。显然，后者比前者更易建立融洽的医患关系。

(二) 社会文化因素

影响医患关系的社会文化因素既是医学社会学研究的课题，也是医学心理学研究的课题。

首先，在社会文化方面，有专家认为，在医疗活动中，医生与病人的行为与其说受"使病人尽快康复"的动机支配，不如说取决于医患双方的家庭、社会阶层、教育、职业和民族等社会文化因素。正是这些社会文化因素决定他们的态度、信念与行为，也决定他们对许多问题（包括健康与疾病问题）的看法。此外，医务人员与病人的行为还取决于他们所扮演的社会角色，即人们所期待的行为模式。不论医务人员还是病人，如果不能按照自己的社会角色履行其职责或作用，就会损害医患间的交往和关系。

其次，随着生物医学模式向生物-心理-社会医学模式转变，要求医务人员的服务质量、医德、医风适应这种转变。生物医学模式把医疗技术推向顶峰而忽视非技术方面。其结果是，虽然病人在技术上的医疗需要可能得到较好的满足，但是非技术方面的需要，即病人的心理社会需要却被忽略了。在这种情况下，难以建立良好的医患关系。

生物-心理-社会医学模式不仅要求医生有高超的技术，还要求医生有良好的素质（包括合理的知识结构，丰富的自然科学知识，了解医学发展规律及有关的社会科学知识，还要有全心全意为人民服务的献身精神）和职业道德。美国塔夫特大学医学院1986年5月毕业典礼上，首次使用Lasagna博士所写的新医师誓言："我将牢记对病人的热情、同情及理解有时比外科刀及内科药的作用更大。""我将牢记我治的不是病历、不是一个病而是一个患病的人,他的病可能影响他的收入及生活。如果我要更好地为病人服务,这些问题也属于我的责任。""我将牢记我是社会的一个成员,我对所有的人,身心健康的以及患有病症的人,均负有特殊义务。"丹麦医学学生毕业誓言(1978年)中也强调"不论穷人或富人,我都一视同仁、真诚相待"。这种非技术性的医患关系充分体现医患之间的心理沟通,从而极大地影响技术性的医患关系。

三、建立新型的医患关系

随着社会的变革和医学模式的转化,医患关系也在演变,这种演变已从医患关系的不同侧面反映出来。如医患关系的技术化倾向、医患关系的商品化倾向、医患关系的法制化倾向等。要建立新型的医患关系,医务人员必须重视和适应这些变化,因为在医患交往中,医务人员始终处于主导的地位。

此外,改善医患关系也应主要地着眼于医务人员。例如,对医护人员进行新医学模式知识学习、转变医疗观念、重视病人的社会心理方面,加强医德医风的教育与培养;不断地提高医疗护理技能;学习并熟练应用人际沟通技巧;培养良好的个性品质等。

最后,应当指出,提高医疗机构的管理水平,也是建立新型医患关系的一项重要措施。

自学指导

【重点难点】

1. 理解良好医患关系的意义:①良好的医患关系是医疗活动顺利开展的必要基础;②融洽的医患关系会营造良好的心理氛围。
2. 熟悉医患交往技巧:语言交往和非语言交往。
3. 掌握医患交往中的三种基本医患关系模式:主动-被动模式;指导-合作模式;共同参与模式。

【复习思考题】

1. 什么是医患关系?说明良好医患关系的意义。
2. 简述语言交往和非语言交往的主要内容及作用。
3. 医患关系有哪几种主要模式,其内容如何?
4. 简述影响医患关系的有关因素。

(朱志珍 邹纯朴)

第十一章 心理护理

【目的要求】
1. 了解心理护理的概念、目的、原则及各类病人的心理护理方法。
2. 掌握心理护理的程序。
3. 了解护士应具备的心理素质。

【自学时数】
4学时。

心理护理是护理心理学的重要内容,是现代护理学的重要手段和方法之一,是整体护理不可缺少的组成部分。它着眼于病人的心理与生理相互转化的因果关系,因此,它有助于消除病人不良的心理刺激,防止疾病的心身恶性循环;有助于调动病人的主观能动性,提高疗效、缩短病程、促进康复;同时有助于护士自身心理素质的提高。因此,心理护理工作具有非常重要的意义。

第一节 概 述

一、心理护理的概念

心理护理是指在护理过程中,护士以心理学理论为指导,以良好的医患关系为基础,用护理学和心理学的技术影响,改变病人的不良心理状态和行为,达到医疗护理的最佳作用,促进病人康复。

广义的心理护理,其对象不仅限于临床各科病人,疗养院的休养人员、养老院的孤寡老人等也应包括在内。另一方面,心理护理的实施者也不仅仅限于护士和护理员,医生、医院的其他工作人员以及病人的家属、亲友等也有心理护理的任务。可以说,在临床工作中,心理护理几乎无处不在、无时不有。随着医学模式的转变,责任护理的实施,心理护理工作日益受到重视;因此,学习心理护理的知识、讨论心理护理的有关问题,已成为护理工作的重要任务。

二、心理护理的目的与方法

(一)心理护理的目的

1. 搞好医患关系,满足病人的心理需要:心理护理的基础是良好的医患关系,而搞好医患关系必须了解病人的心理需要。根据马斯洛的需要层次理论,病人由于患病,对自己安全、工作、婚姻家庭、经济收入、愈后以及名誉、地位等均很担心。医护人员应及时向病人介绍医院的医疗水平、设备及诊断治疗条件等情况,增强病人入院后的安全感,解除上述顾虑,满足病人的心理需要,坚定战胜疾病的信心。

2. 调整病人的社会角色,促进适应:病人患病后即进入病人角色,停止工作和学习,免去社会义务,有的甚至需要社会、工作单位和家人予以照顾,病人角色与原来的社会角色发生矛盾。对此,医护人员要帮助病人迅速进入病人角色,如劝导其放弃工作和家事,适应病房环境,结交病友,搞好人际关系等。当病程转入恢复期或康复期时,则应帮助其淡化病人角色,为出院或病愈后重新投入工作、恢复社会角色做好心理准备。另外,还应对绝症病人因悲观、失望、失助等情感产生的角色行为异常进行心理护理的调整。

3. 调节病人情绪,缓解心理应激:"疾病"这一应激源使病人患病后产生心理应激。如紧张、焦虑、恐惧、抑郁等情绪变化;与社会脱离、家人分离的孤独、失助感等。这些变化会加重病情,甚至造成死亡。对这类病人,及时的心理护理如开导劝慰、心理暗示、模仿学习等,对稳定情绪、缓解心理应激极为重要。

4. 纠正不良认知,矫正不良行为:临床上常有这样的情况,不同的人患了同一种疾病其临床症状轻重不一,临床表现也不相同。这除了与病情有关外,其中也与对疾病的错误认识评价所致的继发性障碍有关,如有些癌症病人出现的精神症状。另据研究证明,现代社会中不健康的生活方式和不良行为模式在疾病病因中占50%,如肥胖症、酒精依赖、药物依赖等。因此,通过心理护理纠正病人的不良观念,能够有效地改善临床症状,帮助病人重新塑造自己的良好行为,建立合理的生活方式,并能够治疗某些行为障碍疾病。

(二) 心理护理的方法

心理护理的方法包括解释、疏导和劝慰,鼓励和支持,积极暗示等,在这些手段中,尤以解释为最重要。

1. 解释:这是心理护理最基本的手段,其他手段都是建立在这一基础上的。解释是指向病人摆事实讲道理,帮助病人解除疑虑,树立信心,加强配合,创造治疗护理的最佳心身状态。解释工作必须从每个病人的具体情况出发针对性地进行,凡是病人的疑问,应耐心地反复加以说明,同时避免和病人发生争辩。此外,解释工作还可动员病人家属、亲友和领导,甚至已被治愈的病人共同进行,以提高效果。

2. 疏导和劝慰:疏导是指护理者以耐心的态度让病人把内心压抑的痛苦感受、苦闷和不快遭遇倾吐出来,以消除其抑郁的方法。通过正确疏导,可使患者内心的压抑得到宣泄而心情舒畅;同时,在患者倾吐过程中,护理者应机智地、有的放矢地加以劝慰,给予同情和支持,使他们感到有人能理解自己的痛苦而感到有了依靠,帮助病人振作精神,建立信心,提高与疾病作斗争的能力和应付危机的本领。

3. 必要的承诺:住院病人由于离开了他所熟悉的工作、学习和生活环境,在有种种限制的病房中忍受着疾病的痛苦或面临死亡的威胁。因此,常常会出现焦虑多疑和恐惧不安的情绪,特别对自己的健康和前途等提心吊胆。此时,护理者应及时地以事实为依据,用坚定的语气向病人提出必要的承诺,以消除病人的紧张与焦虑的情绪,唤起希望的信心。

4. 积极的暗示:暗示是利用病人注意力高度集中造成意识显著狭窄、批判力下降而起作用的。因此,病人的受暗示性与其人格特点、所患疾病的类型、护理者的服务态度、护患关系以及所采用治疗护理措施是否恰当等有关。其中,病人的情感是极为重要的,如果病人对护理者比较信任、感情良好,就容易接受暗示;假如情绪对立,就会拒绝暗示。因此,护理者应注意密切护患关系,在患者高度信任的前提下,加以巧妙、积极的暗示,使其按照护理人员的意志行事,改善不良心理症状,产生积极的心理效应。

三、心理护理的原则与程序

(一) 心理护理的原则

1. 交往的原则：心理护理是在护士与病人交往过程中完成的,通过交往可以交流感情、协调关系、满足需要、减少孤寂。交往有利于医疗护理工作的顺利进行,交往可以帮助病人保持良好的心理状态。护士在交往中应起主导作用。

2. 启迪的原则：护士给病人进行心理护理,必须不断地用医学知识、医学心理学的知识向病人作宣传解释,给病人以启迪,从而消除病人对疾病的错误观念、错误认识,使病人对疾病、治疗的态度由被动变为主动。

3. 针对性的原则：心理护理无统一的模式。它应根据每个病人在疾病不同阶段所出现的不同心理状态,分别有针对性地采取各种对策。要使护理工作有针对性,就要在交往中不断地观察、交谈、启发病人自述,必要时还可以使用心理测验等手段,以便及时掌握病人的病情和心理状态。

4. 自我护理的原则：护士应帮助、启发和指导病人尽可能地进行自我护理。自我护理是一种为了自己的生存、健康及舒适所进行的自我实践活动。包括维持健康、自我诊断、自我用药、自我治疗、预防疾病、参加保健工作。良好的自我护理被认为是心理健康的表现。坚持自护和争取自理权的病人,比那些由护士代劳的病人疾病恢复要快得多。

(二) 心理护理的程序

由于心理护理没有像躯体护理那样科学化、制度化,因此建立心理护理程序,使心理护理规范化,是推进心理护理必不可少的前提。

临床护理工作是一个系统、动态的连续过程,它应兼顾病人身心的各个方面,也是一个"问题-解决"的过程。如图11-1中各方框的内容就是构成心理护理过程的各个环节。

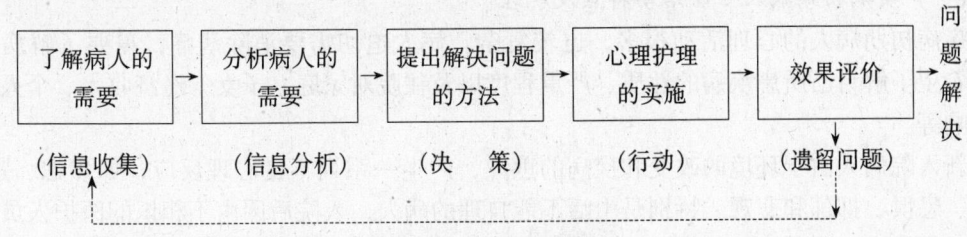

图 11-1 心理护理程序图

1. 了解病人的不同需要：这是问题解决的第一步,通过观察、交谈、调查等手段,收集有关病人的各种需要。如果病人的某些需要得不到满足,有时会通过心理反应来表达,如发脾气、生闷气等,这些反应也会影响病人的病情。因此,要善于捕捉及时发现这些信息。

2. 分析病人的不同需要：不同病人在不同时期都会有各种各样的需要,对这些需要进行分析是心理护理的一个重要步骤。例如,有的病人爱清洁,怕在医院受到交叉感染,而产生生物学上的安全需要;也有的病人对医疗环境感到陌生甚至惧怕,而产生心理上的安全需要。这些都需要在深入的交往中分析其内在原因。

3. 提出解决问题的方法：这是决策阶段。根据了解和分析的结果，设计如何解决问题的护理干预手段（达到心理护理目标的方法），是运用专业知识来解决具体问题的关键步骤。

4. 心理护理的实施：这是行动阶段，就是"问题-解决"的手段付诸实践的过程。这个阶段也关系到护理目标的实现。除了决策的正确性之外，心理护理技巧在这里起决定作用。

5. 心理护理的效果评价：在这个阶段就是看心理护理的目标是否实现，如果没有实现，就要分析原因，是哪一个环节发生了问题。是了解不全面，还是分析不正确，是心理的问题还是行动上的不足。然后，根据评价来提出下一阶段的新要求。

心理护理虽然可以分解成这样5个步骤，但这是作为一个整体并动态地进行的。例如，在了解的同时就不断进行分析，可能同时已经在酝酿决策手段；另外，在行动的同时，也常常在检验其效果，并随时地作出修正。最后的评价不外乎两种结果：一是问题得到解决，说明心理护理的目标已达到。这样就可以根据病人新的心理需要，制订新的心理护理目标，进行新的"问题-解决"。二是问题未得到解决或没有完全解决，则需要经过反馈来检查发生问题的环节，作出相应的解决。

心理护理程序的核心是要确定这次心理护理的目标，即通过了解与分析，从病人的大量心理需要中选择最主要的需要作为要解决的问题；然后确定最佳护理干预手段，也可以说是从心理学角度作出护理诊断。

第二节　各类病人的心理护理

一个人患病后，不同疾病和疾病的不同阶段，有着不同的心理表现。护理人员对此应予掌握，做好相应的心理护理。

一、疾病各阶段的心理护理

（一）疾病初期病人心理活动特点及护理

疾病初期病人的心理活动很多，也较复杂。病人迫切需要消除病痛，需要了解病情信息，希望了解自己所患疾病的性质、严重程度以及住院对家庭、子女、经济收入、个人前途的影响等。

新入院病人由于环境的改变和疾病的煎熬，产生一系列不良心理反应，如焦虑、紧张、不安、恐惧、抑郁和悲观。特别是生活不能自理的病人，入院后因由不相识的医护人员来护理则感到拘谨。某些生活上的事情感到不方便，也难于开口，而增加他们心理上与生理上的不适和痛苦。此期心理护理是给予心理支持，融洽医患关系，适当提供疾病诊断信息，使病人心中有数，对疾病的治疗会有很大帮助。

（二）疾病发展期病人的心理活动特点及护理

此期，患者进入病人角色，在心理上承认接受疾病。这时病人注意力集中在自身疾病的变化及病后的痛苦体验，迫切要求了解诊断、检查结果和治疗护理方案、预后的信息。此期病人心理状态，常见有敏感，多疑，易伤感，情绪易激动，好生气，猜疑和敏感性明显增加，自理能力也减弱。病重者觉得自己前途暗淡而情绪忧郁、恐惧。护理人员必须有针对性地进行护理。仔细观察病人微小的心理变化，及时发现问题，尽快给予帮助，促使病人发挥潜能，树立战胜疾病的信心，现实地对待疾病，对提高和缩短病程都有良好的作用。

（三）疾病恢复期病人的心理特点及护理

恢复期病人的心理因素对疾病康复起着重要作用。恢复期病人心情是欣慰的，但也有病人心理活动较敏感，易受刺激，担心自己失去工作能力或无法完全恢复健康，或因住院恢复期过短影响痊愈或恢复不彻底而转为迁延性、慢性疾病再复发等。此时病人心理需要是要了解疾病痊愈的信息，病后生活保障，以及需要受人尊重、爱抚及照顾等。这时护理人员首先要以科学态度向病人说明病情已好转的情况以及允许出院的标准，积极主动帮助病人恢复心理健康。要及时掌握病人的矛盾心理，因人因病地做好出院指导，宣传提供出院后的保健方法，介绍有关心理卫生及防病知识和护理常识，制定健康重建、疗养计划等。

二、门诊病人的心理护理

门诊病人由于各人忍受病痛的反应不同，其心理活动及要求也各异。门诊病人的共同心理是迫切希望尽早尽快地就医，还希望得到医术高超的医护人员诊疗。同时病人就诊后希望尽快地得到明确诊断，早日得到正确而有效的治疗。还希望得到工作人员同情、关心和尊重。病人求医时常有焦虑、恐惧和依赖心理。此时应以认真负责的态度在掌握病人这些心理特点后给予热情接待和帮助，减轻病人的焦虑不安。同时还要加强卫生宣教，介绍防病治病知识，解除病人顾虑，使病人在稳定的情绪下配合诊断和治疗。

三、急症及慢性病患者的心理护理

（一）急症病人的心理护理

急、危、重症一般是指对生命构成威胁、迫切需要紧急医疗、救治的疾病。由于病势凶猛，使病人感到措手不及、惶惶不安、心烦意乱、心情紧张，表现一系列异常心理，如急躁、惊慌、恐惧、焦虑、依赖求救心理等。病人求生欲望强烈，迫切希望尽快就医，立即得到救治。此时应根据病人的心理变化，主动地给予正确的医疗和心理指导。在治疗上及时采取急救措施，动作迅速、准确，操作熟练，情绪沉着冷静，细心观察病情变化。这样可增强病人的安全感，从而耐心接受治疗；同时应重视家属的情绪，做好家属工作，抓住治疗机会，赢得治疗时间。

（二）慢性病患者的心理护理

慢性病患者一般住院时间较长，病症顽固，缺乏特效疗法，接受多种方法治疗，但见效甚微，疾病反复发作，久治不愈。久经疾病折磨，常影响病人情绪、食欲、睡眠及生活。病人感到单调、厌烦、焦虑，产生疑病心理；并对疾病有时盲目求治，有时甚至放弃治疗，消极自卑，出现绝望厌世等心理表现。护理人员对他们要热情关心，正确引导，给予同情、安慰、鼓励和解释，以防悲观和绝望甚至厌世的情绪发生。

第三节 护士的心理素质与培养

一、护士的心理素质

心理素质是先天遗传及后天学习、教育习成的心理特征。根据新的医学模式和护士职责的要求，护士应具备以下心理素质：

(一) 救死扶伤，全心全意为病人服务的利他精神

护士的职业道德要求护士的行为规范是利他精神，即将全心全意为病人服务作为自己救死扶伤工作的动机。护士只有具备了高尚的道德感，才能在这种情感和动机支配下，与病人"角色互换"，设身处地为病人着想，急病人所急，帮病人所需。在做好护理工作的同时，体现护理工作的重要意义和价值。

(二) 敏锐的观察力，灵活的注意力，准确的记忆力和独立思考的能力

观察是一种有目的、有计划、有步骤的知觉，护士是否具备敏锐的观察力及各种良好的感知觉能力，是衡量护士心理品质的首要标志。只有通过敏锐的观察力，才能及时地发现病人微小的变化；只有通过灵活的注意力，才能准确地做好每一件护理工作，互不干扰；只有通过准确的记忆力，才能精确地执行医嘱进行准确无误的生理、心理护理；只有具备独立的思维能力，才能独立制定心理护理计划，按计划、程序护理。

(三) 稳定、乐观的情绪

护士的情绪变化，尤其是面部表情，对病人及其家属都有直接的感染作用，这是每个护士都应当意识到的。护士稳定、乐观的情绪，和善可敬的表情和举止，不仅能够调节病房或治疗环境的气氛，而且能唤起病人治病的信心，增强安全感。所以，护士的情绪如何与整体护理工作存在着密切联系。

(四) 健全的性格

因为性格具有可塑性，这就为护士适应工作需要、塑造良好性格特征提供了可能性。根据护理工作的需要，护士应当具备的良好性格品质主要是：对病人应是诚恳、正直、热情、有礼、乐于助人等；对工作应是满腔热情，认真负责，机智果断，沉着冷静，作风严谨，干净利落等；对自己应是开朗而又稳重，自尊而又大方，自爱而又自强等。

(五) 良好的人际交往、语言表达能力和熟练的技术

护士是社会工作者，要面对不同职业、不同年龄、不同性别、不同个性的人。与各种社会人群交往，必须具有良好的人际交往能力。语言是交往的工具，语言修养水平高的人容易与病人沟通感情。常言说："赠人良言重于珠玉，伤人以言重于剑戟"。足见言语对人的巨大作用。熟练的护理技术，不仅可以使病人在生理上减少很多痛苦，而且还会使病人感到满意、信赖并有安全感，这种技术本身也起到了心理护理的作用。

护士这些良好的心理素质必须在护理工作的实践中养成并逐步提高。

二、良好心理素质的培养

(一) 适应医学模式转变的护理教育

回顾过去，我国的护理工作是以生物医学模式为基础的，这个模式以疾病为中心，并没有充分考虑社会及心理因素对健康与疾病的影响。随着医学模式向生物-心理-社会医学模式转变，使护理工作的性质、内容和任务发生了变化，决定了我国护理教育面临变革。现代护理人员应该是不但能解决护理对象生理上的健康问题，并且能解决心理、社会方面对健康造成的影响。因此，应该在护理课程结构中注重实用性的人文社会科学等知识及训练；制定护理程序时，对病人的生理、心理和社会三方面进行评估，实施整体护理教育。

(二) 适应工作需要的知识储备

21世纪合格的护理人才应是集临床护理、护理教育、护理科研、护理管理、预防保健于一身的职业新特征。根据我国护理专业的发展趋势，护理人员必须树立终生学习观，增加知识储备，才能不断提高自身素质，以适应工作需要。这些知识是：

1. 以病人为中心的整体护理知识：将现代护理理论、护理模式应用于临床护理、护理教育、护理科研、护理管理，努力提高护理水平。

2. 护理范围与护理方式扩展的知识：由临床护理扩展到家庭护理、老年护理、慢性病护理、康复护理及临终关怀护理。

3. 计算机及信息网络知识：将计算机及现代信息系统较大范围地应用于临床护理、护理教育、护理管理、护理科研中去。

4. 加强心理学、社会学、伦理学、心理卫生等人文社科知识的学习，成为知识结构合理、综合素质较高的实用型护理人才。

(三) 现实形象与理想模式教育与培养

护士心理素质的教育与培养是以最终符合理想的社会角色期望为目标。现实形象与理想模式间的距离应逐渐缩小与接近。此项工作应以正面教育为主；也可以通过宣传典型、促进对比、认识自我、找出差距、制定目标等活动，使护士认识"现实的我"与"理想的我"之间的距离，比较客观、现实而又不失自信地制定新的目标，在更高的境界上培养良好的心理素质和塑造理想的形象。

自学指导

【重点难点】

心理护理的原则、程序；各类病人的心理护理。

1. 心理护理的原则：交往的原则；启迪原则；针对性原则；自我护理原则。

2. 心理护理的程序：由于心理护理是整体护理的一种手段，因此，心理护理的程序主要根据整体护理的程序模式制定。即：信息收集—信息分析—决策—行动—效果评估—问题解决。

3. 各类病人的心理护理：临床根据病人所患疾病的病种、病程和疾病的性质不同以及所产生的不同的心理活动，采取不同的心理护理措施。

【复习思考题】

1. 什么是心理护理？心理护理的目的是什么？
2. 心理护理应遵循什么原则？
3. 试述心理护理的程序。
4. 病人在疾病初期、发展期、恢复期心理活动有哪些特点？如何护理？
5. 护士应具备哪些良好的心理素质？怎样培养这些心理素质？

（朱志珍　杨天仁）

附篇：模拟试题及参考答案（3套，每套100分）

模拟试题（一）

一、单项选择题（在备选答案中，选择1个最佳答案，并将它的标号填入题干后的括号内。每题1分，共10分）

1. 医学模式转变是指（　　）
   A. 生物医学向社会医学转变　　B. 社会医学向行为医学转变　　C. 生物医学向社会心理学转变　　D. 生物医学向生物-心理-社会医学转变
2. 不属于医学心理学研究范畴的是（　　）
   A. 心身医学　　B. 健康心理学　　C. 社会心理学　　D. 变态心理学
3. 当前占人类死因首位的是（　　）
   A. 传染病　　B. 心脑血管病　　C. 各种意外伤亡　　D. 肿瘤
4. 儿童个性形成的初步时期是（　　）
   A. 婴儿期　　B. 幼儿期　　C. 学龄前期　　D. 学龄期
5. 影响性格形成和发展的环境因素不包括（　　）
   A. 家庭　　B. 智力　　C. 学校　　D. 社会文化
6. 下列哪项不是智力因素（　　）
   A. 记忆力　　B. 思维力　　C. 意志力　　D. 观察力
7. 森田疗法的主要适应证是（　　）
   A. 精神病　　B. 心身疾病　　C. 躯体疾病　　D. 神经症
8. 术前焦虑程度对手术和术后恢复快慢影响很大，下列哪项说法是正确的（　　）
   A. 无焦虑者效果最好　　B. 严重焦虑者效果最差　　C. 疗效和焦虑程度呈反比　　D. 轻度焦虑者效果最好
9. 患者，男，29岁，认同自己是女性，坚信自己的性别是上帝的错误。两年来辗转于各大医院，要求通过手术改变自己的性别。其诊断是（　　）
   A. 同性恋　　B. 色情狂　　C. 恋物癖　　D. 易性癖
10. 患者，男，24岁，大学生，常以偷盗女学生洗衣间的内衣物而获得性欲望的满足，屡教不改。其诊断是（　　）
    A. 异装癖　　B. 恋物癖　　C. 易性癖　　D. 窥阴癖

二、多项选择题（在备选答案中，选择2~5个正确答案，并将它们的标号填入题干后的括

号内，错选或漏选均不得分。每题1分，共10分）

1. 医学心理学的具体任务是（　　）
   A. 研究个性的形成和发展　　B. 研究心理因素对疾病的作用与影响　　C. 研究疾病过程中的心理反应　　D. 研究情绪对疾病的影响　　E. 研究自我调节对疾病的影响
2. 行为主义心理学派的代表人物有（　　）
   A. 塞里　　B. 华生　　C. 弗洛伊德　　D. 斯金纳　　E. 班杜拉
3. 观察是知觉的特殊形式，它是（　　）
   A. 有思维的知觉　　B. 有目的的知觉　　C. 有计划的知觉　　D. 有特点的知觉　　E. 比较持久的知觉
4. 个性的特点有（　　）
   A. 复杂性　　B. 完整性　　C. 独特性　　D. 稳定性　　E. 不变性
5. 医学心理学的基本技能包括（　　）
   A. 心理咨询　　B. 心理测量或心理评估　　C. 人际交往　　D. 心理治疗　　E. 心理护理
6. 重症心理障碍的共同特点是（　　）
   A. 自知力存在　　B. 丧失社会适应能力　　C. 思维内容发生突变　　D. 心理活动脱离社会现实　　E. 迫切寻求医疗帮助
7. 下列哪些项不属于心身疾病（　　）
   A. 消化性溃疡　　B. 焦虑症　　C. 癌症　　D. 糖尿病　　E. 癔症
8. 精神分析治疗常用的方法是（　　）
   A. 催眠　　B. 梦的分析　　C. 移情　　D. 阐释　　E. 自由联想
9. 医患关系包括（　　）
   A. 医生与患者的关系　　B. 护士与患者的关系　　C. 其他医务人员与患者的关系　　D. 患者间的关系　　E. 包括了所有医疗中的人际关系
10. 学龄前期小儿的游戏活动对心身发展产生积极的影响，因为它可以（　　）
    A. 促进观察力的发展　　B. 促进想像力的发展　　C. 可以锻炼记忆力　　D. 可以培养良好的性格　　E. 促进心身全面发展

三、填空题（每题0.5分，共10分）

1. "医学心理学"一词最早由_____国_____所提出。
2. 世界上第一个心理学实验室于_____年，在莱比锡大学，由德国心理学家_____所创立。
3. 个性通常是指人的_____面貌，个性也称为_____。
4. _____的继续增长和体力的逐渐衰减，是中年人的心理特点。
5. 常见的以性对象障碍为特征的性变态有_____、_____、_____。
6. 精神分析理论又称为_____和心理动力理论。
7. 慢性病患者由于长期服药，容易对药物产生_____心理，或者相反，产生_____心理。
8. 手术前患者的心理活动特点：一是_____，二是_____。

9. 医患关系模式有_____，_____，_____。
10. 暗示治疗的效果主要取决于三个因素：疾病类型、患者_____及_____。

四、名词解释（每题2分，共10分）

1. 医学模式　　2. 感受性　　3. 心理诊断　　4. 人际知觉　　5. 情志相胜治疗

五、简答题（每题6分，共30分）

1. 简述心理障碍的有关因素？
2. 正确写出比率智商公式和离差智商公式，并说明公式中符号的意义。
3. 简述心理治疗的原则。
4. 简述系统脱敏法的实施步骤。
5. 心理咨询中来访者提出的问题一般可归纳为哪几个方面？

六、论述题（每题15分，共30分）

1. 如何选择一个良好的心理测量工具？
2. 行为治疗以何种理论为依据？主要有几种疗法？主要适应证有哪些？试举例说明。

模拟试题（二）

一、单项选择题（在备选答案中，选择一个最佳答案，并将它的标号填入题干后的括号内。每题1分，共10分）

1. 马斯洛认为心理需要的最高层次是（　　）
   A. 归属和爱　　B. 自我实现　　C. 尊重需要　　D. 安全需要
2. 精神科医生判断就诊者是否有心理异常，面诊会谈常用的判断标准是（　　）
   A. 以经验为标准　　B. 社会适应标准　　C. 病因和症状是否存在的标准　　D. 以上都是
3. 按韦氏智力量表，智商在90～109之间的属（　　）
   A. 平常的智力　　B. 高于平常的智力　　C. 低于平常的智力　　D. 超常的智力
4. 患病后产生焦虑心理，属于病人的何种反应（　　）
   A. 生理反应　　B. 情绪反应　　C. 情感反应　　D. 心身反应
5. 下列哪项是不正确的心理护理方法（　　）
   A. 熟悉病人的个性心理特征　　B. 与病人建立密切的个人关系　　C. 对病人的隐私保密　　D. 对病人的不良情绪实施心理干预措施
6. 下列哪项不属于心理咨询的范畴（　　）
   A. 人际关系紧张　　B. 选择职业　　C. 健康咨询　　D. 发作期精神病
7. 具有积极作用的心理防御机制是（　　）
   A. 压抑作用　　B. 幽默作用　　C. 否认作用　　D. 抵消作用

8. 下列哪项不符合青年期情绪的特点（　　）
   A. 情绪变化强烈而带有冲动性　　B. 情绪难于保持稳定　　C. 情绪难于深刻　　D. 善于用理智来控制自己的情绪

9. 患者符合神经症的诊断标准，且具有下列症状：兴奋性减退，但未丧失；自我评价下降，但愿意接受鼓励和表扬；有轻生念头，但又顾虑重重；自觉病情严重，但主动求医，希望治好。其诊断是（　　）
   A. 疑病症　　B. 神经衰弱　　C. 抑郁症　　D. 强迫症

10. 患者符合神经症的诊断标准，且具有下列症状：肌肉紧张性疼痛；有衰弱、情绪和兴奋症状；睡眠障碍。其诊断是（　　）
    A. 焦虑症　　B. 抑郁症　　C. 癔症　　D. 神经衰弱

二、**多项选择题**（在备选答案中，选择2～5个正确答案，并将它们的标号填入题干后的括号内，错选或漏选均不得分。每题1分，共10分）

1. 美感是（　　）
   A. 一种移情作用　　B. 理智感　　C. 人对事物美的体验　　D. 一种精神需要
   E. 高尚的品德

2. 关于心理防卫机制（　　）
   A. 是一种适应性倾向　　B. 是一种现实生活中相当普遍的心理现象　　C. 是一种心理功能　　D. 可以保持情绪的平衡与稳定　　E. 可以解除内心的矛盾冲突

3. 艾森克人格问卷包括4个量表（　　）
   A. E量表　　B. K量表　　C. L量表　　D. N量表　　E. P量表

4. 对病人情绪的判断可以根据（　　）
   A. 自我报告　　B. 外显行为　　C. 情绪量表　　D. 生理指标　　E. 直接观察

5. 催眠治疗的禁忌证有（　　）
   A. 严重的心血管疾患　　B. 精神病　　C. 神经衰弱　　D. 癔症　　E. 脑器质性损伤伴意识障碍

6. 应激反应时，应激源通过（　　）生理中介机制，引起心身疾病
   A. 神经　　B. 内分泌　　C. 免疫系统　　D. 紧张状态　　E. 认知评价

7. 暗示的方法很多，以下哪些可以用来作为暗示的手段（　　）
   A. 语言　　B. 眼神　　C. 表情　　D. 手势　　E. 身段

8. 下列哪些项是心理治疗的适应证（　　）
   A. 过食　　B. 精神分裂症　　C. 口吃　　D. 癌症　　E. 遗尿

9. 医患间的非词语性沟通包括（　　）
   A. 交谈　　B. 语调　　C. 动作　　D. 举止体态　　E. 表情

10. 易发生癌症的C型行为的主要特征为（　　）
    A. 过分的克制　　B. 压抑愤怒　　C. 焦虑　　D. 回避矛盾　　E. 过分的合作、协调

三、**填空题**（每题0.5分，共10分）

1. 中国第一部蕴含医学心理学思想和理论的著作是_____。

2. 记忆过程包括三个阶段，识记、_____、_____。
3. 临床上把焦虑症分为_____和_____两类。
4. 在临床心理咨询中，如果遇到情绪障碍的严重情况，为了避免不幸的事情发生，应迅速实施_____、_____、_____三结合的治疗，以解除险情。
5. 影响人类行为的因素分为外在因素和内在因素，外在因素主要是指客观存在的社会环境和_____的影响；内在因素主要是指心理因素和_____的影响。
6. 洛夏墨迹测验和主题统觉测验都属于_____测验。
7. SAS、SDS 临床心理评定量表分别用于评定病人的_____和_____程度。
8. 应激源有四大类：_____应激源，_____应激源，_____应激源，_____应激源。
9. 生物反馈疗法属于_____疗法。
10. 常见的不良行为有烟瘾，酒瘾，_____，_____等。

四、名词解释（每题 2 分，共 10 分）

1. 常模   2. 心理应激   3. 非词语性沟通   4. 生物反馈疗法   5. 移情易性法

五、简答题（每题 6 分，共 30 分）

1. 试以条件反射理论解释原发性高血压的产生。
2. 简述冠心病的心理防治措施。
3. 简述住院森田疗法的实施步骤。
4. 什么是心身交互理论？
5. 临床上否认心理可见于哪些情况？

六、论述题（每题 15 分，共 30 分）

1. 什么是气质的高级神经活动类型说？四种气质类型在心理指标上各有何特点？
2. 试述如何培养青年健康心理？

模拟试题（三）

一、单项选择题（在备选答案中，选择 1 个最佳答案，并将它的标号填入题干后的括号内。每题 1 分，共 10 分）

1. 据说，拿破仑同时可以干 7 件事情，这是哪一种能力（　　）
   A. 注意的转移能力   B. 注意的分配能力   C. 知觉的选择能力   D. 思维的敏捷能力
2. 人才早熟和大器晚成指智力的哪种差异（　　）
   A. 年龄差异   B. 性别差异   C. 发展水平差异   D. 表现类型差异
3. 现代心身医学主张心理卫生应从何时抓起（　　）

A. 胎儿期 B. 新生儿期 C. 婴儿期 D. 幼儿期
4. 关于患者中心疗法，哪一项不确切（   ）
   A. 注重调动病人的心理积极因素 B. 适用于某些遭受挫折，感到环境严重压力和紧张的病例 C. 医生在患者心中必须有权威性 D. 医生是患者的朋友，必要时加以引导
5. 焦虑病人的心理反应常表现为（   ）
   A. 血压升高 B. 搓手顿足 C. 面色苍白 D. 脉搏加快
6. 下列哪项不属于心理治疗的范畴（   ）
   A. 消化性溃疡 B. 人格障碍 C. 风湿性关节炎 D. 不良行为
7. 在"恋奶癖"小儿的母亲奶头上涂上辣味剂，属于哪种心理疗法（   ）
   A. 系统脱敏疗法 B. 厌恶疗法 C. 满灌疗法 D. 示范法
8. 患儿，男，4岁，注意转化困难，注意分配涣散；活动过多，过度喧闹，常丢失和损坏东西；易冲动、行为鲁莽；上述表现已超过1年时间。其诊断是（   ）
   A. 精神分裂症 B. 多动症 C. 焦虑症 D. 恐怖症
9. 患者符合神经症的诊断标准，且具有以下症状：对某些客体或处境有强烈的恐怖，其程度与实际危险不相称；发作时有自主神经症状；有回避行为；知道恐怖过分但无法控制。其诊断是（   ）
   A. 焦虑症 B. 疑病症 C. 癔症 D. 恐怖症
10. 患者经常无明显对象和固定内容的恐惧感，伴有自主神经症状和运动性不安。其诊断是（   ）
    A. 抑郁症 B 恐怖症 C. 焦虑症 D. 神经衰弱

二、**多项选择题**（在备选答案中，选择2～5个正确答案，并将它们的标号填入题干后的括号内，错选或漏选均不得分。每题1分，共10分）
1. 森林中偶见老虎和在公园中见到老虎，心理反应不同，是因为（   ）
   A. 心境不同 B. 环境不同 C. 动机不同 D. 认识不同 E. 注意程度不同
2. 与正常人相比，盲人听觉的特征是（   ）
   A. 听觉记忆更发达 B. 听觉注意更集中 C. 对声音差别感受性更粗糙 D. 对声音差别感受性更细致 E. 听觉注意更分散
3. 下列哪些项符合青年人健康心理的培养（   ）
   A. 正确的自我观念 B. 适度的抱负水平 C. 和谐的人际关系 D. 个人与社会的协调一致 E. 将思想情绪上的问题隐藏起来
4. 原发性高血压作为心身疾病，其病因和治疗与下列哪些项有关（   ）
   A. A型行为 B. B型行为 C. C型行为 D. 生物反馈治疗有效 E. 工作紧张，情绪激动时可使血压上升
5. A型行为的特征有（   ）
   A. 争强好胜 B. 急躁、粗暴 C. 对人怀有敌意，富有攻击性 D. 时间紧迫感 E. 常常举棋不定
6. 门诊心理咨询的优点是（   ）
   A. 咨询者与来访者能直接见面 B. 咨询者与来访者能深入磋商 C. 咨询较深入

    D．效果较好 E．以上都是
7．中医把歇斯底里的症状称为（　　）
  A．奔豚 B．脏躁 C．厥症 D．狂症 E．梅核气
8．下列哪些疾病不属于神经症的范畴（　　）
  A．癔症 B．躁狂症 C．恐怖症 D．多动症 E．孤独症
9．下列哪些治疗方法可用于治疗恐怖症（　　）
  A．系统脱敏疗法 B．森田疗法 C．示范法 D．自由联想法 E．满灌法
10．抑郁症病人容易出现自杀行为，心理护理应做到（　　）
  A．24小时监护 B．明确指责病人的自杀行为是极不应该的 C．多和病人谈话，气氛要轻松随便 D．给病人安排一些事情做 E．把病人隔离起来

三、填空题（每题0.5分，共10分）

1．1905年，由＿＿＿＿和＿＿＿＿在其智力量表中，首先提出了智力商数的概念。
2．离差智商适用于＿＿＿＿年龄的被试者。
3．掩耳盗铃是心理防卫机制的＿＿＿＿作用。
4．让病人以"发泄"的方式缓解或消除消极情绪，是＿＿＿＿疗法的主要方法之一。
5．心理治疗又称＿＿＿＿治疗。
6．医患交往有两种形式：＿＿＿＿交往和＿＿＿＿交往。
7．医患交往可以在两个水平上发生：＿＿＿＿水平和＿＿＿＿水平。
8．心理咨询有五种形式：＿＿＿＿、＿＿＿＿、＿＿＿＿、＿＿＿＿、＿＿＿＿。
9．个体发展不同阶段的心理健康包括：婴幼儿心理健康，学龄前心理健康，＿＿＿＿心理健康，＿＿＿＿心理健康。
10．晚期病人的心理反应分为五个阶段：否认阶段、愤怒阶段、＿＿＿＿、＿＿＿＿、＿＿＿＿。

四、名词解释（每题2分，共10分）

1．健康 2．妄想 3．心身疾病 4．系统脱敏 5．集体心理治疗

五、简答题（每题6分，共30分）

1．简述"过食"的治疗方法。
2．简述心身疾病的治疗原则。
3．简述影响人际关系的有关因素。
4．大脑边缘系统有哪些功能？
5．试述心理护理的程序。

六、论述题（每题15分，共30分）

1．什么是人格障碍？其判断标准是什么？人格障碍的形成与哪些因素有关？
2．什么是心理咨询？心理咨询的方法与技巧应注意哪几个方面？

参 考 答 案

模拟试题（一）

一、单项选择题

1．D　2．C　3．B　4．C　5．B　6．C　7．D　8．D　9．D
10．B

二、多项选择题

1．BCDE　2．BDE　3．ABCE　4．ABCD　5．ABCDE　6．BCD　7．BE
8．BCDE　9．ABC　10．ABCDE

三、填空题

1．德国　　洛采
2．1879　　冯特
3．心理　　人格
4．心理能力
5．同性恋　　恋童癖　　恋物癖
6．心理分析
7．依赖　　抗药
8．害怕　　担心
9．主动－被动式　　指导－合作式　　共同参与式
10．暗示性强　对医生的信任程度

四、名词解释

1．医学模式是不同历史时期生产力和生产关系、科学技术和哲学思想的产物；是某一时代的心身观、健康观和疾病观的集中反映，它是医学科学发展的指导思想。
2．感受性是指对刺激物的感觉能力。
3．心理诊断是指用心理的方法和技术，来评定病人的心理障碍，确定其性质和程度，以帮助临床诊断疾病。

4. 人际知觉是指人与人之间关系的认识和了解，它包括认识自己与他人的关系以及他人与他人的关系。
5. 情志相胜治疗是依据五行相克相胜理论，用一种情志有效地纠正另一种过激的情志，肝木志为怒，脾土志为思，肾水志为恐，心火志为喜，肺金志为悲，它们依次相胜。即怒胜思，思胜恐，恐胜喜，喜胜悲，悲胜怒。

五、简答题

1. 心理障碍原因有三个方面：①生物因素，主要包括遗传、体质、生理、生化和病菌等；②心理因素，主要包括应激、动机冲突、挫折体验、创伤经历、心理防御机制的不合理运用、行为的不合理学习、消极情绪、特殊人格特征等；③社会因素，主要包括政治、经济、文化、环境、宗教、伦理、风俗、地域等。（答题要点）
2. 比率智商公式：$IQ = MA/CA \times 100$ 公式中 MA 为智力年龄，指某一儿童智力所达到的水平，CA 为实际年龄，是从出生到测验时的年龄。
   离差智商公式：离差智商 $= 100 + 15(X-M)/SD$ 公式中 X 为该受试者的成绩，M 为样本成绩的均数，SD 为样本成绩的标准差。
3. 心理治疗的原则：①良好的医患关系原则；②针对性原则；③计划原则；④综合原则；⑤保密原则；⑥灵活的原则。（答题要点）
4. 系统脱敏治疗一般包括 3 个步骤：①肌肉松弛训练。医生指导患者掌握松弛训练的要领。②划分焦虑等级。不同的情景可引起患者产生不同程度的焦虑，治疗前先按焦虑等级将情景顺序排列。③逐渐按排列的等级次序进行脱敏训练，直至不出现焦虑。（答题要点）
5. 来访者提出的问题一般可归纳为 5 个方面：①各种情绪障碍，如焦虑、抑郁、恐惧等的诊断和治疗；②对有关求学、就业、恋爱、婚姻、家庭、计划生育和优生反映出来的困惑和苦恼的咨询和答疑；③性心理异常和性功能障碍的咨询和治疗；④某些精神和心理病态的鉴别诊断和预后判断；⑤要求介绍各年龄段的心理卫生知识。

六、论述题

1. 选择良好的心理测量工具可根据以下几个原则：①是否符合测验的目的：任何测验都各有特殊的目的，如 EPQ 量表是人格测验；②是否符合测验的适用范围：如韦氏智力量表，有的适用于儿童，有的适用于成人；③标准化了的测验比较可靠，可以选用。所谓标准化的测验，一是有固定的实验方法，标准的指导语，固定的内容，标准答案，统一的记分方法；二是有一个可用于解释测验结果并提供比较标准的常模；④应选择效度较高的测验；⑤应选择信度较高的测验；⑥应选择鉴别力好的测验。
2. 行为治疗的主要理论依据是：①巴甫洛夫的经典条件反射理论；②斯金纳的操作条件反射理论；③班杜拉的社会学习理论。行为治疗具体可分为：系统脱敏疗法、厌恶疗法、奖励法、示范法、满灌法、自我调整法等。行为治疗是利用这些理论和技术来消除患者已建立的异常的条件反射（异常行为），或通过建立新的条件反射行为，来改变异常行为。它对恐怖症、强迫症、性变态疗效显著；也适用于一些不良行为的矫正，如烟瘾、酒瘾、过食、社会适应不良等；对一些心身疾病也有一定疗效。以奖励法治疗多动症为例：只要患者改变了阶段目标的多动行为，即给以奖励，经过几个阶段的反复训练（奖励),多动行为逐渐减少,直至消除。

模拟试题(二)

一、单项选择题

1. B 2. D 3. A 4. C 5. B 6. D 7. B 8. D 9. C 10. D

二、多项选择题

1. ACD 2. ABCDE 3. ACDE 4. ABCDE 5. ABE 6. ABC
7. ABCDE 8. ACDE 9. BCDE 10. ABCDE

三、填空题

1. 《黄帝内经》
2. 保持　再认和回忆
3. 惊恐发作　广泛性焦虑
4. 药物　心理　社会
5. 自然环境　生理因素
6. 人格投射
7. 焦虑　抑郁
8. 社会　生活　工作　环境
9. 认知行为
10. 药物依赖　过食

四、名词解释

1. 为了对个别测验结果进行正确的评定,必须与客观的标准比较后才能作出判断,这种标准称为常模。常模是正常样本的平均值水平,是比较的标准,它是从大量标准化的取样测验中求得的。
2. 心理应激指由"必须应对至关重要的环境要求"认识而引起的一种心身紧张状态,一种倾向于通过种种紧张性心理和生理反应而表现出来的内部状态。
3. 非词语性沟通是指以语调、行为、举止和表情动作等作为沟通的方式。
4. 生物反馈疗法是人借助于反馈信息了解自身的生理变化,并依据这些变化逐渐学会对其加以随意控制和矫正。
5. 移情易性法是一种以排遣情思、改易心志等为主要内容的心理疗法。移情,指分散病人注意力,或改变环境、避免不良刺激;或改变内心指向而移至他人他物等。易性,指排除病人杂念,或改变其不正确的认识;或改变其不良习惯等。此疗法是中医心理治疗的主要方法,适用范围较广,具体方法较多。如音乐、戏剧、舞蹈、琴、棋、书、画、养花、垂钓等，都有培养情趣、陶冶性情、寄托思想、调神去病的作用。

五、简答题

1. 精神紧张、工作紧张作为条件刺激，交感－肾上腺轴活化，导致CA（儿茶酚胺）分泌增多，作为非条件刺激引起血压升高。当条件刺激与非条件刺激多次结合，即多次强化后，则单独紧张也能引起高血压。
2. 冠心病的心理防治措施有：①矫正A型行为：进行A型行为与冠心病知识教育；实施放松训练；进行认知行为治疗；生物反馈治疗对转变A型行为也有疗效。②改变不良生活方式：对高危人群进行戒除烟酒、合理饮食、增加运动和改变不良生活方式等知识传授和宣传教育，降低发病率。③心理支持疗法：让病人倾诉内心的体验和感受，给予支持和鼓励，减轻病人的心理压力。诸方法综合应用，效果更佳。
3. 森田疗法是日本森田正马创用的一种治疗神经症的方法，他的治疗观点是面对症状，"顺其自然，为所当为"。住院森田治疗的实施步骤分4期进行：①绝对卧床期（4~7天）。禁止病人任何交往和刺激。②轻工作（3~7天）。禁止读书、半卧床，白天可以到户外做点轻工作，后期，晚间可写日记。③重工作（7天）。禁止娱乐、会客，只许参加重体力劳动。④生活训练期（7天）。可以外出，晚上回医院住宿，为出院作准备。
4. 心身交互理论是：心与身即心理与生理、精神与躯体的关系，他们是相互联系、相互影响、相互作用、相互制约的，不同分割的完整统一体。
5. 临床上否认心理常见于以下情况：①疾病之初；②明确为癌症时；③临终期，第一阶段为否认；④青年和老年病人常有否认倾向；⑤重症监护病区，经抢救刚刚好转的病人等。

六、论述题

1. 巴甫洛夫认为大脑皮质的基本的神经兴奋抑制过程有3种特性：①强度；②平衡性；③灵活性。三种特性在人与人之间存在个别差异，三种特性的结合方式也是多种多样的，从中找出四种最主要的结合方式，由此划分出四种高级神经活动的基本类型，即不可遏止型、活泼型、安静型、抑制型，分别与四种气质类型相对应。即气质的高级神经活动类型说。

    四种气质类型在心理指标上的特点是：①胆汁质：感受性低，耐受性高，不随意反应性强，反应速度快但不灵活，情趣兴奋性高，抑制能力差，外倾性明显。②多血质：感受性低，耐受性高，不随意反应性较强，反应速度快而灵活，情绪兴奋性高而外部表露明显，具有可塑性和外倾性。③粘液质：感受性低，耐受高，不随意反应性和情绪兴奋性均低，内倾性明显，外部表现少，反应速度慢，具有稳定性。④抑郁质：感受性高，耐受性低，不随意反应弱，情绪兴奋性高而体验深，严重内倾，反应速度慢，具有刻板性。此题可列表说明如下：

高级神经活动类型与气质特征

神经类型	（气质类型）	强度	均衡性	灵活性	行为特点
不可遏止型	（胆汁质）	强	不均衡		攻击性强，易兴奋，不易拘束，不可抑制
活泼型	（多血质）	强	均衡	灵活	活泼好动，反应灵活，好交际，易适应
安静型	（粘液质）	强	均衡	惰性	安静、坚定，迟缓有节制，不好交际
抑制型	（抑郁质）	弱			胆小畏缩，消极防御，反应迟缓而弱

2. 培养青年健康心理应注意以下各点：①正确的自我观念：心理学把一个人对自己各方面的主观认识叫做自我观念。一个人只有正确地认识自己，行为举止才能得体，才能适应学习和工作环境，才能努力地发展自己，主动地进行自我教育。否则就自以为了不起，去做力所不能及的工作，做不好就责怪环境和他人，或自轻自贱，以致形成沉重的心理负担。②适度的抱负水平：人应有理想，并善于将自己的优缺点与环境的利弊四个因素综合起来分析，扬长避短，确定合适的抱负水平，才能避免挫折。③和谐的人际关系：心理健康的青年均有自己的友伴，乐于与人交往，交往中应以诚恳、谦虚、友善、宽厚的态度待人，才易建立和谐的人际关系。④个人与社会的协调一致：青年应认识社会，了解社会，使自己的思想、目标、行动跟上时代的发展，与社会要求相符。如果自己的需要、愿望与社会的要求、与他人的幸福发生冲突时，能放弃和修改自己的行动计划，以谋求与社会的协调一致。⑤把心灵中的积郁倾吐出来：思想情趣上的问题应把它谈出来，心情才会舒畅。否则易致心理失常。

模拟试题（三）

一、单项选择题

1. B   2. A   3. A   4. C   5. B   6. C   7. B   8. B   9. D   10. C

二、多项选择题

1. BD   2. ABD   3. ABCD   4. ADE   5. ABCD   6. ABCDE   7. ABCE

8. BDE   9. ABCE   10. ACD

三、填空题

1. 比奈   西蒙
2. 任何
3. 否认
4. 精神支持
5. 精神
6. 语言   非语言
7. 技术   非技术

8. 门诊咨询　　　信函咨询　　　现场咨询　　　专题咨询　　　电话咨询
9. 青少年　　　中、老年
10. 讨价还价阶段　　　抑郁阶段　　　接受阶段

四、名词解释

1. 健康是指身体上、精神上和社会适应方面的一种完好状态，而不仅仅是没有疾病和虚弱状态（WHO）。世界卫生协会提出健康的概念还应包括良好的道德品质。健康应是躯体、心理、社会适应、品德的良好状态。
2. 妄想是一种病理信念，其内容没有或缺乏事实根据，难以动摇，与病人的社会地位和文化理论水平不相称。
3. 心身疾病狭义的概念是由心理因素引起的躯体疾病。广义的概念把心身疾病看作是心理因素、社会因素在疾病的发生、发展、病程转归以及治疗和预防过程中起主导作用的、有病理改变的一类躯体疾病，也包括由于情绪反应引起的各种症状群或生理功能障碍。
4. 系统脱敏是通过渐进性暴露于恐惧刺激情景的方式，来逐步消除已建立的条件反射，以治疗心理障碍或行为障碍的方法。
5. 集体心理治疗是选择类似性质的病人或有共同问题的病人，在一定场所由医生主持，运用医学心理学的方法进行集体治疗；或组织病人共同学习，彼此启发，互相帮助，以获得治疗效果。

五、简答题

1. 过食的心理治疗：①采用支持性心理治疗：向患者说明病情，帮助患者消除社会应激，疏导不良情绪，鼓励患者多活动，少进食，增强减肥信心，消除自卑感。②进行行为治疗：制定科学的饮食方案，平衡膳食结构，安排体育锻炼，通过奖励、表扬等，强化其良好的饮食和运动行为。也可采用厌恶治疗消除其不良的行为习惯，塑造健康的进食行为。③药物辅助治疗：用药物帮助控制饮食，能起到一定的作用。一般服用氟苯丙胺或右旋苯丙胺来抑制食欲。
2. 心身疾病的治疗原则是：
(1) 治疗心身疾病是所有医务人员的责任：鉴于心身疾病的患病率较高，以及临床分科过细，医生只管科内病的偏向，有关专家提出"整合"医学的呼吁。因此，所有医务人员都应该了解并参与心身疾病的治疗和预防。如内科医生要会用抗焦虑、抗抑郁药；精神科医生会用强心剂等。
(2) 药物治疗与心理治疗并重：对以心理症状为主者，应遵循心理与药物治疗并重的原则。目前，随着对心身障碍机制的研究，抗焦虑、抗抑郁药物不断更新，完全可以在心理治疗的同时进行药物治疗。
(3) 治疗要及时，剂量要恰当，疗程要充分：一旦诊断明确，就应及早治疗，以防止疾病迁延；治疗剂量要用足，是为了达到有效浓度；疗程充分体是不要见好就收，不要频繁更换药物。
(4) 心理治疗要因人而异：要根据每个人的心身特点选择不同的治疗方法。如认知疗法、精神分析法要具体分析，因人而异；放松术则可以通用。

(5) 积极治疗躯体病变：对于躯体症状严重的病人，应以躯体治疗为主，辅以心理治疗。
3. 人际关系的中心问题是人际吸引，而人际吸引主要受以下几个因素影响：①仪表：主要指一个人的音容笑貌、姿态修饰、风度等。仪表在第一印象形成中起重要作用。②相似性：社会地位及个人态度、爱好等相似容易互为吸引。③接近性：主要指交往双方心理上的距离及交往频率。相近和经常接触容易增进彼此的了解而相互吸引。④奖励性：双方的交往能得到物质尤其是精神上的奖励，彼此容易相互吸引。⑤敬仰性：有才华、名气或具有特长者，因受敬仰而具有人际吸引力。
4. 大脑边缘系统主要功能为：①情绪体验与反应；②记忆能力；③性行为；④嗅觉功能；⑤自主神经功能等。
5. 心理护理的程序有以下5个环节：了解病人的需要——分析病人的需要——提出解决问题的方法——心理护理的实施——效果评价，最后达到问题解决。

六、论述题

1. 人格障碍原称病态人格或精神病态。有广义与狭义之分，广义指各类人格障碍，狭义专指反社会性人格障碍。CCMD-2-R的定义是：人格特征明显偏离正常，使患者形成特有的行为模式，对环境适应不良，明显影响社会功能和职业功能，或者患者自己感到精神痛苦。

   人格障碍有两种判断标准：第一种标准是统计学标准，假定人格的某一种心理特征也像身高、体重、智能一样呈近似正态分布，那么变态人格（人格障碍）是正常人格的量的变异，其界限由统计学评分结果人为地划定。如果一个人的某些心理特征发展到变动范围的极端，就可以认为他有人格障碍。第二种标准是社会学标准，即人格变态是指由于其自身人格导致自己的痛苦或损害他人。虽然这种标准是主观的，不如统计学标准精确，但符合临床需要，因而被广泛采用。

   人格障碍是由生物、心理和社会文化因素影响而形成的。①生物学因素：与遗传、内分泌、边缘系统功能失调或发育不全有关。②心理因素：儿童早期的生长环境和家庭教育被认为是非常重要的因素。儿童早期母爱被剥夺可形成缺乏情感的性格；父母过于严厉，可形成焦虑、胆怯的性格；而过于溺爱，往往使儿童形成被动、依赖的脆弱性格。③社会文化因素：恶劣的社会环境和不合理的社会制度易促发人格障碍。如受歧视、居住拥挤、受教育机会少等对儿童的人格塑造都会产生不良影响；许多青少年吸毒、酗酒、道德败坏等畸形的行为等，也来自社会文化因素的影响。

2. 心理咨询是一个过程。是受过专业训练的咨询者与来访者通过语言、非语言等接触、交流、了解，咨询者使用心理的技巧和方法，协助来访者解决各种心理上的疑难问题，使来访者更好地适应环境，保持心身健康。

   心理咨询的方法与技巧应注意以下6个方面：①认真听取来访者的倾诉和启发他谈问题。要认真地听，以表示你的同情心和取得来访者的信任，并要为来访者提供疏泄消极情绪的机会。②归纳和分析问题：归纳出引起苦恼的关键问题，需答疑和指导的事情是什么。整理的方式应采取与来访者共同讨论的方法，并征求来访者对所做分析和结论是否同意，以便下一步的指导更有针对性，并使来访者信服。③有针对性地先解决关键性的问题，次要问题留待下一步逐一地解答，解答时要突出重点。④解答指导时要实事求是，并在现实条件下经过努力可达到目的,切忌脱离实际的夸夸其谈。⑤建议、指导时应注意以下几个方面:纠正来访者的认知活动;塑造良好性格;掌握应付各种困难的心理应付方式,以及适应社会环境的能力,必要时配合药物治疗和社会治疗。⑥在处理问题的实践中如有障碍,应嘱来访者继续咨询磋商。此外,还应注意来访者的情绪变化,及时给予鼓励支持,防止悲观失望。必要时可请家属和工作单位负责人共同协商解决。最后要注意对咨询内容保密。(答题要点)

主要参考文献

1. 李心天. 医学心理学. 北京：北京医科大学中国协和医科大学联合出版社，1998
2. 王效道. 医学心理学. 南京：江苏科学技术出版社，1990
3. 岳文浩. 现代行为医学. 济南：山东科学技术出版社，1998
4. 梁宝勇. 医学心理学. 第2版. 长春：吉林科学技术出版社，1996
5. 徐斌，王效道. 心身医学. 北京：中国医药科技出版社，1990
6. 杨德森. 行为医学. 长沙：湖南科学技术出版社，1998
7. 龚耀先. 医学心理学. 北京：人民卫生出版社，1999
8. 岳文浩，赵耕源. 现代临床心理学手册. 济南：山东科学技术出版社，1997
9. 张伯源，陈仲庚. 变态心理学. 北京：北京科学技术出版社，1986
10. 赵有业. 实用医学心理学. 哈尔滨：黑龙江人民出版社，1991
11. 徐俊冕. 医学心理学. 上海：上海大学出版社，1990
12. 王效道，徐斌，刘士林. 心身医学. 北京：中国科学技术出版社，2000
13. 吴阶平，等. 性医学. 北京：科学技术文献出版社，1984
14. 李明皋，金魁和. 医学心理学. 沈阳：辽宁科学技术出版社，1987
15. 岳文浩，袁耿清，陈达光. 医学心理学复习考试题解. 济南：山东科学技术出版社，1993
16. 姜千金. 医学心理学. 北京：北京科学技术出版社，1996
17. 洪炜. 医学心理学. 北京：北京医科大学中国协和医科大学联合出版社，1996
18. 宋维真，张瑶. 心理测验. 北京：北京科学技术出版社，1987
19. 凌文辁，滨治世. 心理测验. 北京：北京科学技术出版社，1988
20. 张培琰，吉中孚. 精神病诊断治疗学手册. 北京：中国医药科技出版社，1998
21. 龚耀先. 修订艾森克问卷手册. 湖南：湖南医学院，1986
22. 王效道，徐斌，蔡雄鑫，等. 医护心理学. 南京：江苏科学技术出版社，1986
23. 蔡雄鑫. 医学心理学. 第2版. 南京：江苏科学技术出版社，1988
24. 杜文东. 医学心理学. 第3版. 重庆：重庆大学出版社，1995
25. 曾文星，徐静. 心理治疗. 北京：人民卫生出版社，1989
26. 《黄帝内经·素问》北京：人民卫生出版社，1963
27. 中国/世界卫生组织精神卫生高层研讨会宣言. 中国心理卫生杂志，2000，14(1)：3
28. 世界卫生组织总干事布伦特兰博士在1999年中国/世界卫生组织精神卫生高层研讨会上的讲话. 中国心理卫生杂志，2000，14(1)：6~7
29. 殷大奎. 中国精神卫生工作的现状、问题及对策. 中国心理卫生杂志，2000，14(1)：1

图书在版编目（CIP）数据

医学心里学/朱志珍主编. —长沙：湖南科学技术出版社，1995．5（2012.7重印）
 全国高等中医药院校成人教育教材
 ISBN 978-7-5357-3489-1

Ⅰ．①医… Ⅱ．①朱… Ⅲ．①医学心理学—成人高等教育—教材　Ⅳ．①R395.1

中国版本图书馆 CIP 数据核字（2012）第 119628 号

全国高等中医药院校成人教育教材
医学心理学

委托修订：国家中医药管理局人事教育司
主编单位：黑龙江中医药大学
主　　编：朱志珍
责任编辑：邹海心　黄一九　石　洪
出版发行：湖南科学技术出版社
社　　址：长沙市湘雅路 276 号
　　　　　http://www.hnstp.com
湖南科学技术出版社天猫旗舰店网址：
　　　　　http://hnkjcbs.tmall.com
邮购联系：本社直销科 0731—84375808
印　　刷：长沙宇航印刷有限公司
　　　　　（印装质量问题请直接与本厂联系）
厂　　址：长沙市河西望城坡航天大院
邮　　编：410205
版　　次：2017 年 5 月第 2 版第 10 次
开　　本：787mm×1092mm　1/16
印　　张：11.75
字　　数：271000
书　　号：ISBN 978-7-5357-3489-1
定　　价：18.80 元

（版权所有·翻印必究）